Ölziehkur

DR. BRUCE FIFE

ÖLZIEHKUR

Entgiftung und Heilung des Körpers
durch natürliche Mundreinigung

KOPP VERLAG

1. Auflage Oktober 2014
2. Auflage Oktober 2014
3. Auflage Dezember 2014
4. Auflage Januar 2015

Titel der amerikanischen Originalausgabe: *Oil pulling therapy: detoxifying and healing the body through oral cleansing*

Übersetzung: Dr. Ulrike Kretschmer
Umschlaggestaltung: Christine Ibele
Satz und Layout: opus verum, München
Druck und Bindung: GGP Media GmbH, Pößneck

ISBN: 978-3-86445-148-5

FSC
www.fsc.org
MIX
Papier aus verantwortungsvollen Quellen
FSC® C014496

Gerne senden wir Ihnen unser Verlagsverzeichnis
Kopp Verlag
Bertha-Benz-Straße 10
D-72108 Rottenburg
E-Mail: info@kopp-verlag.de
Tel.: (074 72) 98 06-0
Fax: (0 74 72) 98 06-11

Unser Buchprogramm finden Sie auch im Internet unter:
www.kopp-verlag.de

»Eine neue Wahrheit ist wie ein neues Sinnesorgan, denn sie ermöglicht es uns, Dinge zu sehen, die wir vorher nicht sehen konnten – Dinge, die diejenigen, die diese neue Wahrheit nicht kennen, nicht sehen können.«

Dr. Weston A. Price

Inhalt

Kapitel 1:
Gesundheit aus neuer Sicht

Ölziehen hat mir ein neues Leben geschenkt

Einen Esslöffel Pflanzenöl in den Mund nehmen, es durch die Zähne ziehen und wie mit Mundwasser den Mund damit ausspülen? Tara konnte es kaum glauben. Wie sollte man durch das Schlürfen von Öl seine Gesundheit verbessern? Das ergab doch keinen Sinn! Doch schon bald verwandelten sich ihre Zweifel in Überzeugung, als sie mit der ungewöhnlichen Kur begann.

»Ich habe vor sieben Monaten mit dem Ölziehen angefangen«, postete Tara aus Melbourne, Australien, unter www.earthclinic.com. »Ich litt seit 14 Jahren an chronischer Müdigkeit … Man hatte mir Bettruhe verordnet, und meine Beweglichkeit war sehr stark eingeschränkt.«

Chronische Müdigkeit war nicht Taras einziges Problem – sie litt auch an Fibromyalgie. »Ich hatte chronische Schmerzen und war selbstmordgefährdet«, erzählt sie. »Ich konnte kaum die Zunge in meinem Mund bewegen, gehen konnte ich gar nicht mehr. Ich war schrecklich krank und ich hatte mich noch nie in meinem Leben so schlecht gefühlt.«

Das Ölziehen brachte dramatische Veränderungen in ihr Leben, Tag für Tag fühlte sie sich ein wenig besser. »Ich fuhr konsequent mit dem Ölziehen fort, und ganz allmählich ging es aufwärts, bis mein Gesundheitszustand nach ein paar Wochen wieder normal war … Ich bin jetzt viel fitter und aktiver und muss mich auch nicht mehr so viel ausruhen. Ich hatte jahrelang ein eingeschränktes Leben geführt, und das Ölziehen hat mir ein völlig neues Leben geschenkt. Dadurch hat sich auch ein Hautproblem gebessert, das ich bis dahin mit nichts anderem in den Griff bekommen hatte … Ölziehen hat mein Leben verändert!« Innerhalb von nur wenigen Wochen hatte Tara zwei chronische Erkrankungen überwunden, von denen die Ärzte behaupteten, sie seien unheilbar.

»Ölziehen ist die wirksamste Therapie, die ich je kennengelernt habe«, postete Lee aus West Bountiful, Utah, unter www.earthclinic.com. »Ich und meine Frau haben vor einem Monat und drei Tagen mit dem Ölziehen begonnen. Wir sind absolut überwältigt! Wir stellen viele ausgesprochen effektive körperliche Veränderungen an uns fest, was mich von der Wirksamkeit dieser Therapie wirklich überzeugt. Ich bin viel ausgeglichener, habe eine viel bessere Verdauung und Ausscheidung, ich schlafe besser und meine Muskelschmerzen sind verschwunden. Ich bin 65 Jahre alt, und meine früher lockeren Zähne sitzen jetzt viel fester. Ich fühle mich wie im Körper eines anderen, jüngeren Menschen.«

Lee ist so überzeugt von der Effektivität dieser einfachen Behandlungsmethode, dass er hinzufügt: »Wer sich mit dieser Methode nicht ausführlicher auseinandersetzt und sie nicht wenigstens einen Monat lang ausprobiert, um selbst zu erleben, dass sie funktioniert, ist einfach dumm wie Bohnenstroh.«

Reicht ein Monat tatsächlich aus, um chronische Erkrankungen zu heilen, die vielleicht schon seit mehreren Jahren bestehen? In Taras und Lees Fall offensichtlich ja. Doch auch andere können bestätigen, dass ein oder zwei Monate ausreichend sind, um signifikante Veränderungen herbeizuführen.

»Ich dachte eigentlich, ich sei zu jung für Arthrose«, postete Catalina aus dem mexikanischen Puerto Vallarta unter www.earthclinic.com. »Doch ich hatte schon seit Längerem Schmerzen in den Schulter-, Hüft-, Knie- und Fußgelenken sowie im Nacken. Nach nur zwei Monaten Ölziehen waren die Schmerzen verschwunden und sie sind seitdem – das ist jetzt sechs Monate her – auch nicht wiedergekehrt. Auch die Keratosis pilaris (eine chronische Hauterkrankung, auch Reibeisenhaut genannt) hat sich gebessert; meine Haut ist jetzt viel weicher und klarer, ich habe viel weniger Falten. Meine Zähne sind weißer, meine Zunge ist sauberer und ebenso rosig wie mein Zahnfleisch. Ich habe keine dunklen Ringe mehr unter den Augen und weniger graue Haare. Das stimmt tatsächlich: Sowohl ich als auch mein Mann haben mittlerweile nur halb so viele graue Haare, das nachwachsende Haar ist wieder braun.«

Und wie Lee fühlt sich auch Catalina jünger: »Mein Schlaf ist erholsamer, ich habe mehr Energie und fühle mich insgesamt wohler. Ich weiß, das alles klingt zu schön, um wahr zu sein, doch nach neun Monaten Ölziehen kann ich das nicht mehr nur dem Placeboeffekt zuschreiben. Irgendetwas *wirkt* da. Ich werde sicherlich nie mit dem Ölziehen aufhören.« Außerdem stimmt Catalina Lee zu, dass »bereits nach 30 Tagen die ersten Resultate sichtbar sind«. Wie Tara schon sagte, und auch dem würden Lee und Catalina sicherlich zustimmen: »Ölziehen hat mir ein neues Leben geschenkt.«

Ölziehen – was ist das?

Die Veränderungen, die Tara, Lee und Catalina beschreiben, klingen unglaublich. Kann da überhaupt etwas dran sein? Mit meinem medizinischen Hintergrund war ich skeptisch. Als ich das erste Mal von Ölziehen hörte, hielt ich es wie viele andere für zu einfach, um wirksam sein zu können. Wie sollte das Ausspülen des Mundes mit Öl Krankheiten wie Gelenkerkrankungen oder chronische Müdigkeit heilen können? Das ergab wirklich keinen Sinn. Was das Mysterium noch rätselhafter machte, war die Tatsache, dass die meisten Leute, die damals Ölziehen durchführten, Sonnenblumenöl dazu verwendeten. Und das ist für keinerlei heilende Wirkungen bekannt. Also verschwendete ich zunächst keinen weiteren Gedanken daran.

In den darauffolgenden Monaten stolperte ich jedoch immer wieder über das Thema Ölziehen, die Schar der Anhänger wuchs beinahe täglich. Die Berichte derjenigen, die es ausprobiert hatten, klangen aufrichtig und überzeugend. Außerdem kamen sie aus erster Hand, also nicht von jemandem, der gehört hatte, dass es bei der Schwester des besten Freundes seines Bruders funktioniert hatte. Nun bin ich von Natur aus und auch aufgrund meiner Ausbildung sehr skeptisch, was »Wunderheilungen« anbelangt, und hinterfrage jede wissenschaftlich nicht unter die Lupe genommene medizinische Behandlungsmethode – insbesondere solche aus dem Bereich der Naturheilkunde. Ich habe leider schon viele »natürliche« Behandlungsmethoden kennengelernt, die sich als durch und durch wertlos erwiesen. Meist wurden sie von Firmen beworben, die Leichtgläubige um ihr Geld erleichtern und sich dies in die eigene Tasche stecken wollten. So schien es mir anfangs auch mit dem Ölziehen zu sein. Doch ich hörte inzwischen so oft davon, dass ich beschloss, mir die Methode genauer anzusehen und mir eine eigene Meinung zu bilden.

Ich startete eine Internetsuche und fand auch mehrere Websites, auf denen die Technik beschrieben wurde und auf denen viele Begeisterte erzählten, wie das Ölziehen bei ihnen wirkte. Doch als ich nach wissenschaftlichen Fakten suchte, fand ich nichts. Was mir allerdings positiv auffiel, war die Tatsache, dass auf keiner dieser Websites Dinge zum Verkauf angeboten wurde, die in irgendeinem Zusammenhang mit dem Ölziehen standen. Die Seiten bewarben es also nicht aus Profitgier, sondern um die Leute über die Methode zu informieren. Die meisten neuen Therapien und Produkte haben einen kommerziellen Hintergrund – diese erfreulicherweise nicht.

Hier erfuhr ich auch, dass das Ölziehen mitnichten eine moderne Erfindung oder ein cleverer Marketingtrick ist. Ölziehen wurde schon in der alten ayurvedischen Medizin praktiziert, hatte also eine jahrhundertealte Tradition. Neuere Aufmerksamkeit erhielt es durch die Arbeiten von Dr. F. Karach. Dieser hatte die Technik verfeinert und sie seinen Patienten empfohlen – mit erstaunlichen Ergebnissen. Diese Ergebnisse stellte er bei einem Vortrag in der Ukraine vor und weckte damit Interesse vor allem in Indien, wo die ayurvedische Medizin noch heute mit großem Respekt praktiziert wird.

Als ich mir das Vortragsmaterial durchlas, entdeckte ich bald einen sehr logischen, wissenschaftlich fundierten Grund für die unglaublichen Heilwirkungen des Ölziehens, der anderen bislang entgangen zu sein schien. Man sprach von Giftstoffen im Blut, die über eine Vene unter der Zunge ausgeleitet werden würden, von essenziellen Fettsäuren, die über den Mund absorbiert werden würden, von Entgiftungsenzymen im Speichel, die das Öl aktivieren würde, vom Ausgleich des Energieflusses zwischen den Chakras und vielem Unglaubwürdigem mehr. Das Fazit: Man wusste schlicht nicht, wie und warum Ölziehen wirkt, und zauberte deshalb recht fantasievolle Erklärungen aus dem Hut. Doch die für mich offensichtlichste Erklärung erwähnte man erstaunlicherweise nicht.

Der Mund als Fenster zum Körper

Einige Jahre zuvor hatte ich ein Buch über die gesundheitlichen Vorzüge von Kokosöl geschrieben: *The Coconut Oil Miracle.* Im Zuge meiner Recherchen für dieses Buch entdeckte ich auch den Schlüssel zum Geheimnis des Ölziehens. Es gab zu dieser Zeit schon jede Menge wissenschaftliche Studien in medizinischen und zahnmedizinischen Fachzeitschriften über den Zusammenhang zwischen Mundhygiene und systemischen Erkrankungen, also Erkrankungen, die sich mehr oder weniger auf den gesamten Körper auswirken. Ich beschloss, tiefer zu graben, und entdeckte Hunderte solcher Studien; je mehr ich suchte, desto mehr Beweise erhielt ich, die die Effektivität des Ölziehens als therapeutisches Mittel belegen.

Ebenso wie die Augen als Fenster zur Seele gelten, ist der Mund das Fenster zum Körper. Der Blick in den Mund eines Menschen verrät viel über dessen Allgemeingesundheit. Karies, geschwollenes und entzündetes Zahnfleisch, Mundgeruch, Belag auf der Zunge, Zahnfleischrückgang und Zahnfleischbluten, gelblich verfärbte Zähne, Zahnstein, Füllungen, ausgefallene Zähne – all das sagt sehr viel über den Allgemeinzustand des Betroffenen aus. Der Mund ist Teil des Verdauungstrakts. Wie es im Mund aussieht, spiegelt den Zustand des gesamten Darmtrakts wider. Ist der Mund gesund, ist es der Darm auch. Sind Zähne und Zahnfleisch angegriffen, ist der gesamte Körper angegriffen. Unser Mund zeigt unser Risiko, an Diabetes, Masern, Leukämie, Syphilis, Aids, Bulimie, Reizdarmsyndrom, Sodbrennen, Krebs und anderen Krankheiten zu erkranken, an.[1]

Die Bakterien und andere Mikroorganismen, die unseren Mund besiedeln, beeinflussen unsere Gesundheit und werden umgekehrt durch unsere Gesundheit beeinflusst. Krankheiten haben Einfluss darauf, welche Bakterien auf der Mundschleimhaut, auf der Zunge und im Rachen vorkommen. So kann beispielsweise Krebs im Frühstadium anhand der anwesenden Bakterien diagnostiziert werden. Und in manchen Mündern befinden sich mehr schädliche Mikroorganismen als in anderen. Gelangen diese Mikroorganismen ins Blut, können sie im gesamten Körper verheerenden Schaden anrichten.

Ich wusste schon, dass Bakterien von Mundinfektionen ins Blut gelangen und in anderen Körperbereichen Infektionen verursachen können. Dies ist auch durch verschiedene wissenschaftliche Studien belegt. Nun wollte ich herausfinden, wie Mundbakterien Gelenkerkrankungen, chronische Müdigkeit, Diabetes und all die anderen Krankheiten verursachen oder auslösen können, bei denen sich laut Patientenberichten das Ölziehen als wirksam erwiesen hatte.

Ölziehen ist offensichtlich eine ganz ausgezeichnete Methode, um Zahn- und Mundgesundheit zu verbessern. Es »zieht« Krankheitserreger und die von ihnen produzierten Giftstoffe aus Zähnen und Zahnfleisch und reinigt den Mund damit viel effektiver als Zahnbürsten oder Mundwasser. Es gibt unzählige Berichte darüber, dass Ölziehen die Zähne weißer macht, Zahnbelag entfernt, Zahnfleischentzündungen zurückgehen lässt und die gesamte Mund- und Zahngesundheit verbessert. Und da der Mund das Fenster zum Körper ist, kann sich das Ölziehen auch positiv auf die Gesundheit des gesamten Körpers auswirken.

Eine weitere Bestätigung der Wirksamkeit des Ölziehens lieferte der Zahnarzt und Parodontologe Dr. Joseph Phillips aus Osseo, Wisconsin. Vor über 60 Jahren entwickelte Dr. Phillips eine Technik, Infektionen und Keime aus dem Mund zu »ziehen«, die dem Ölziehen nicht im Geringsten ähnelte, aber erstaunlich ähnliche Ergebnisse zeitigte. Seine Methode, die *Phillips Blotting Technique*, wird heute noch angewendet. Sie soll Mundgeruch, Karies, Zahnbelag, Zahnstein und Zahnfleischerkrankungen den Garaus machen. Sie zieht schädliche Bakterien und Giftstoffe, die Infektionen im Mundbereich verursachen, aus dem Mund. Werden diese Infektionen nicht richtig behandelt, können sie sich auf andere Körperbereiche ausbreiten und ihrerseits wiederum Infektionen und chronische Erkrankungen auslösen. So hilft die *Phillips Blotting Technique* nicht nur bei zahngesundheitlichen Problemen, sondern auch bei Erkrankungen, die den gesamten Körper betreffen, etwa bei Gelenkerkrankungen und Hautentzündungen (Dermatitis).

Bei der *Phillips Blotting Technique* wird eine spezielle Zahnbürste verwendet. Sie unterscheidet sich von herkömmlichen Zahnbürsten darin, dass ihre Borsten eine bestimmte Struktur aufweisen und dichter angeordnet sind; darüber hinaus wird die Bürste auch anders gehalten. Auf diese Weise werden die Zähne nicht gebürstet, sondern betupft, wie beim Malen. So werden zahnbelagfördernde Bakterien durch den Kapillareffekt aus den Zähnen und dem Zahnfleisch in die Borsten gezogen.

Diejenigen, die die Technik ausprobiert haben, berichten von sehr guten Heilerfolgen bei Zahn- und Zahnfleischerkrankungen. Die Technik wurde speziell zur Verbesserung der Zahn- und Mundgesundheit entwickelt, und diesen Zweck erfüllt sie offensichtlich gut; darüber hinaus löst sie jedoch auch andere gesundheitliche Probleme, indem sie Krankheitserreger aus dem Mund entfernt.

Ich war von der Ähnlichkeit zwischen dem Ölziehen und der *Phillips Blotting Technique* überrascht. Beide erweisen sich beim Entfernen schädlicher Bakterien aus dem Mund und beim Verbessern der Zahngesundheit als ausgesprochen effektiv. Bei beiden Techniken berichten Betroffene von erstaunlichen Heilerfolgen hinsichtlich zahn- und allgemeingesundheitlicher Probleme. Dennoch hat das Ölziehen mehrere Vorteile: Sie brauchen keine spezielle Zahnbürste, Sie können das Ölziehen fast überall und jederzeit durchführen und Ölziehen ist viel gründlicher. Mit einer Bürste, wie auch immer sie gestaltet ist, erreichen Sie niemals jede verwinkelte und versteckte Zahnoberfläche; das Öl, das Sie durch die Zahnzwischenräume ziehen, kommt dagegen zu 100 Prozent in Kontakt mit Zähnen, Zahnfleisch und anderem Gewebe in diesem Bereich.

Ein einfaches Heilmittel

Im Gegensatz zu anderen medizinischen Behandlungsmethoden ist Ölziehen sehr einfach, absolut harmlos und preiswert. Die Kosten belaufen sich auf die für einen Esslöffel Pflanzenöl pro Tag – also weniger Geld, als man für eine Vitamintablette ausgeben müsste. Und trotzdem ist Ölziehen eine der wirksamsten Therapieformen, denen ich je begegnet bin. Und als Ernährungswissenschaftler und naturheilkundlich orientierter Arzt habe ich schon viele Behandlungsmethoden kennengelernt. Nachdem ich mich über das Ölziehen genauestens informiert und es auch selbst ausprobiert habe, kann ich guten Gewissens sagen, dass es so ziemlich jede andere alternativmedizinische Heilmethode an Effektivität übertrifft.

Was mich während meiner Recherche zum Ölziehen wirklich beeindruckte, waren die vielen positiven Patientenberichte. Die sind ausgesprochen wichtig. Einige wenige positive Reaktionen ließen sich eventuell auch auf Wunschdenken oder den Placeboeffekt zurückführen, aber so viele sprechen schon eine ganz andere Sprache. Hier wirkt tatsächlich etwas, und zwar jenseits der Massenhysterie und jenseits bloßer Willenskraft.

Das offensichtlichste Ergebnis des Ölziehens ist eine verbesserte Zahngesundheit. Die Zähne werden weißer, das Zahnfleisch erhält seine zarte rosa Farbe zurück und sieht gesünder aus, der Atem wird frischer. Das allein wäre das Ölziehen durchaus schon wert. Doch das wirklich Bemerkenswerte daran ist, dass die gesundheitlichen Vorteile hier keineswegs aufhören. Ölziehen hilft bei vielen anderen gesundheitlichen Problemen, darunter auch bei solchen, die in der Medizin bislang noch als unheilbar gelten. Ölziehen hat das Potenzial, sich bei nahezu jeder Erkrankung – sei sie chronisch oder akut – heilsam auszuwirken.

Bei den folgenden akuten und chronischen Erkrankungen gibt es die meisten positiven Berichte von Patienten, die mit Ölziehen erstaunliche Erfolge erzielten:

- Akne
- Allergien
- Asthma bronchiale
- Bluthochdruck
- Bronchitis
- Chronische Müdigkeit
- Diabetes mellitus
- Ekzeme
- Gelenkerkrankungen wie Arthritis und Arthrose
- Hämorrhoiden
- Hautentzündung (Dermatitis)
- Karies
- Kolitis (Dickdarmentzündung)
- Magengeschwür
- Migräne
- Morbus Crohn
- Mundgeruch
- Nebenhöhlenentzündung (Sinusitis)
- Parodontose
- Prämenstruelles Syndrom (PMS)
- Rücken- und Nackenschmerzen
- Schlafstörungen
- Verschleimung
- Verstopfung

- Zahnabszess
- Zahnfleischbluten

Darüber hinaus weisen verschiedene wissenschaftliche Studien mittlerweile darauf hin, dass auch zwischen den folgenden Erkrankungen und der Zahn- und Mundgesundheit ein direkter Zusammenhang besteht und dass sich deshalb auch bei diesen das Ölziehen als Therapie eignet:

- Adultes respiratorisches Distresssyndrom (ARDS)
- Ansteckende Krankheiten im Allgemeinen
- Arteriosklerose
- Blutkrankheiten
- Emphysem
- Frühgeburt
- Gallenblasenerkrankungen
- Gicht
- Herzerkrankungen
- Hirnabszess
- Hirnhautentzündung (Meningitis)
- Krebserkrankungen
- Lebererkrankungen
- Lungenentzündung
- Morbus Paget
- Nervenerkrankungen
- Nierenerkrankungen
- Osteoporose
- Präeklampsie (Bluthochdruck während der Schwangerschaft)
- Psychosen
- Schlaganfall
- Toxisches Schocksyndrom
- Übersäuerung
- Überzuckerung (Hyperglykämie)
- Unfruchtbarkeit

Im Grunde können alle Bereiche des Körpers durch unsere Zahn- und Mundgesundheit sowie durch die dort siedelnden Bakterien beeinflusst werden.

Die neue Ölziehkur

Bei meinen Recherchen stieß ich zu meiner Überraschung auf eine Vielzahl wissenschaftlicher Studien, die sich mit dem Ölziehen beschäftigten. Zwar nicht unmittelbar mit den Wirkungen des Ölziehens, wohl aber mit dem Zusammenhang zwischen Mundhygiene und systemischen sowie chronischen Erkrankungen – eine solide wissenschaftliche Basis für die zahlreichen positiven Effekte, die beim Ölziehen beobachtet wurden.

So begann ich selbst mit dem Ölziehen und verwendete Kokosöl dazu. Um rasch Ergebnisse zu erzielen, führte ich das Ölziehen dreimal am Tag durch, vor jeder Mahlzeit auf nüchternen Magen. Ich bekam fast augenblicklich Wirkungen zu spüren – mit denen ich allerdings nie gerechnet hätte. Meine Nebenhöhlen sonderten vermehrt Schleim ab, ich bekam Halsschmerzen und schließlich sogar eine Kehlkopfentzündung. Zuerst dachte ich, ich hätte mir eine heftige Erkältung eingefangen, doch ich hatte in den vergangenen acht Jahren weder eine Erkältung noch eine Grippe gehabt und niemand in meiner Familie oder an meinem Arbeitsplatz war krank. Außerdem fühlte ich mich bei dieser seltsamen »Erkältung« gar nicht krank. Ich fühlte mich tatkräftig, schlief gut und hatte weder Gelenk- noch Kopfschmerzen. Mir war bald klar, dass es sich um eine ganz normale Reinigungsreaktion des Körpers, ausgelöst durch das Ölziehen, handelte. Ich hatte schon von solchen »Heilkrisen« gelesen – ein Mann beschrieb sogar exakt das, was ich in dieser Zeit am eigenen Leib erfuhr. Nach ein paar Tagen verschwanden die Symptome und wurden von Zeit zu Zeit durch andere ersetzt. An einem Tag beispielsweise bekam ich plötzlich Zahnschmerzen, die sich am anderen

Tag aber auch schon wieder in Luft aufgelöst hatten. Ein paar Tage später tat mir ein anderer Zahn weh, aber auch das verging schnell. Hin und wieder bekam ich einen Hustenanfall und musste enorme Mengen Schleim aushusten. Mein Körper reinigte sich offensichtlich selbst und befreite sich dabei von allerhand Müll.

Ich fand das sehr interessant, hatte ich doch schon jede Menge »Entgiftungsprogramme« durchgeführt, von denen sich das Ölziehen nun allerdings als am effektivsten erwies. Außerdem war es mit sehr wenig Aufwand verbunden – im Gegensatz zu drei Wochen Wasserfasten etwa. Mein Mund war definitiv sauberer und sah auch gesünder aus. Meine Zähne wurden etwas weißer, meine Zunge war wieder zart rosafarben, mein Atem war frisch.

Am augenfälligsten waren die Veränderungen in meinem Gesicht. In den vorangegangenen 30 Jahren hatte ich an chronischer Dermatitis gelitten. Die Entzündung tauchte zum ersten Mal auf, als ich noch im College war. Gesicht und Brust wurden regelmäßig flammend rot. Dann schälte sich der Bereich, die Haut juckte und tat weh. Manchmal war die Entzündung so heftig, dass die Haut rissig wurde und Wundsekret absonderte. Ich ging von Hautarzt zu Hautarzt, aber keiner wusste, was mir fehlte. Es wollte eigentlich auch keiner wissen, denn die meisten empfahlen mir nur eine Kortisonsalbe und schickten mich wieder weg.

Im Laufe der Zeit verschlimmerte sich mein Zustand. Die Episoden traten immer häufiger auf, bis Gesicht und Brust nahezu 24 Stunden am Tag entzündet waren und es nur wenige entzündungsfreie Tage dazwischen gab. An manchen Tagen war es schlimmer als an anderen. Ich versuchte es mit jeder Salbe, jeder Lotion, jedem Medikament, jedem Nahrungsergänzungsmittel und jedem Heilkraut, das ich finden konnte – ohne Erfolg. Ich ließ mich auch auf Allergien und Lebensmittelunverträglichkeiten testen – ebenfalls ohne Erfolg.

Fortan kümmerte ich mich mehr um meine Gesundheit und informierte mich über Ernährung und Naturheilmittel. Meine Ernährung beispielsweise stellte ich komplett um. Das dauerte zwar mehrere Jahre, doch je gesünder ich mich ernährte, desto besser wurde auch meine Haut. Die Entzündung ging allmählich zurück und trat nicht mehr so häufig auf. Eine entscheidende Verbesserung, aber noch keine Heilung. Ich führte verschiedene Entgiftungsprogramme durch, darunter auch 30 Tage Wasser- oder Saftfasten, aber auch sie konnten das Problem nicht lösen. Leichte Rötungen und eine schuppige Haut blieben hartnäckig.

Auffällig war, dass die Ausschläge dann wieder vermehrt auftraten, wenn mein Immunsystem aufgrund von exzessivem Stress, einer Infektion oder eines zu hohen Zuckerkonsums angegriffen war. Den gleichen Effekt hatten bestimmte chemische Stoffe wie z.B. Mononatriumglutamat. Wann immer ich auswärts aß, konnte ich sofort sagen, ob das betreffende Restaurant Mononatriumglutamat verwendete oder nicht. Wenn ja, bekam ich innerhalb von nur wenigen Stunden einen schrecklich juckenden Ausschlag im Gesicht, der mehrere Tage anhielt.

Schon an dem Tag, an dem ich mit dem Ölziehen begann, verschwand die Rötung in meinem Gesicht vollständig und kehrte seitdem auch nicht wieder, auch nicht, wenn ich einmal über die Stränge schlug und wie etwa an Weihnachten mehr Zucker aß als normalerweise. Einfach unglaublich! Ölziehen hat das Problem gelöst, was man von all den anderen Entgiftungsmethoden, die ich ausprobiert habe, nicht behaupten kann. Heute glaube ich, dass die Ausschläge von Bakterien in meinem Mund ausgelöst wurden. War mein Immunsystem angegriffen, konnten sich die Bakterien ungehindert vermehren. Wahrscheinlich reagierte meine Haut auf die Giftstoffe, die die Bakterien produzieren. Doch an diesem Tag wusste ich: Ölziehen funktioniert und ist die vielleicht wirksamste Methode, seiner Gesundheit auf natürlichem Wege auf die Sprünge zu helfen.

Es geschah noch etwas anderes Bemerkenswertes. Ich habe mein Leben lang an Schuppen auf der Kopfhaut gelitten. Nicht nur eine Schuppe hier und da – sondern ein massives Abschuppen abgestorbener Hautzellen, das sich anscheinend durch nichts aufhalten ließ.

Ich musste ein spezielles medizinisches Shampoo verwenden, gewöhnliche Schuppenshampoos oder Seifen halfen gar nicht. Als ich dann die Vorzüge des Kokosöls entdeckte, konnte ich das Shampoo durch dieses Öl ersetzen. Ich massierte das Öl in die Kopfhaut ein, ließ es einige Minuten einwirken und wusch es dann mit ganz normaler Seife aus. Das musste ich allerdings täglich tun, um im Schneegestöber nicht die Orientierung zu verlieren. Verwendete ich mehr als eine Woche lang weder Kokosöl noch medizinisches Anti-Schuppen-Shampoo, kamen die Schuppen zurück – stärker als vorher.

Da das Ölziehen bei meinem Gesicht so gut funktioniert hatte, hoffte ich, dass es sich auch positiv auf die Schuppen auswirken würde. Ich führte ein Experiment durch: Statt mit Kokosöl wusch ich mein Haar mit gewöhnlicher Seife – ein Angebot, das die Schuppen normalerweise nicht ablehnen konnten. Eine Woche verging – keine Schuppe in Sicht. Zwei Wochen – immer noch keine Schuppen. Unfassbar! Nach drei Wochen war meine Kopfhaut immer noch zu 95 Prozent schuppenfrei. Das hatte weder mit Kokosöl noch mit medizinischem Shampoo vorher je so lange funktioniert! Schuppen werden durch einen Pilz ausgelöst – *Malassezia globosa* –, der in der Haut wächst und den annähernd 90 Prozent der Weltbevölkerung ihr Eigen nennen können. Wie schnell sich Schuppen bilden, hängt von verschiedenen Faktoren ab, etwa von der Immunfunktion und von der Ernährung. Spezielle medizinische Shampoos mit einem Antipilzmittel können die Schuppenbildung offensichtlich unter Kontrolle halten – ebenso wie das Ölziehen!

Und noch etwas passierte: Eine Warze, die ich seit mindestens 20 Jahren im Gesicht hatte, verschwand auf einmal. Warzen werden durch Viren verursacht – Humane Papillomaviren – und offensichtlich ebenso wie andere Viren sowie Bakterien und Pilze durch das Ölziehen aus dem Körper gezogen. Manche Heilpraktiker glauben, dass die meisten Krankheiten von Infektionen herrühren; stimmt das, wäre das Ölziehen zumindest potenziell eines der wirksamsten natürlichen Heilmittel, die es gibt.

Ich fuhr fort, zu forschen, zu experimentieren und anderen davon zu erzählen. Ich kombinierte die Ölziehkur nach Dr. Karach mit den wissenschaftlichen Belegen, die ich über das Ölziehen finden konnte. Ich entwickelte die Theorie weiter, verbesserte sie und vervollständigte sie zu einer umfassenderen Entgiftungsmethode, die ich »Dr. Fifes Ölziehkur« nenne. In diesem Buch geht es nicht nur um das Ölziehen, sondern um eine detaillierte Ölziehkur.

Kapitel 2: Bakterien, Pilze und Zahnverfall

Was im Munde kreucht und fleucht

In Ihrem Mund geht's zu wie im tropischen Regenwald. Es ist heiß und feucht, und das ganze Jahr über herrschen annähernd konstante Temperaturen. Und wie im tropischen Regenwald wimmelt es auch in Ihrem Mund von Leben aller Art, seien es Bakterien, Viren, Pilze oder Einzeller. Sie können sie zwar nicht sehen, aber dennoch tummeln sich in Ihrem Mund Milliarden von Mikroorganismen. Die meisten davon sind Bakterien: kurze, dicke, lange, schlanke – was das Herz begehrt. In Ihrem Mund leben mehr Bakterien als Menschen auf der Erde.

Und die kleinen Mistdinger finden reichlich Nahrung. Was sie besonders gerne essen, sind Pizza, Eiscreme, Donuts & Co. – also alles, was Sie auch gerne essen. Am prächtigsten gedeihen sie mit Zucker und anderen Kohlenhydraten, das ist gewissermaßen ihre Leib- und Magenspeise. Sie lieben die kleinen köstlichen Reste, die Ihnen zwischen den Zähnen oder zwischen Wange und Zahnfleisch hängenbleiben, wo sie stundenlang selig daran knabbern können. Kein Wunder also, dass unser Mund so viele Mikroorganismen beherbergt – wir bieten ihnen ja auch eine ideale Umgebung.

Im Großen und Ganzen ist der Mund ein Mini-Ökosystem. Dessen Wettervorhersage gestaltet sich Tag für Tag gleich: Die Temperatur beträgt 35 °C, es sei denn, wir sind krank; die Luftfeuchtigkeit beträgt 100 Prozent. Mikroorganismen sind wählerisch; sie besiedeln den Mund nicht willkürlich, sondern bilden Gemeinschaften – ebenso wie im Ökosystem des tropischen Regenwalds, in dem manche Tiere lieber am Boden leben, während andere Lebewesen Bäume oder das Wasser bevorzugen. Einige der Bakterien in unserem Mund leben gerne auf den Zähnen, andere zwischen Zähnen und Zahnfleisch, wieder andere am Gaumen und noch einmal andere in den Nischen und Taschen um die Zunge herum. Die Mikrogemeinschaften mögen sich minimal überschneiden, weisen jedoch jeweils spezifische Populationen auf.

Dabei verfügt jeder Mensch über eine einzigartige Kombination dieser Gemeinschaften von Mikroorganismen. Jemand, der in London lebt, hat andere Bakteriengemeinschaften in seinem Mund als jemand, der in New York wohnt, und dieser wiederum andere als jemand in New Orleans. Selbst zwischen den Mitgliedern einer Familie unterscheiden sich die bakteriellen Besiedelungen. Trotz engen Kontakts verfügen ein Mann und seine Ehefrau jeweils über ganz individuelle mikrobielle Populationen.

Dies liegt daran, dass auch das Milieu – die Ökologie – unseres Mundes bei jedem Menschen einzigartig ist. Das Milieu wird durch unsere Ernährung, unseren Lebensstil, unsere Gene, unser Geschlecht und dergleichen Faktoren mehr bestimmt. Stress beispielsweise kann unser Immunsystem beeinflussen, was wiederum die Mikroben in unserem Mund beeinflusst. Auch der Hormonspiegel übt Einfluss aus, da bestimmte Hormone das Wachstum spezifischer Organismen anregen. Menschen, die chronisch dehydriert sind, bei denen sich aber noch keine klinischen Symptome zeigen, weisen eine verminderte Speichelproduktion auf; der Speichel jedoch enthält Puffer und Enzyme, die große Auswirkungen auf das Milieu und die bakterielle Besiedelung in unserem Mund haben. Auch Rauchen und Alkoholkonsum spielen eine Rolle. Die wahrscheinlich größte Rolle spielt die Ernährung. Zucker und andere Kohlenhydrate wirken wie ein Pflanzendünger, der Bakterien und Hefen dazu ermuntert, sich hemmungslos zu vermehren.

Ebenfalls Einfluss auf die bakterielle Besiedelung unseres Mundes hat unsere Gesundheit. Ein hoher Blutzuckerspiegel, wie ihn Diabetiker aufweisen, regt das Wachstum bestimmter Mundbakterien an. Menschen mit Übergewicht haben andere Mikroben im Mund als normalgewichtige Personen. Mittlerweile sind Wissenschaftler sogar dazu in der Lage, anhand der mikrobiellen Besiedelung des Mundes bestimmte Erkrankungen nachzuweisen.

Besiedelt wird der Mund von Mikroorganismen bereits kurz nach unserer Geburt. Während Mund und Verdauungstrakt bei Neugebo-

Lebensraum Mund

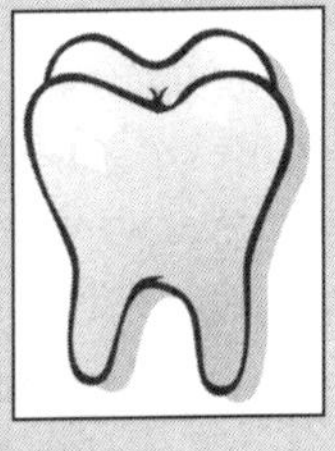

Die Zellen der Mundschleimhaut erneuern sich alle drei bis sieben Tage.

Die Bakterien, die den menschlichen Mund besiedeln, gehören einer der beiden folgenden Kategorien an: (a) planktonische Bakterien, also in freier Suspension oder (b) Biofilmbakterien, die sich auf den Oberflächen wie den Zähnen und der Zunge festsetzen.

Der menschliche Mund birgt mehr als 600 verschiedene Bakterienarten. Die Gesamtanzahl aller Bakterien in unserem Mund wird auf rund zehn Milliarden geschätzt.

Anaerobe Bakterien produzieren Enzyme und Giftstoffe als Abfallprodukte; diese schädigen und reizen das Zahnfleisch, verursachen Entzündungen und führen zu Zahnfleischbluten.

Mit der Zahnbürste erreichen wir nur etwa 60 Prozent aller Zahnoberflächen. In den schwer zugänglichen Bereichen wie beispielsweise zwischen den Zähnen siedelt sich Zahnbelag an.

renen noch steril sind, werden diese Bereiche schon kurz darauf von Mikroben besiedelt, die wir über die Luft, von unseren Eltern und Geschwistern und nicht zuletzt über die Dinge, die wir uns in den Mund stecken, aufschnappen.

Die Anzahl der Bakterien, die in unserem Mund leben, ist ungeheuer groß. Tatsächlich hat der Mensch mehr Bakterien im Mund, als ein Hund Mikroorganismen im Maul hat. Gemessen an dem, woran Hundeschnauzen gerne schnüffeln, sind Hundemäuler erstaunlich sauber. Oder – auch ein schönes Bild: Sie fangen sich mehr Keime beim Küssen Ihres Partners ein als beim Küssen eines sabbernden Hundes! Eklig, aber wahr. Im Speichel von Hunden befinden sich Antikörper, die wir Menschen nicht im Speichel haben. Und diese Antikörper töten Krankheitserreger ab.

»Ich habe früher immer ein Experiment mit meinen Mikrobiologiestudenten durchgeführt«, erzählt Dr. Roberta M. Meehan. »Zu Beginn jedes Semesters ließ ich sie jeweils eine Speichelprobe aus dem Mund eines Säuglings und aus dem eines Hundes entnehmen.« Man würde erwarten, der Mund des Säuglings verfüge über vergleichsweise wenige Bakterien. »Weit gefehlt! Die Studenten staunten nicht schlecht darüber, dass der Säuglingsmund voller Bakterien und das Maul des Hundes relativ keimfrei war. Das funktionierte jedes Semester aufs Neue – da kann man auch jeden Tierarzt fragen.«

Wie viele Bakterien unseren Mund tatsächlich besiedeln, übersteigt unser Vorstellungsvermögen. Ein winziges Stückchen Zahnbelag – so winzig, dass es auf die Spitze eines Zahnstochers passt – beherbergt zwischen zehn und 100 Millionen Bakterien. Unser gesamter Körper wimmelt nur so von mikroskopischem Leben. Und wie sehr auch immer wir uns bemühen, sie loszuwerden: Wir haben mehr Bakterien in und auf uns als Zellen in unserem Körper. Allein im Darm leben rund 100 Billionen Bakterien – das Zehnfache der Anzahl unserer Körperzellen. Viele der Bakterien, die unseren Mund besiedeln, leben auch in unserem Darm und auf unserer Haut. Andere wiederum finden sich ausschließlich im Mund, da sie das warme, feuchte Klima der Mundhöhle lieben. Dort leben über 600 verschiedene Bakterienarten sowie Hunderte Arten von Viren, Pilzen und Einzellern. Und fast täglich entdeckt die Wissenschaft neue. Nur ein winziger Teil von ihnen wurde bislang detailliert untersucht; über den Rest wissen wir wenig – und noch weniger darüber, welche Auswirkungen sie auf unsere Zahn- und Allgemeingesundheit haben.

Speichel – Wunderwaffe gegen Schädlinge

Einige Mundbakterien sind relativ harmlos bzw. in manchen Fällen sogar nützlich. Andere aber sind aggressiv und schädlich und verursachen Karies sowie Zahnfleischerkrankungen. Großen Ärger beschert beispielsweise *Streptococcus mutans* (S. mutans), der Hauptverursacher von Karies. Diese Bakterienart lebt ebenso wie viele andere von Zucker und raffinierten Kohlenhydraten. Das Bakterium verstoffwechselt Zucker zu Säure, die dann als Abfallprodukt freigesetzt wird. Die Säure greift den Zahnschmelz, die schützende Hülle der Zähne, an und setzt damit einen Verfallsprozess in Gang. Deshalb gilt: Viele Süßigkeiten, viel Karies.

Egal wie oft Sie sich die Zähne putzen, sie mit Zahnseide reinigen oder versuchen, den Mund mit Mundwasser zu desinfizieren: Die Wirkung auf die Mikrobenpopulation ist minimal. Die meisten Mikroorganismen überleben diese Behandlungen, vermehren sich munter weiter und besiedeln ihren Wunschlebensraum einfach neu. Eine Schlacht ohne Aussicht auf Sieg.

Warum also können die Zähne im Mund überhaupt überleben? Das haben wir dem Speichel zu verdanken. Den brauchen wir nicht nur zum Verdauen der Nahrung, sondern eben auch zur Gesunderhaltung der Mundhöhle. Er enthält eine komplexe Mischung von Enzymen, Puffern, Antikörpern und Nährstoffen, die Krankheiten bekämpft und Zähne sowie Zahnfleisch funktionstüchtig erhält.

Der Verdauungsprozess beginnt bereits im Mund, wenn die Enzyme im Speichel in Aktion treten. Kohlenhydrate, die Hauptnährstoffbestandteile in Getreide, Obst und Gemüse, werden von den Verdauungsenzymen im Speichel in kleinere Einheiten und Einfachzucker aufgespalten. Die Bakterien in unserem Mund ernähren sich ebenfalls von diesen Zuckern und Kohlenhydraten und produzieren dabei potenziell schädliche Säuren. Diese Säuren werden vom Speichel verdünnt und mithilfe chemischer Puffer neutralisiert. Auf diese Weise wird ein neutralerer pH-Wert aufrechterhalten.

Darüber hinaus enthält der Speichel einzigartige Antikörper und antimikrobielle Stoffe, die das Wachstum bestimmter Krankheitserreger unter Kontrolle halten – leider nicht aller, und so tummeln sich in Mund und Speichel immer noch jede Menge schädlicher Keime.

Häufig im Körper vorkommende Bakterien

Bakterium	Haut	Bindehaut	Nase
Staphylococcus epidermidis	++	+	++
Staphylococcus aureus*	+	+/–	+
Streptococcus mitis	–	–	–
Streptococcus salivarius	–	–	–
Streptococcus mutans*	–	–	–
Enterococcus faecalis*	–	–	–
Streptococcus pneumoniae*	–	+/–	+/–
Streptococcus pyogenes*	+/–	+/–	–
Neisseria sp.	–	+	+
Neisseria meningitides*	–	–	+
Veillonellae sp.	–	–	–
Enterobacteriaceae* (Escherichia coli)	–	+/–	+/–
Proteus sp.	–	+/–	+
Pseudomonas aeruginosa*	–	–	–
Haemophilus influenzae*	–	+/–	+
Bacteroides sp.*	–	–	–
Bifidobacterium bifidum	–	–	–
Lactobacillus sp.	–	–	–
Clostridium sp.*	–	–	–
Clostridium tetani	–	–	–
Corynebacterium	++	+	++
Mycobacterium	+	–	+/–
Aktinomyzeten	–	–	–
Spirochäten	–	–	–
Mykoplasmen	–	–	–

Legende: ++ = fast 100 Prozent; + = häufig;
+/– = selten; – = nicht vorhanden; * = potenziell pathogen (in situ)

Haut und Schleimhäute des Körpers sind in ständigem Kontakt mit der Umwelt und werden deshalb häufig von bestimmten Mikrobenarten besiedelt. Die Kombination

Rachen	Mund	Dick-/Enddarm	Harnröhre	Vagina
++	++	+	++	++
+	+	++	+/–	+
+	++	+/–	+	+
++	++	–	–	–
+	++	–	–	–
+/–	+	++	+	+
+	+	–	–	+/–
+	+	+/–	–	+/–
++	+	–	+	+
++	+	–	–	+
–	+	+/–	–	–
+/–	+	++	+	+
+	+	+	+	+
+/–	+/–	+	+/–	–
+	+	–	–	–
–	–	++	+	+/–
–	–	++	–	–
–	+	++	–	++
–	+/–	++	–	–
–	–	+/–	–	–
+	+	+	+	+
+/–	–	+	+	–
+	+	+	+/–	+
+	++	++	–	–
+	+	+	+/–	+

und die Anzahl der Mikroorganismen, die jederzeit im Körper zu finden sind, sind ausgesprochen komplex und schwer zu schätzen. Am zahlreichsten sind Bakterien. Wie sie verteilt sind, zeigt die Tabelle oben. In der Tabelle ist allerdings nur ein Bruchteil der Bakterienarten aufgelistet, die normalerweise im Körper vorkommen.

Des Weiteren finden sich im Speichel verschiedene Erdalkali-Ionen in hoher Konzentration, darunter vor allem Kalzium und Phosphat, die auch zu den Hauptbestandteilen der Zähne gehören. So kann der Speichel mikroskopisch kleine Löcher im Zahnschmelz remineralisieren und reparieren.

Unsere Speicheldrüsen produzieren den ganzen Tag über Speichel. Zu bestimmten Zeiten, etwa bei den Mahlzeiten, wird die Speichelproduktion erhöht, nachts hingegen wird kaum Speichel produziert. Menschen, die tagsüber nicht genügend Flüssigkeit zu sich nehmen, sind chronisch dehydriert und verfügen deshalb über zu wenig Speichel, um ihre Zähne angemessen vor Verfall schützen zu können. Auch bei Krankheiten, die mit einer verminderten Speichelproduktion einhergehen, ist das Risiko für Zahn- und Zahnfleischerkrankungen deutlich erhöht.

Ein weiteres Problem stellt der übermäßige Verzehr von Zucker und raffinierten Kohlenhydraten dar. Zucker regt das Wachstum säurebildender Bakterien an. Die Bicarbonat-Ionen in unserem Speichel können der Säure, die bei den meisten traditionellen Ernährungsformen entsteht, entgegenwirken; deshalb hatten unsere Vorfahren viel weniger Karies als wir heute. Moderne Nahrungsmittel aber enthalten so viel raffinierten Zucker und Kohlenhydrate, die von den Verdauungsenzymen im Speichel in Zucker umgewandelt werden, dass

Speichel – erstaunliche Fakten

Wir produzieren etwa einen Liter Speichel pro Tag.

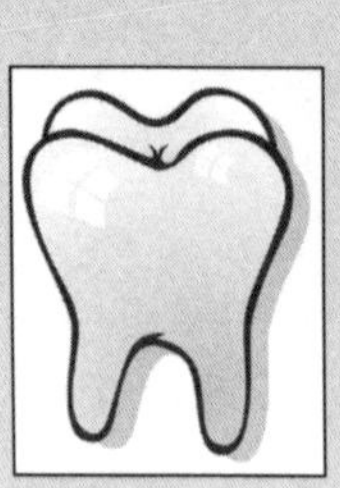

In einem Teelöffel Speichel – rund 5 Milliliter – befinden sich etwa 2,5 Milliarden bakterielle Zellen.

Im Schlaf produzieren wir kaum Speichel. Deshalb wird auch der Mund so trocken, wenn wir mit offenem Mund schlafen.

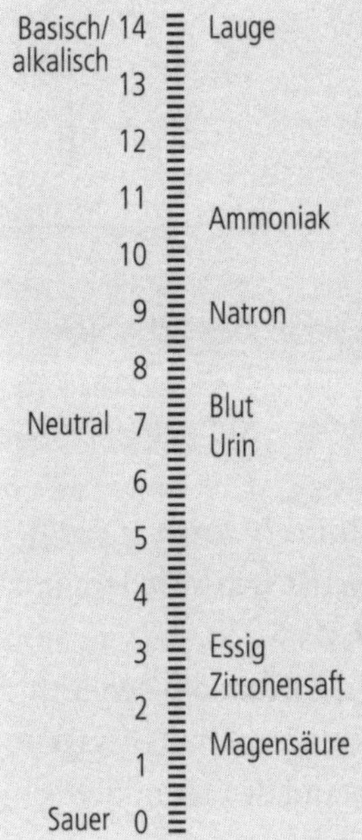

Säuren und Basen: pH-Wert und pH-Skala

Die pH-Skala zeigt den Säure- und Basengrad einer wässrigen Lösung an; sie reicht von 0 (stark säurehaltig) bis 14 (stark basisch bzw. alkalisch). Den mittleren pH-Wert von 7,0 bezeichnet man als neutral.

Unsere verschiedenen Körperflüssigkeiten weisen jeweils einen recht konstanten pH-Wert auf. Magensäure etwa hat einen pH-Wert von 1,6, weil sie potenziell schädliche Mikroorganismen abtöten und bei der Verdauung der Nahrung helfen soll. Der pH-Wert unseres Blutes liegt zwischen 7,45 und 7,35 und ist damit leicht alkalisch. Speichel hat bei gesunden Menschen einen pH-Wert von 6,0 bis 7,4; weichen die Werte von diesen Zahlen ab, kann dies ernsthafte gesundheitliche Probleme nach sich ziehen.

die Säure, die bei einer kohlenhydratreichen Ernährung entsteht, ein Niveau erreicht, das der Speichel nicht mehr bekämpfen kann. Außerdem kommen säurebildende Bakterien wie *Streptococcus mutans* im Mund von Menschen, die sich kohlenhydratreich ernähren, in besonders großer Anzahl vor.

Häufig vorkommende Beschwerden im Mundbereich

Mundgeruch (Halitose)

Leiden Sie an chronisch schlechtem Atem? Sollte das der Fall sein, können Sie dies getrost auf die Bakterien in Ihrem Mund schieben. Bestimmte Bakterien, die vor allem auf dem hinteren oberen Teil der

Mundbakterien – eindeutig in der Überzahl

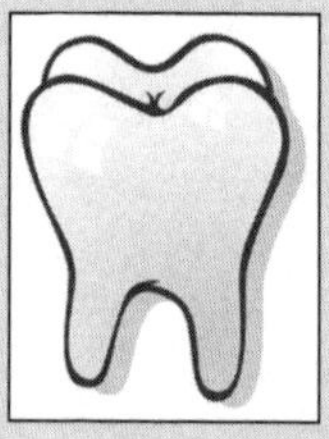

Wir haben mehr Bakterien im Mund, als Menschen auf der Erde leben.

Auf einer durchschnittlichen Toilettenbrille finden sich weniger Bakterien pro Quadratzentimeter als im menschlichen Mund.

Sie haben momentan mehr Bakterien im Mund als an Ihrer Schuhsohle.

Zunge vorkommen, können Halitose verursachen – umgangssprachlich auch bekannt als Mundgeruch.

Mit diesem Problem sind Sie nicht allein: Rund 20 Prozent der Bevölkerung leiden an Halitose. Diese unterscheidet sich von dem normalen Atemgeruch, der durch Essen entsteht, dadurch, dass sie normalerweise chronisch ist und von den Bakterienarten, die den Mund besiedeln, herrührt. Mundgeruch ist zwar keine Krankheit im eigentlichen Sinn, spiegelt aber den Gesundheitszustand des Mundbereichs wider. Ein gesunder Mund sollte ebenso wie ein gesunder Körper keinen unangenehmen Geruch verströmen.

Was an Bakterien sich so auf dem oberen hinteren Teil der Zunge tummelt, ist von Mensch zu Mensch unterschiedlich. Die Arten, die Halitose verursachen, lassen sich bei Menschen ohne Mundgeruch normalerweise nicht nachweisen.

Wie bereits erwähnt, ist Halitose zwar keine Krankheit, aber dennoch durchaus lästig, insbesondere im Umgang mit anderen Menschen. Darüber hinaus kann ein schlechter Atem auch auf Zahn- und Zahnfleischprobleme hinweisen.

Zahnärzte empfehlen deshalb nicht nur das Bürsten der Zähne, sondern auch der Zunge und des Zahnfleischs. So können mit einem speziellen Zungenschaber die betreffenden Bakterien entfernt werden. Auch antiseptisch wirkendes Mundwasser bringt Erleichterung – zumindest vorübergehend, da sich die Bakterien leider sehr schnell wieder neu ansiedeln.

Karies und Zahnverfall

Zahnkaries, kurz: Karies, ist das Ergebnis von Zahnverfall. Bleibt Karies unbehandelt, werden die Löcher größer und verursachen Schmerzen sowie letztlich das Absterben des Zahns. Zahnverfall gehört zu den am weitesten verbreiteten chronischen Krankheiten der Welt. Schätzungsweise 90 Prozent aller Schulkinder weltweit leiden in der einen oder anderen Form an Zahnverfall.

In Gang gesetzt wird Zahnverfall durch säurebildende Bakterien, die sich von Zucker – Saccharose, Fruktose und Glukose – ernähren. Auf einem Nährboden von Kohlenhydraten, die von den Verdauungsenzymen im Speichel in Einfachzucker aufgespalten werden, und zuckerhaltigen Lebensmitteln gedeihen sie optimal. In der Folge wird das Milieu im Mund zunehmend saurer.

Der gesunde Zahn

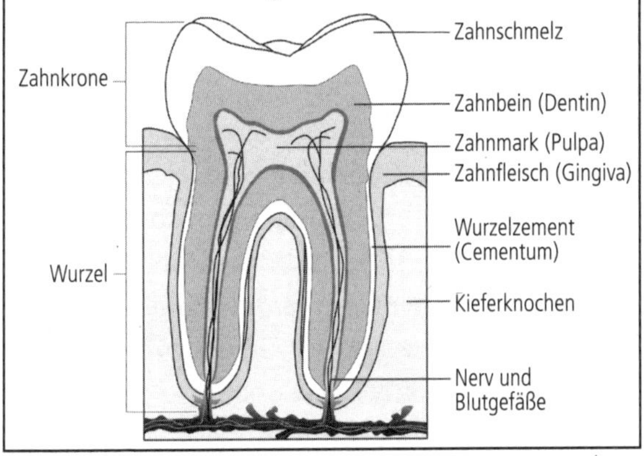

Die Zahnoberflächen sind von einem ausgesprochen harten und dichten Material bedeckt, dem Zahnschmelz. Zahnschmelz ist das härteste Gewebe im gesamten menschlichen Körper. Die Zahnwurzel unter dem Zahnfleisch ist jedoch nicht von Zahnschmelz umgeben, sondern von einer dünnen und ebenfalls harten Schicht, dem Cementum oder Wurzelzement. Unter dem Zahnschmelz bzw. dem Wurzelzement liegt das Zahnbein (Dentin). Es ist weniger hart und ähnelt in seiner Zusammensetzung dem menschlichen Knochen. Dentin macht den überwiegenden Bestandteil des Zahns aus – von diesem Begriff leitet sich auch das Wort »Dentologie« für Zahnheilkunde ab. Im Inneren des Zahns befindet sich das Zahnmark (Pulpa), das von Nerven und Blutgefäßen durchzogen ist.

Meist beginnt Karies im harten Zahnschmelz um den sichtbaren Teil der Zähne, arbeitet sich aber schrittweise tiefer in das weichere Dentin darunter hinein. Der Zahnschmelz ist deshalb besonders angreifbar, weil er in ständigem Kontakt mit den Bakterien und mit aggressiven Säuren steht. Eigentlich bevorzugen unsere Zähne ein leicht alkalisches Milieu, auf Veränderungen im pH-Wert reagieren sie sehr sensibel. In gewissem Sinne können die Zähne als Verlängerung des Skeletts betrachtet werden; wie unsere Knochen so sind auch sie lebendes Gewebe, dem kontinuierlich Mineralien entzogen werden und das deshalb immer wieder remineralisiert werden muss. In einer nur ganz wenig sauren oder leicht alkalischen Umgebung geht die Remineralisierung schneller vonstatten als der Mineralienentzug; so wird die Zahnstruktur dichter und kräftiger. Sinkt der pH-Wert auf der Zahnoberfläche unter 5,5 (leicht sauer), werden dem Zahnschmelz dagegen schneller Mineralien entzogen, als sie wieder aufgefüllt werden können – die Mineraliendichte nimmt ab, und schädliche Bakterien haben leichtes Spiel.

Ist das Zahnfleisch gesund, kommt es an der Zahnwurzel seltener zu Kariesbefall, da die säurebildenden Bakterien schlechter eindringen können. Bei Zahnfleischrückgang liegt jedoch bald auch das Cementum, die dünne, harte Schicht, die die Zahnwurzel umgibt, frei. Diesem freiliegenden Cementum werden Mineralien schneller entzogen als dem Zahnschmelz – schon ein pH-Wert von 6,7 reicht dafür aus. Geht das Zahnfleisch zurück, steht auch einem Verfall der Zahnwurzel praktisch nichts mehr im Wege.

Ist nur der Zahnschmelz von Karies befallen, treten meist noch nicht einmal Schmerzen auf. Ist das Dentin erreicht, reagiert der Zahn empfindlich auf Hitze, Kälte und/oder Süßigkeiten. Ist gar das Zahnmark, die Pulpa, betroffen, kommt es zu einem ständigen, pochenden Schmerz. Bleibt der unbehandelt, kann sich ein Abszess bilden, der Zahn wird früher oder später absterben. In diesem Stadium wird der Zahnarzt entweder eine Wurzelkanalbehandlung durchführen oder den betroffenen Zahn ziehen.

Fortschreitender Zahnverfall

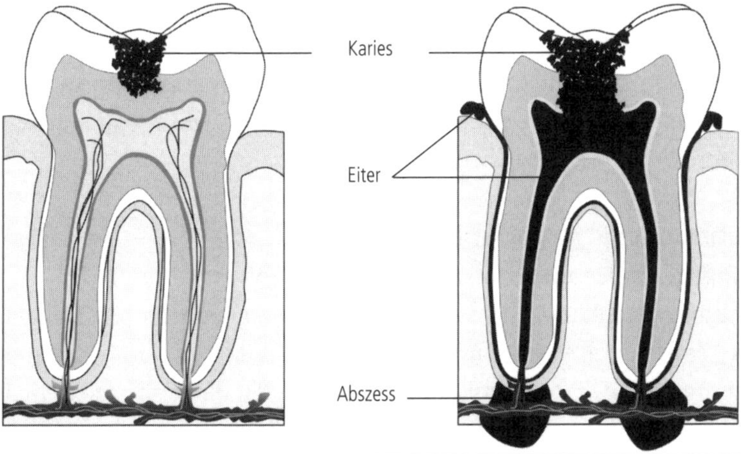

Karies frisst sich seinen Weg durch den Zahnschmelz in das darunterliegende Dentin sowie in das Zahnmark (Pulpa). Sind Bakterien in die Pulpa eingedrungen, kann sich ein Abszess bilden.

Zahnbelag (Plaque)

Zahnbelag setzt sich aus Schleimpartikeln, Nahrungsresten, Bakterien und anderen Mikroorganismen sowie deren Abfallprodukten zusammen, die einen klebrigen gelblichen Film auf der Zahnoberfläche bilden. Im Gegensatz zu Zahnstein ist Zahnbelag weich und lässt sich leicht mit Zahnbürste und Zahnseide entfernen. Sammelt sich zu viel Plaque an, kann es zu Parodontose und Zahnverfall kommen.

Plaque bildet sich etwa 20 Minuten nach dem Essen auf den Zähnen, vor allem in Bereichen, die schwer zugänglich sind, also etwa zwischen oder hinter den Zähnen.

Zahnstein (Konkremente)

Unter Zahnstein versteht man Mineralablagerungen auf den Zähnen – im Grunde nichts anderes als Zahnbelag, der im Laufe der Zeit mit Mineralien angereichert wurde. Zahnstein ist sehr hart und kann nicht durch einfaches Zähneputzen oder den Gebrauch von Zahnseide entfernt werden. Dazu braucht der Zahnarzt Spezialinstrumente.

Zahnstein kann sich sowohl auf als auch unter dem Zahnfleisch bilden. Durch die plaquebildenden Bakterien am Zahnstein kann das Zahnfleisch gereizt werden und sich entzünden, was möglicherweise ebenfalls zu Parodontose führt.

Zahnfleischentzündung (Gingivitis)

Gingiva ist der medizinische Fachbegriff für das Zahnfleisch. Eine Zahnfleischentzündung ist der erste Schritt zu Parodontose. Dabei ist das Zahnfleisch gerötet und geschwollen, es blutet beim Zähneputzen und bei der Reinigung mit Zahnseide. Zu einer Zahnfleischentzündung kommt es, wenn Bakterien und Giftstoffe im Zahnbelag das Zahnfleisch reizen.

Die Gingivitis ist weit verbreitet, auf der ganzen Welt sind 70 bis 90 Prozent aller Jugendlichen betroffen. Die Entzündung läuft in der Regel schmerzfrei ab und ist mit Laienaugen oft nicht zu erkennen, weshalb auch viele Menschen gar nicht wissen, dass ihr Zahnfleisch entzündet ist. Wird sie nicht behandelt, kann sie sich zu einer Parodontose – der korrekte Begriff lautet Parodontitis – auswachsen.

Fortschreitender Zahnverfall

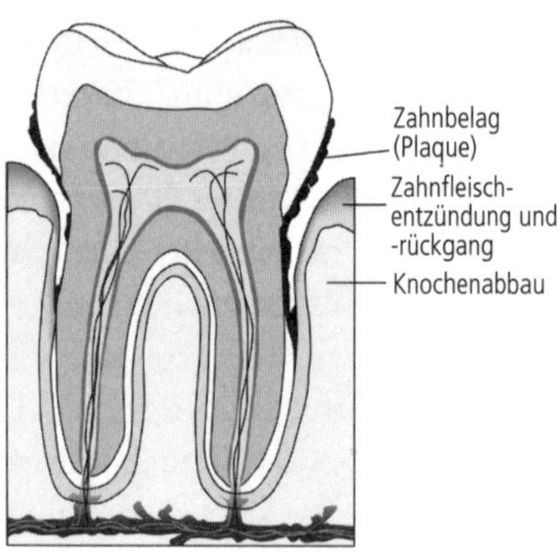

Eine Parodontose macht sich durch eine Zahnfleischentzündung und einen Zahnfleischrückgang, durch vermehrten Zahnbelag sowie dadurch bemerkbar, dass das Zahnfleisch beim Zähneputzen häufig blutet. Eine chronische Entzündung kann zu einem Abbau des Kieferknochens führen.

Parodontitis

Aus einer chronischen Zahnfleischentzündung kann sich leicht eine Parodontitis – umgangssprachlich als Parodontose bezeichnet – entwickeln. Dabei infizieren Bakterien und die Giftstoffe, die sie produzieren, das Zahnfleisch, das anschwillt und druckempfindlich wird. Es zieht sich von den Zähnen zurück und bildet Taschen. Die Bakterien und der Zahnbelag können sich nun auch unter dem Zahnfleisch ausbreiten. Durch die Giftstoffe und die Enzyme, die der Körper zur Bekämpfung der Infektion bereitstellt, werden allmählich Knochengewebe und das Bindegewebe abgebaut, das die Zähne an Ort und Stelle halten soll. Wird die Parodontitis nicht behandelt, werden Knochen, Zahnfleisch und Bindegewebe zerstört, die Zähne lockern sich und fallen aus oder müssen gezogen werden.

Zu den Anzeichen einer Parodontitis gehören gerötetes und geschwollenes Zahnfleisch, Druckempfindlichkeit des Zahnfleischs und Zahnfleischbluten, Zahnfleischrückgang, lockere Zähne, Schmerzen beim Kauen, überempfindliche Zähne und hartnäckiger Mundgeruch. Zahnverfall geht normalerweise mit Parodontose einher. In den USA und wahrscheinlich auch in Kanada sowie in Großbritannien sind 50 Prozent aller über 30-Jährigen von Parodontose betroffen.

Zahnabszess

Unter Abszess versteht man eine lokal begrenzte Ansammlung von Eiter in einem Hohlraum, der durch den Abbau von Gewebe entstanden ist. Normalerweise werden Abszesse durch Mikroorganismen verursacht, die in das betreffende Gewebe eingedrungen sind. Bei einem Zahnabszess ist typischerweise die Pulpa abgestorben, was wiederum durch unbehandelten Zahnverfall, abgesplitterte oder abgebrochene Zähne oder großflächige Parodontose verursacht wurde. Auch eine misslungene Wurzelkanalbehandlung kann einen Abszess nach sich ziehen.

Abszesse können sowohl akut als auch chronisch verlaufen – je nachdem, wie schnell sie sich bilden und wie effektiv sich der Körper

Zahnfleischerkrankungen und Zahnverfall

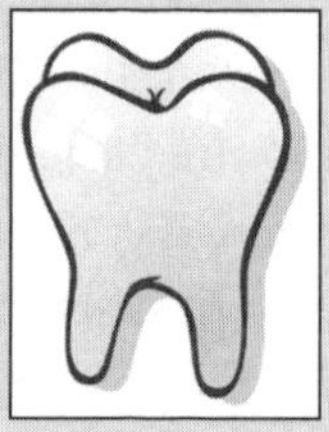

5 Prozent aller Säuglinge und Kleinkinder leiden bereits im Alter von 9 Monaten an Zahnverfall; im Alter von 12 Monaten sind es 15 Prozent und im Alter von 4 Jahren 17 Prozent.

40 Prozent aller Kinder, die älter als 12 Jahre sind, haben schon eine moderate Parodontose.

Beschwerden im Mundbereich wie Zahnfleischentzündungen und chronische Parodontitis sind auf der ganzen Welt verbreitet und gehören zu den häufigsten mikrobiellen Erkrankungen des Menschen. Einer Studie zufolge, die in der britischen medizinischen Fachzeitschrift *The Lancet* veröffentlicht wurde, sind bis zu 90 Prozent aller Menschen weltweit von Parodontose betroffen.[1]

Den U.S. Centers for Disease Control and Prevention (CDC) zufolge leiden neun von zehn Menschen an Zahnverfall. Einer von 20 Erwachsenen mittleren Alters und einer von drei über 65-Jährigen haben schon alle natürlichen Zähne verloren.

dagegen wehren kann. Ein akuter Abszess macht sich durch Schmerzen, Schwellungen und Fieber bemerkbar, während ein chronischer Abszess nicht unbedingt mit Schmerzen einhergehen muss. Manchmal breitet sich ein chronischer Abszess vom Patienten unbemerkt in dessen Kiefer aus.

Bleibt ein Abszess unbehandelt, kann sich eine ernsthafte Infektion entwickeln, die sich unter Umständen ins umgebende Gewebe ausbreitet und bis zum Mark des Kieferknochens vordringt. Dabei kann eine große Anzahl an Bakterien ins Blut gelangen und zu einer Blutvergiftung führen.

Test: Leiden Sie an Parodontose?

Viele Menschen wissen gar nicht, dass sie an einer Zahnfleischerkrankung leiden. Dass keine Schmerzen auftreten, keine offensichtlichen Anzeichen einer Entzündung vorhanden sind oder kein Zahnverfall vorliegt, bedeutet noch nicht, dass das Zahnfleisch gesund ist. Um Ihr Parodontoserisiko zu testen, sollten Sie die folgenden Fragen so ehrlich wie möglich beantworten. Zählen Sie am Ende die Punkte in eckigen Klammern zusammen; die Auswertung finden Sie im Anschluss an den Test.

Wie alt sind Sie?
- <40 [5]
- 40–65 [10]
- >65 [15]

Rauchen Sie?
- Nein [5]
- Ja [15]

Waren Sie innerhalb der letzten zwei Jahre beim Zahnarzt?
- Nein [10]
- Ja [5]

Wie oft benutzen Sie Zahnseide?
- Täglich [5]
- Wöchentlich [10]
- Selten [15]

Haben Sie eine der folgenden Beschwerden/Erkrankungen: Herzerkrankung, Osteoporose, Osteopenie, viel Stress, Diabetes?
- Nein [5]
- Ja [25]

Haben Sie einen chronisch schlechten Atem oder oft einen metallischen Geschmack im Mund?
- ▶ Nein [5]
- ▶ Ja [15]

Wie viele Zahnfüllungen haben Sie?
- ▶ Keine [5]
- ▶ 1–3 [10]
- ▶ 4 oder mehr [15]

Haben Sie beim Zähneputzen oft Zahnfleischbluten?
- ▶ Nein [5]
- ▶ Ja [55]

Haben Sie lockere Zähne?
- ▶ Nein [5]
- ▶ Ja [55]

Haben Sie Zahnfleischrückgang bzw. sind bei Ihnen die Zahnhälse sichtbar?
- ▶ Nein [5]
- ▶ Ja [55]

Sind bei Ihnen im Erwachsenenalter schon einmal Zähne gezogen worden?
- ▶ Nein [5]
- ▶ Ja [55]

Haben Sie wurzelkanalbehandelte Zähne?
- ▶ Nein [5]
- ▶ Ja [55]

Auswertung

- Bis zu 75 Punkte: Niedriges Parodontoserisiko
- 80–105 Punkte: Mittleres Parodontoserisiko
- 110 oder mehr Punkte: Hohes Parodontoserisiko

Mit 75 oder weniger Punkten ist Ihr Risiko, Parodontose zu bekommen, relativ gering. Mit 80 bis 105 Punkten haben Sie ein mittleres Risiko oder wahrscheinlich schon eine milde Form von Parodontose. Mit 110 oder mehr Punkten haben Sie ein hohes Parodontoserisiko; je höher die Punktezahl, desto schwerwiegender ist die Erkrankung. Sollte dies bei Ihnen der Fall sein, können Sie Ihr Risiko mit einer guten Zahnpflege und regelmäßigem Ölziehen signifikant senken.

Kapitel 3:
Jede Krankheit beginnt im Mund

Es mag unglaublich klingen, aber von wenigen Ausnahmen abgesehen beginnt jede Krankheit im Mund. Damit sind keine seltenen Erbkrankheiten und auch keine körperlichen oder emotionalen Traumata gemeint; ich spreche von der Mehrheit der Krankheiten, die die Menschheit plagen, darunter auch chronische degenerative Erkrankungen. Sie alle nehmen ihren Anfang im Mund.

Und wenn man darüber nachdenkt, ist das auch nicht weiter verwunderlich. Mund und Nase sind gewissermaßen die Eingangspforten zu unserem Körper. Über Mund und Nebenhöhlen nehmen wir Luft und Nahrung auf – die beiden Dinge, die für unser Leben, unsere Existenz von so grundlegender Bedeutung sind. Doch auf diesem Wege gelangt längst nicht nur Lebensnotwendiges in unseren Körper, sondern auch Schädliches, manchmal sogar Lebensbedrohliches: Giftstoffe, Keime, Krankheitserreger.

Ohne Sauerstoff könnten wir nur wenige Minuten überleben. Die Qualität der Luft, die wir einatmen, kann unsere Gesundheit auf vielfältige Weise beeinflussen. Verschmutzte Luft, Giftgas, Zigarettenrauch, allergieauslösende Pollen, Keime – das alles kann unsere Gesundheit negativ beeinflussen, kann uns krank machen.

Ebenso kann sich das, was wir uns in den Mund stecken, ganz enorm auf unsere Gesundheit auswirken. Das Essen, das wir zu uns nehmen, nährt unseren Körper. Eine mangelhafte Ernährung oder schlechte Ernährungsgewohnheiten können zu einer Unterversorgung an Nährstoffen und entsprechenden Krankheiten führen und darüber hinaus das Risiko degenerativer Erkrankungen erhöhen. Zu viel Essen – ob nun nährstoffreich oder nicht – kann Übergewicht und Fettleibigkeit sowie viele andere gesundheitliche Probleme nach sich ziehen.

Eine akute oder chronische Dehydratation (Wassermangel, Austrocknung des Körpers) etwa wird durch eine unzureichende Wasserzufuhr oder aber durch übermäßigen Kaffee- oder Alkoholgenuss ausgelöst. Auch andere schädliche Substanzen gelangen durch den Mund in unseren Körper, darunter Medikamente, natürliche Gifte in der Nahrung, Umweltgifte, Rückstände von Pflanzenschutzmitteln, chemische Lebensmittelzusätze, ranzige Fette und Industrieschadstoffe. Was wir essen und trinken bestimmt, wie effektiv unser Immunsystem arbeiten kann. Schlechte Ernährungsgewohnheiten schwächen das Immunsystem und machen uns anfällig für eine Vielzahl gesundheitlicher Probleme. Ist das Immunsystem geschwächt, haben beispielsweise Krebserkrankungen und ansteckende Krankheiten leichtes Spiel. Sind die Abwehrkräfte dagegen mobil, haben selbst potenziell ernsthafte Infektionen, die über Wunden oder Insektenstiche entstehen, kaum eine Chance.

Auch Bakterien, Viren, Pilze und Parasiten gelangen über den Mund in unseren Körper. Mund und Verdauungstrakt sind von Hunderten Milliarden mikroskopisch kleiner Organismen besiedelt; einige davon sind nützlich, andere eher weniger. Potenziell schädlich sind sie allerdings alle. Selbst die nützlichen Mikroorganismen können sich in tödliche Waffen verwandeln, wenn sie den Weg in die Blutbahn finden – und das kann über Wunden oder entzündetes Gewebe geschehen.

Im Blutkreislauf können die Mikroorganismen erheblichen Schaden anrichten, etwa systemische, d.h. sich auf ein ganzes Organsystem auswirkende, oder lokal begrenzte Infektionen auslösen, chronische Entzündungen hervorrufen und zu Autoimmunreaktionen führen, die wiederum andere gesundheitliche Probleme wie Gelenk- und Herzerkrankungen nach sich ziehen können. Noch einmal: In unserem Kulturkreis beginnt annähernd jede Krankheit im Mund. Im Folgenden erfahren Sie, warum Mundhygiene und Zahngesundheit einen direkten Einfluss auf unsere allgemeine Gesundheit haben.

Die Focal Infection Theory

Der kluge Bauer sieht dem Tier, das er kaufen will, erst einmal in den Mund. Er weiß, dass der Zustand von Zähnen, Zunge und Zahnfleisch den Zustand des gesamten Körpers widerspiegelt. Und wenn er bei Verstand ist, wird er keinen Cent für ein Tier ausgeben, dem Zähne fehlen oder das geschwollenes Zahnfleisch hat. Zahnprobleme signalisieren, dass es auch in anderen Teilen des Körpers Probleme gibt. Das gilt auch für Menschen. Eine Tatsache, die seit Jahrhunderten bekannt ist und die Grundlage für die sogenannte *Focal Infection Theory* in der Zahnheilkunde bildet. Auf den Punkt gebracht besagt die Theorie, dass sich eine Infektion im Mundbereich auf die Gesundheit des gesamten Körpers auswirken kann. Zahnärzte der alten Schule reagierten darauf, indem sie erkrankte Zähne zogen, bevor sich die Erkrankung auf den Rest des Körpers ausbreiten konnte.

Dass zwischen der Gesundheit der Zähne und der des gesamten Körpers ein Zusammenhang besteht, erkannte man bereits vor mindestens 2700 Jahren: Er wird in medizinischen Abhandlungen der Assyrer und alten Griechen erwähnt. Hippokrates, der berühmteste Arzt des Altertums und Begründer der Medizin als Wissenschaft, berichtet davon, einen Patienten mit einer Gelenkerkrankung dadurch geheilt zu haben, indem er ihm einen infizierten Zahn zog.[1] Vor dem 20. Jahrhundert galt die *Focal Infection Theory* als so offensichtlich, dass man sie einfach als Tatsache voraussetzte. Diejenigen, die mit Tieren zu tun hatten, wussten nur allzu gut, dass die Zahngesundheit die Allgemeingesundheit beeinflusst. Und viele Patienten, denen man erkrankte Zähne zog, berichteten davon, sich danach von zahlreichen weiteren gesundheitlichen Problemen erholt zu haben.

Doch wie kommt diese Verbindung zustande? Wie kann ein erkrankter Zahn Arthritis oder eine Lungenentzündung auslösen oder einen Herzinfarkt oder Schlaganfall herbeiführen? Tragen wir alle dieses Risiko in uns?

Nehmen wir einmal an, Sie seien unglücklicherweise von einem Hund gebissen worden – und zwar so ernsthaft gebissen, dass die Haut dabei verletzt wurde. Was würden Sie als Erstes tun, um die Wunde zu behandeln? Wahrscheinlich – und ganz richtig – würden Sie sie zunächst desinfizieren, also ein Desinfektionsmittel verwenden oder die Wunde mit Wasser und Seife reinigen, um Keime abzutöten, die möglicherweise zu einer Infektion führen würden. Das lernen schon kleine Kinder. Die Keime im Maul des Hundes können eine schwerwiegende Infektion hervorrufen, die sich über die Wunde im ganzen Körper ausbreiten kann.

Wie bereits erwähnt, befinden sich im menschlichen Mund weitaus mehr Keime als in einem Hundemaul. Und so kann jede Wunde in der Mundschleimhaut, und sei sie noch so klein, Keimen eine Eintrittspforte in den Blutkreislauf bieten. Doch im Gegensatz zu einer Wunde auf Ihrem Arm, die Sie säubern und verbinden können, um Krankheitserreger fernzuhalten, badet Ihr Mund ständig in einer Mikrobensuppe – dem Speichel; dort wimmelt es nur so von Bakterien, Viren, Pilzen und Parasiten. Um ein ähnliches Milieu zu erzielen, müssten Sie die Wunde auf Ihrem Arm schon mit einem dreckigen Lumpen umwickeln, den Sie vorher in Abwasser getaucht hätten. Dabei wäre das Risiko einer Infektion sehr hoch – ebenso wie bei einer Verletzung der Mundschleimhaut.

Bei Menschen, die ernsthafte Zahnprobleme wie eine fortgeschrittene Zahnfleischerkrankung oder einen Zahnabszess haben, ist die Wahrscheinlichkeit sehr hoch, dass mikrobielle Eindringlinge in die Blutbahn geraten, doch kann dies prinzipiell auch durch jede noch so simple Verletzung der Mundschleimhaut geschehen. Leiden Sie beispielsweise an einer Zahnfleischentzündung – und das tun die meisten Menschen bis zu einem gewissen Grade –, kann schon einfaches Zähneputzen zu Zahnfleischbluten führen.[2] Und das bedeutet für Keime: Freier Eintritt in die Blutbahn! Auch beim Gebrauch von Zahnseide kann das Zahnfleisch zu bluten beginnen. Und selbst wenn Ihre Zähne toll in Schuss sind und Sie keine offensichtlichen Zahnprobleme haben – das Risiko ist immer noch da. Das Zahnfleischgewebe ist von einem Netz feiner Blutgefäße durchzogen, deren Durchlässigkeit bei einer Entzündung stark erhöht ist. Deshalb können Bakterien auch ohne eine offene Wunde schlicht über das entzündete Zahnfleisch in den Kreislauf gelangen.[3]

Bei einer schweren Parodontitis kann ein fast 60 Quadratzentimeter großer Bereich der Mundschleimhaut betroffen sein – etwa die Fläche, die Ihr Unterarm einnimmt. Und nun stellen Sie sich vor, Sie hätten eine offene Wunde in der Größe Ihres Unterarms, die 24 Stunden am Tag Schmutz und Bakterien ausgesetzt wäre. Wir säubern und desinfizieren selbst die winzigste Hautverletzung – während unser Mund einer riesigen Wunde gleicht, die permanent von krankheitserregenden Bakterien überschwemmt wird. Da sagt einem schon der gesunde Menschenverstand, dass das nicht gut gehen kann. Geht es auch nicht: Die Bakterien gelangen ins Blut und richten verheerende Schäden im Körper an.

Sind die Keime erst einmal im Blut, können sie fast überall landen – im Herzen, in der Lunge, in der Leber – oder sich sogar im gesamten Körper einnisten. Ebenso wie es Bakterien gibt, die die Umgebung Ihrer Zähne oder Zunge bevorzugen, neigen auch die Bakterien, die ins Blut gelangen, dazu, sich in bestimmten Geweben anzusiedeln. Das ist auch der Grund, warum Mundbakterien lokal begrenzte Erkrankungen wie Arthrose und Arthritis oder eine Entzündung der Herzinnenhaut (Endokarditis) verursachen können: In diesem Fall haben sie sich in den Gelenken bzw. im Herzen angesiedelt. Ist der ganze Körper betroffen, kann es zu systemischen Erkrankungen wie beispielsweise Diabetes kommen.

In der Mikrobiologie gibt es einen Leitsatz: »Jeder Mikroorganismus außerhalb seiner natürlichen Umgebung sollte als pathogen – krankheitserregend – erachtet werden.« Mit anderen Worten: Die Bakterien, die normalerweise Ihren Mund besiedeln, sollten auch dort bleiben. Gelangen sie nämlich ins Blut, also dorthin, wohin sie nicht gehören, könnten sie eine ernsthafte Infektion verursachen. Jede Mikrobe, und verhält sie sich noch so nett in Ihrem Mund oder Ihrem Verdauungstrakt, verwandelt sich in Ihrem Kreislauf in ein furchterregendes Monster.

Ihr Mund bietet Hunderten von Bakterien-, Viren-, Pilz- und Protozoenarten einen idealen Nährboden und geschützten Lebensraum.

Und täglich werden neue Arten entdeckt. Über die meisten wissen wir herzlich wenig und noch weniger darüber, welchen Schaden sie im Körper anrichten können, haben sie den Weg in die Blutbahn erst einmal gefunden.

Deshalb muss jeder Mikroorganismus aus dem Mundbereich als potenziell krankheitserregend angesehen werden; er kann auch Krankheiten verursachen, die auf den ersten Blick überhaupt nichts mit infektiösen Organismen zu tun zu haben scheinen.

Was Dr. Weston A. Price und andere zur Forschung beigetragen haben

Im späten 19. und frühen 20. Jahrhundert erschienen zur *Focal Infection Theory* zahlreiche Studien in medizinischen Fachzeitschriften.[4–8] 1923 stellte der Zahnarzt Dr. Weston A. Price in zwei Bänden und auf 1174 Seiten alles bis dahin Bekannte über die Theorie mitsamt Fallstudien zusammen. Die Bücher trugen die Titel: *Dental Infections, Oral and Systemic,* Band 1, und *Dental Infections and the Degenerative Diseases,* Band 2 (siehe Literaturhinweise). In diesen beiden Büchern vereinte Dr. Price die Erkenntnisse aus 25 Jahren Forschung, die er und seine Kollegen betrieben hatten.

Dr. Weston A. Price gehörte zu den renommiertesten Zahnforschern seiner Zeit. So stand er beispielsweise auch der Forschungsabteilung der *American Dental Association* vor. Sein Forscherteam umfasste 60 führende Wissenschaftler der Nation, darunter so namhafte Gelehrte wie Dr. Charles H. Mayo, Vorsitzender des *Clinical Congress of Surgeons of North America* und Gründer der *Mayo Clinic;* Dr. Victor C. Vaughan, Dekan der Medizinischen Fakultät der *University of Michigan* und Vorsitzender der *American Medical Association;* Dr. Frank Billings, Leiter der medizinischen Abteilung der *University of Chicago;* und Dr. Milton J. Rosenau, Professor für Präventive Medizin und Hygiene an der *Harvard Medical School.*

Zu Beginn des 20. Jahrhunderts waren Theorie und Praxis der Zahnheilkunde in der Moderne angekommen. Schon seit Jahren führten Zahnärzte erfolgreich beispielsweise Füllungen und Wurzelkanalbehandlungen durch. Letztere wird notwendig, wenn der Zahnverfall so weit fortgeschritten ist, dass der Zahn nicht mehr gerettet werden kann. Doch anstatt ihn zu ziehen und durch einen künstlichen zu ersetzen, bleibt der tote Zahn an Ort und Stelle. Die weiche Pulpa, das Zahnmark, im Inneren des Zahns wird herausgebohrt; anschließend wird der Zahn desinfiziert, und die Wurzelkanäle werden mit einem harten, gummiähnlichen Material gefüllt. Dann wird der Zahn versiegelt, und man nimmt an, damit hätte man die Infektion vollständig beseitigt.

Doch nachdem er viele Patienten beobachtet hatte, argwöhnte Dr. Price, dass wurzelkanalbehandelte Zähne nie ganz von der Infektion befreit werden könnten. Eine seiner Patientinnen litt so stark an Arthritis, dass sie aufgrund ihrer geschwollenen und deformierten Gelenke kaum mehr gehen konnte; sie war schon seit sechs Jahren auf einen Rollstuhl angewiesen. Auch zu dieser Zeit wussten Zahnärzte bereits, dass sich Gelenk- und andere Erkrankungen nach dem Ziehen eines Zahns meist besserten. Deshalb zog Dr. Price ihr den wurzelkanalbehandelten Zahn, obwohl sich auf Röntgenbildern kein Befund zeigte, der auf eine Infektion hindeutete.

Man reinigte den Zahn und implantierte ihn dann einem Kaninchen unter die Haut. Innerhalb von nur zwei Tagen entwickelte das Kaninchen dieselben Symptome einer schweren, akuten Gelenkentzündung, wie sie auch die Patientin gehabt hatte. Nach zehn Tagen starb das Tier an einer Infektion. Die Patientin jedoch, nun vom infizierten Zahn befreit, erholte sich erstaunlich schnell und konnte nicht nur wieder ohne Hilfe gehen, sondern sich sogar wieder der feinen Näharbeit widmen, die sie so gern mochte. Daraufhin schlug Dr. Price auch anderen Patienten mit praktisch unheilbaren chronischen Erkrankungen vor, sich die wurzelkanalbehandelten Zähne ziehen zu lassen.

Auch diese Zähne verwendete Dr. Price für seine Forschungen, auch sie wurden Kaninchen chirurgisch unter der Haut eingesetzt. Schließlich gelang es ihm, Bakterienkulturen aus den infizierten Zähnen anzulegen, die er den Kaninchen anschließend injizierte. In fast jedem Fall bekamen die Kaninchen die gleichen oder ähnliche Krankheiten wie die Patienten, denen man die Zähne gezogen hatte. Litt der Patient an Nierenproblemen, bekam auch das Versuchstier Nierenprobleme; waren die Augen betroffen, entzündeten sich die Augen des Kaninchens. Und so ging es weiter: Ob Herzerkrankung, Rheuma, Magengeschwür, Blasenentzündung, Eierstockprobleme, Phlebitis (Venenentzündung) oder Osteomyelitis (infektiöse Knochen- und Knochenmarkentzündung) – woran auch immer der Patient litt, bekam das Kaninchen auch. Darüber hinaus erwiesen sich die Infektionen als so verheerend, dass die meisten Tiere innerhalb von zwei Wochen starben.

Um sicherzustellen, dass nicht alle Zähne oder Fremdkörper zu ähnlichen Ergebnissen führten, implantierte man den Kaninchen auch sterile gesunde Zähne sowie andere sterile Gegenstände wie z. B. Münzen. In diesen Fällen traten keinerlei Infektionen auf – die Kaninchen erfreuten sich bester Gesundheit.

In vergleichbarer Weise führte Dr. Price Hunderte von Experimenten durch. Einer seiner Patienten hatte eine riesige Zyste an einem noch nicht durchgebrochenen Weisheitszahn und litt zudem an einer schweren Kolitis, einer Entzündung des Dickdarms. Diese zwang ihn, etwa alle 30 Minuten die Toilette aufzusuchen. Die Kaninchen, denen man den Inhalt der Zyste injizierte, bekamen ebenfalls

»In den staatlichen Statistiken werden degenerative Erkrankungen oft als altersbedingte Erkrankungen bezeichnet. Es ist schon sehr traurig, mitansehen zu müssen, dass so viele Menschen ab einem Alter von etwa 30 Jahren allmählich an Altersschwäche sterben.«

Dr. Weston A. Price, Zahnarzt

alle Durchfall, mehrere von ihnen auch eine äußerst schwere Form des Reizdarmsyndroms.

Typisch war auch, dass das Versuchstier nicht nur dieselbe Art von Erkrankungen entwickelte wie der Patient, sondern zudem noch viele weitere gesundheitliche Probleme bekam. So legte man beispielsweise eine Bakterienkultur mithilfe eines gezogenen Zahns von einem Patienten an, der an Arthritis litt, und injizierte sie vier Kaninchen. Alle vier Tiere bekamen akutes Rheuma, zwei von ihnen darüber hinaus auch noch Leberprobleme, eines Gallenblasenläsionen, eines Darmprobleme und zwei Hirnläsionen.

Drei anderen Kaninchen spritzte man Bakterien aus dem Zahn eines Patienten, der an Myositis (Entzündung der Skelettmuskulatur), Neuritis (Entzündung peripherer Nerven) und chronischen Schmerzen im unteren Rücken litt. Alle drei Versuchstiere entwickelten Erkrankungen des rheumatischen Formenkreises und Leberstörungen, zwei bekamen Herzläsionen sowie Darm- und Nierenprobleme; zudem traten Erkrankungen der Lunge und Gallenblase auf.

Schon Bakterien an sich können großen Schaden anrichten; ebenso gefährlich oder sogar noch gefährlicher sind jedoch die Giftstoffe, die sie freisetzen. Dr. Price legte Bakterienkulturen aus dem Zahn eines Patienten an, der an einer schwerwiegenden Kolitis litt und deswegen alle 15 Minuten auf die Toilette musste. Die Kaninchen, denen man die Bakterien injizierte, bekamen Durchfall sowie Magen-, Gallenblasen- und Leberprobleme. Anschließend filterte man die Giftstoffe, die die Bakterien produzieren, aus diesen heraus und spritzte sie anderen Versuchstieren. Von diesen Kaninchen bekamen 44 Prozent Darmprobleme, 67 Prozent Leberstörungen und 33 Prozent Herzbeschwerden.

Dass sich Patienten mit chronischen Erkrankungen in der Regel rasch besser fühlten, nachdem ihnen infizierte Zähne gezogen worden waren, legt einen eindeutigen ursächlichen Zusammenhang zwischen Zahngesundheit und Mundhygiene sowie chronischen Erkrankungen nahe.

Allerdings sind Bakterien nicht die einzigen Mikroorganismen, die Schaden anrichten können. In unserem Mund finden sich darüber hinaus auch noch jede Menge Viren, Pilze und Protozoen (einzellige Organismen). Dr. Price beschreibt den Fall einer Frau, die aufgrund eines infizierten Backenzahns einen riesigen Abszess im Hals bekam. Selbst als der Backenzahn gezogen worden war, verschwand der Abszess nicht und sprach auch viele Wochen lang nicht auf eine Behandlung an. Man entnahm eine Eiterprobe und fand darin eine große Anzahl von Amöben (einzelligen Parasiten), die für die Infektion verantwortlich waren. Nach einer speziellen Amöbenbehandlung ließ die Infektion nach. Price fand heraus, das sich in den Taschen, die durch Zahnfleischerkrankungen entstehen, fast immer Amöben befinden, und in mindestens einem Fall war der Parasit sogar bis in den Kieferknochen hinein vorgedrungen.

Zudem fand Dr. Price heraus, dass sich Mundbakterien nicht nur auf andere Bereiche des Körpers ausbreiten können, sondern dass sie unter Umständen auch die Blutchemie beeinflussen. So etwa nahm die Anzahl bestimmter weißer Blutkörperchen ab, während sich die anderer erhöhte. Ebenso veränderte sich die Anzahl reifer roter Blutkörperchen leicht. Häufig kam es zu einer Hämophilie, einer Blutgerinnungsstörung. Chronische Infektionen führten zu Entzündungen in den Arterienwänden und zu erhöhtem Blutdruck. Auch der Blutzuckerspiegel erhöhte sich. Die alkalischen Reserven des Körpers nahmen ab, folglich neigte der Körper zur Übersäuerung. Harnsäurespiegel und Stickstoffansammlungen erhöhten sich. Auch der Spiegel an ionischem Kalzium im Blut variierte und lag entweder deutlich über oder unter dem Normalwert. All diese Veränderungen verursachten oder verstärkten zahlreiche nichtinfektiöse Krankheiten. Herzerkrankungen, Migräne, Diabetes, Osteoporose, Hormonstörungen – all das unterlag dem Einfluss der Zahngesundheit.

Dr. Price war nicht der Einzige, der sich mit der Erforschung dieses Zusammenhangs beschäftigte. In den ersten drei Jahrzehnten des 20. Jahrhunderts gab es viele Studien mit ähnlichen Ergebnissen.

Dr. Charles Mayo, der Gründer der weltbekannten *Mayo Clinic*, interessierte sich ebenfalls für die *Focal Infection Theory*, nachdem er jahrelang Chirurgie- und Zahnpatienten beobachtet hatte.[9] So wurde Dr. Edward C. Rosenow zum Chef eines Forscherteams an der *Mayo Clinic* ernannt, das sich eingehend mit dem Thema beschäftigte. Über einen Zeitraum von 20 Jahren veröffentlichte Dr. Rosenow mehr als 200 wissenschaftliche Abhandlungen darüber.

Da Dr. Rosenow von Haus aus systematischer Bakteriologe war, legte er Bakterienkulturen mit ganz besonderer Akribie an. So stellten seine Experimente zwei wichtige Phänomene unter Beweis: Die Mikroorganismen, die er aus Zähnen und Zahnfleisch isolierte, folgten sowohl dem Prinzip der elektiven Lokalisation als auch dem der Transmutation. Mit elektiver Lokalisation ist gemeint, dass sich bestimmte Bakterien gern in bestimmten Bereichen des Körpers ansiedeln. Entnimmt man bei einem Versuchstier beispielsweise Bakterien aus der infizierten Leber und injiziert diese einem anderen Versuchstier, so befallen die Bakterien dort wiederum die Leber. Ähnlich verhielt es sich mit Bakterien, die Dr. Rosenow und sein Team dem Mund von Patienten mit bestimmten Erkrankungen entnahmen: Sie verursachten bei dem Versuchstier ganz ähnliche Erkrankungen. So zeigte Dr. Rosenow etwa, dass Streptokokken aus dem Mund von Arthritispatienten bei Versuchstieren ebenfalls Arthritis auslösten. Injizierte er Streptokokken von Patienten mit Magengeschwüren Hunden, wiesen diese innerhalb kürzester Zeit Läsionen im Magen-Darm-Trakt auf. Ebenso verursachten Bakterien von Patienten mit Cholezystitis auch eine Gallenblasenentzündung beim Versuchstier. Die Ergebnisse stimmten exakt mit denen von Dr. Price überein.

Das zweite Prinzip, das der Transmutation, besagt, dass bestimmte Bakterien – vor allem Streptokokken – in der Lage sind, ihre Form zu verändern. Variierte Dr. Rosenow die Bedingungen, unter denen die Bakterienkulturen angelegt wurden, beispielsweise die Sauerstoffsättigung, den Zuckergehalt oder die Temperatur, passten sich die Bakterien rasch an die neuen Bedingungen an. Dabei wurden sie in der

Regel kleiner, dafür aber virulenter, und die von ihnen produzierten Giftstoffe wurden viel aggressiver. Aerobe Organismen, also Organismen, die Sauerstoff brauchen, wandelten sich in anaerobe um und wurden zumindest potenziell erheblich zerstörerischer.

Insbesondere Streptokokken, die im Mund häufig vorkommen, haben eine sagenhafte Fähigkeit, sich auf die gerade herrschenden Umweltbedingungen einzustellen. Diese Beobachtung machte man schon kurz nach der Entdeckung der Antibiotika in den 1940er-Jahren: Die Streptokokken mutierten und wurden gegen das Medikament resistent. Heute bezeichnet man Bakterien, die gegen ein oder mehrere Antibiotika resistent sind, häufig als Superkeime. Gelangen Streptokokken in die Zahnwurzel, zum Herzen oder in die Gelenke, können sie sich dort in eine gefährlichere Form verwandeln und möglicherweise eine ernsthafte Infektion hervorrufen.

1940 veröffentlichte Dr. Martin H. Fischer, Professor für Physiologie an der *University of Cincinnati,* ein Buch mit dem Titel *Death and Dentistry.* Darin fasst er 40 Jahre Forschung zur *Focal Infection Theory* zusammen und dokumentiert die kausale Verbindung zwischen Zahngesundheit und Erkrankungen wie Nieren- und Gallenblasenerkrankungen, Lungenentzündung, Bronchitis, Asthma, Pleuritis (Brustfellentzündung), Schilddrüsenüber- und -unterfunktion, Augeninfektionen, Herpes zoster (Gürtelrose), multipler Sklerose, Altersdemenz, Rachenentzündung, Magenschleimhautentzündung, Appendizitis (Entzündung des Wurmfortsatzes), Dickdarmentzündung, Hautentzündungen, Migräne und Bluthochdruck.

Leider bekam dieses Buch ebenso wenig wie die beiden Bände von Dr. Price, die 17 Jahre zuvor erschienen waren, nicht die Aufmerk-

»Wie Krebsmetastasen so können auch die Mikroorganismen aus Zähnen und Mandeln andere Organe befallen und dort zu ähnlichen Verhältnissen führen.«

Dr. E. C. Rosenow

samkeit, die es verdiente. Trotz all der Beweise war die *Focal Infection Theory* immer noch genau das – eine Theorie. Viele Ärzte waren noch nicht überzeugt; sie forderten mehr Studien und mehr Beweise.

Mit der Entdeckung und anschließenden Massenproduktion des Penicillins in den frühen 1940er-Jahren sowie anderer Antibiotika nur wenig später dachte man, Infektionskrankheiten ein für alle Mal den Garaus machen zu können. Denn nun konnten Infektionen gleich welchen Ursprungs erfolgreich mit Antibiotika behandelt werden. Zudem gab es nun neuere, bessere Zahntechniken, mit denen man Zähne reparieren und vor dem Gezogenwerden bewahren konnte. Nun mussten diese mutmaßlichen Infektionsherde also nicht mehr aus dem Mund entfernt werden. Zähne konnten gerettet, Infektionen bekämpft werden – und so verlor die *Focal Infection Theory* immer mehr an Gewicht, bis man sie schließlich ganz vergaß.

Die Wiederentdeckung der Focal Infection Theory

Doch obwohl sie von Zahnärzten und Allgemeinmedizinern ignoriert wurde, überlebte die Theorie – zu oft war der Zusammenhang zwischen Zahngesundheit und systemischen Erkrankungen offensichtlich. Und so entdeckte eine neue Generation von Forschern die *Focal Infection Theory* für sich. Von Neuem erschienen zahlreiche Studien dazu in medizinischen und zahnheilkundlichen Fachzeitschriften. Zu Beginn des 21. Jahrhunderts hatte die Theorie den Weg zurück in die öffentliche Aufmerksamkeit gefunden. Heute ist sie allgemein anerkannt, wird aber leider von vielen Ärzten noch nicht ausreichend in Betracht gezogen.

Da sie inzwischen auch durch eine enorme Anzahl von Studien belegt ist, kann man schon lange nicht mehr von einer bloßen Theorie sprechen. Heute wird jedem Patienten, der an Herzbeschwerden leidet oder ein künstliches Gelenk hat, empfohlen, Antibiotika einzunehmen, bevor er sich einer Zahnbehandlung unterzieht.

Die Studien der letzten Jahre konnten einen erstaunlich überzeugenden Zusammenhang zwischen der Mundflora und zahlreichen verschiedenen gesundheitlichen Problemen herstellen. Zu den offensichtlicheren dieser gesundheitlichen Probleme gehören Infektionen des Kieferknochens, der Nebenhöhlen, der Augen, des Kopfes und des Halses; zu den weniger offensichtlichen gehören Herzerkrankungen, Arteriosklerose, Gelenkerkrankungen wie Arthritis und Arthrose, Lungeninfekte, Osteoporose, Diabetes und Fehlentwicklungen während der Schwangerschaft. Im Jahr 2000 gab das *U.S. Department of Health and Human Services* einen detaillierten Bericht des »Surgeon General« – des Direktors des öffentlichen Gesundheitsdienstes der USA – über Zahngesundheit heraus. Auch in diesem Be-

Zahngesundheit und systemische Erkrankungen

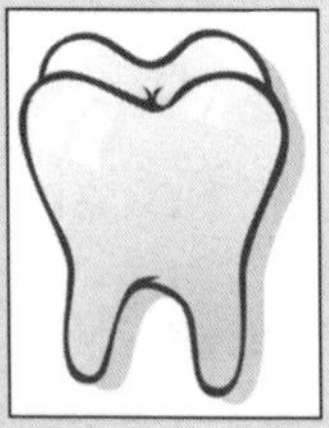

In weniger als einer Minute nach einer Zahnbehandlung können Mikroorganismen von der Infektionsstelle bereits zum Herzen, zur Lunge und zum peripheren Kapillarsystem gewandert sein.

Menschen mit Zahnfleischerkrankungen haben ein dreimal höheres Risiko, einen Herzinfarkt zu erleiden, als Menschen mit völlig gesundem Zahnfleisch.

Menschen mit Parodontose haben ein zweimal höheres Risiko, an der Koronaren Herzkrankheit (KHK) zu erkranken, als Menschen, die nicht an Parodontose leiden.

Menschen mit einer schweren Zahnfleischerkrankung haben ein zweimal höheres Risiko, einen Schlaganfall zu bekommen.

Menschen mit Diabetes Typ 2 haben ein dreimal höheres Risiko, eine Zahnfleischerkrankung zu bekommen, als Menschen ohne Diabetes.

richt ist der Zusammenhang zwischen Zahngesundheit und systemischen Erkrankungen unumstritten.[10]

Und dennoch muss noch einmal gesagt werden, dass die *Focal Infection Theory* vonseiten der Ärzte und Zahnärzte nicht die Aufmerksamkeit bekommt, die sie verdient. Einer der Gründe dafür mag sein, dass Ärzte immer noch an Antibiotika als einfache Lösung für das Problem einer Sekundärinfektion glauben. Ein anderer Grund ist der, dass die meisten Ärzte den Einfluss solcher Fokalinfektionen oder Herdgeschehen, wie Zahnärzte es nennen, auf die Allgemeingesundheit unterschätzen. Folglich wird auch nicht ausreichend darüber aufgeklärt; die meisten Menschen haben noch nie davon gehört, dass Mundbakterien für Herzinfarkte oder Schlaganfälle verantwortlich sein können. Vielleicht finden auch Sie die Vorstellung absurd und haben Ihre Zweifel.

In den folgenden Abschnitten finden Sie zahlreiche Belege für den Zusammenhang zwischen Zahngesundheit und verschiedenen weit verbreiteten gesundheitlichen Problemen. Für die Skeptiker unter Ihnen habe ich außerdem Verweise auf einige der unzähligen veröffentlichten Studien eingefügt, mit denen Sie das Thema bei Bedarf weiterverfolgen können.

Herz-Kreislauf-Erkrankungen

Das Herz-Kreislauf-System umfasst neben dem Herzen auch die Blutgefäße. Gerade die Forschungen zu Herz-Kreislauf-Erkrankungen haben die meisten Beweise für die *Focal Infection Theory* geliefert. Ganz eindeutig etwa besteht ein Zusammenhang mit der infektiösen Endokarditis, einer Infektion des Herzbeutels und der Herzklappen.[11–19] Schon 1965 berichtete das *Journal of Periodontal Research*, dass 20 Prozent der Menschen, die Herzprobleme haben und sich einer zahnärztlichen Behandlung unterziehen müssen – auch einer simplen Zahnreinigung –, innerhalb weniger Wochen nach dem Zahnarztbesuch eine bakterielle Endokarditis bekommen. Eine solche Infektion kann die Herzklappen schwer schädigen und zu Herzversagen führen. Besonders Menschen mit künstlichen Herzklappen sind sehr anfällig für Infektionen, weshalb man ihnen sowohl vor als auch nach der Zahnbehandlung die Einnahme von Antibiotika empfiehlt.

Da man weiß, dass Mundbakterien bei einem bereits geschwächten Herzen besonders leichtes Spiel haben, wird die vorbeugende Einnahme von Antibiotika auch bei Mitralklappenprolaps, rheumatischen Herzerkrankungen, angeborenen Herzfehlern und Herzgeräuschen empfohlen.

Die am weitesten verbreitete Herzerkrankung und die häufigste Todesursache weltweit ist die Koronare Herzkrankheit (KHK). Sie führt zu Herzinfarkten und Schlaganfällen und entsteht, wenn sich Plaque an den Arterieninnenwänden ablagert – im Falle des Herzinfarkts in der Herzkranzarterie, im Falle des Schlaganfalls in der Halsschlagader (Arteria carotis). Jahrelang schrieb man die Ursache dafür allein der Ernährung und dem allgemeinen Lebensstil zu. Diese sind zweifelsohne von großer Bedeutung; ein weiterer sehr wichtiger Faktor könnte jedoch die Zahngesundheit sein.

In den letzten Jahren nahmen die Forschungen zum Zusammenhang zwischen Fokalinfektionen und Herzinfarkten einen besonders interessanten Verlauf. Mittlerweile belegt eine große Anzahl von Studien die Verbindung zwischen Herzerkrankungen sowie chronischen bakteriellen und viralen Infektionen. In den 1970er-Jahren stellten Forscher fest, dass sich in den Arterien von Versuchstieren, die man im Rahmen eines Experiments mit einem Herpesvirus infiziert hatte, Arterioskleorse entwickelte. In den 1980er-Jahren wurde von einem ähnlichen Zusammenhang bei Menschen berichtet, die sich mit einer Reihe von Bakterien infiziert hatten, darunter *Helicobacter pylori* und *Chlamydia pneumoniae,* und darüber hinaus mit bestimmten Herpesviren, vor allem mit dem Zytomegalievirus und dem HSV(Herpes-simplex-Virus)-1. Eine Studie an der Universität von Helsinki z. B. ergab, dass 27 von 40 Herzinfarktpatienten und 15 von 30 männlichen Patienten mit Herzerkrankungen chlamydienbezogene Antikörper aufwiesen, obwohl Chlamydien eher dafür bekannt sind, dass sie Zahnfleischerkrankungen und Lungeninfektionen verursachen. Von den Patienten ohne Herzerkrankungen hatten nur 7 von 41 diese Antikörper. Einer anderen Studie zufolge, die am *Baylor College of Medicine* in Houston, Texas, durchgeführt wurde, trugen 70 Prozent der Patienten, die sich einer Arteriosklerose-OP unterziehen mussten, zytomegalievirenspezifische Antikörper in sich – in der Kontrollgruppe waren es nur 43 Prozent.

Noch mehr Beweise dafür, dass zwischen Infektionen und Herz-Kreislauf-Erkrankungen ein Zusammenhang besteht, tauchten Anfang der 1990er-Jahre auf, als Forscher Bakterienfragmente in arteriellen Ablagerungen fanden. Einer der Ersten war Brent Muhlestein, Kardiologe am *LDS Hospital* in Salt Lake City und an der *University of Utah.* Er und seine Kollegen wiesen in 79 Prozent der Plaqueproben aus den Herzkranzgefäßen von 90 Herzpatienten Chlamydien nach. Dagegen fanden sich nur bei weniger als vier Prozent der gesunden Probanden Chlamydien in den Arterienwänden.

Dass Bakterien und Viren ursächlich an Herzerkrankungen beteiligt sein können, war eine erstaunliche Entdeckung. Noch verblüffender ist die Tatsache, dass die Mikroorganismen, die bei der Entstehung von Herzerkrankungen eine so große Rolle spielen, sich normalerweise ganz und gar nicht im Kreislauf aufhalten, sondern typischerweise eher den Mund besiedeln. Könnten also orale Bakterienkolonien die Quelle sein? Auf diese Frage musste als Nächstes eine Antwort gefunden werden. Und so sahen sich die Forscher die Akten von Zahnpatienten an und fanden heraus, dass Menschen mit Zahninfektionen öfter Herzerkrankungen aufweisen und Schlaganfälle erleiden.

Umgekehrt belegen mehrere Studien, dass Herzpatienten öfter an Zahnverfall und Zahnfleischerkrankungen leiden. Menschen mit einer schlechten Zahngesundheit weisen eine höhere Wahrscheinlichkeit auf, einen Herzinfarkt zu bekommen. Dies stellte sich heraus, als man zunächst den Zahnstatus der Probanden festhielt und sie anschließend mehrere Jahre lang beobachtete. Häufig erlitten Probanden mit einem schlechten Zahnstatus später einen Herzinfarkt.[20] Der Zahnarzt Dr. Robert J. Genco von der *University of Buffalo* beobachtete über einen Zeitraum von zehn Jahren 1372 Patienten und stellte fest, dass diejenigen mit Zahnfleischerkrankungen dreimal häufiger auch Herzerkrankungen bekamen.[21] Der *National Health and Nutritional Examination Study* zufolge hatten Menschen mit Zahnfleischentzündungen ein 25 Prozent höheres Risiko, auch am Herzen zu erkranken.[22] Das Risiko war auch dann erhöht, wenn die Patienten die Zahnfleischentzündungen in der Vergangenheit gehabt hatten – was darauf schließen lässt, dass die Infektion nicht ganz beseitigt worden war. Ein weiteres Ergebnis: Je schwerwiegender die Zahnfleischerkrankung, desto höher das Risiko der Herzerkrankung.

Mindestens einer von zwei Erwachsenen in den westlichen Industrieländern weist Antikörper gegen *Helicobacter pylori* (H. pylori), *Chlamydia pneumoniae* oder das Zytomegalievirus auf, alle bekanntermaßen in der Mundflora vorhanden. Die Antikörper weisen zwar nicht notwendigerweise auf eine aktive Infektion oder eine Herzerkrankung hin, sind jedoch ein Anzeichen dafür, dass zumindest in der Vergangenheit eine Infektion stattgefunden hat. Leider ist auch bekannt, dass durch diese Mikroorganismen verursachte Infektionen besonders hartnäckig sind. Hat man sich beispielsweise einmal mit dem Herpesvirus infiziert, wird man ihn sein Leben lang nicht mehr los. Wie viel Ärger das Virus verursacht, hängt von der Effektivität des Immunsystems ab: Je schwächer das Immunsystem, desto wahrscheinlicher ist es, dass die Infektion wieder aufflammt.

Gelangen die Mikroorganismen in den Kreislauf, können sie die Arterienwände reizen und zu chronischen niedriggradigen Infektionen führen, die mit keinerlei auffälligen Symptomen einhergehen. Besiedeln die Mikroorganismen die Arterienwände, schädigen sie die Arterienzellen. In dem Bemühen, die Verletzung zu heilen, sammeln sich Blutplättchen (Thrombozyten), Cholesterin, Eiweiße und Kalzium in den Arterienwänden an – der erste Schritt zur Plaquebildung.[23]

Bislang konnte man mehrere häufig im Mund vorkommende Bakterien, darunter auch *Streptococcus sanguis* (S. sanguis), das vorherrschende Bakterium im Zahnbelag, mit Herzerkrankungen in Verbindung bringen. Bakterien, die sich auf den Zähnen ablagern und dort Zahnbelag oder Zahnstein bilden, verhalten sich an den Arterienwänden ganz ähnlich.

S. sanguis ist je nach individueller Zahngesundheit bis zu einem gewissen Grade buchstäblich in aller Munde und scheint bei der Bildung von Plaques und Blutgerinnseln in den Arterien eine große Rolle zu spielen. Der Mikroorganismus kann das Blut zähflüssig und »klebrig« machen – das ausschlaggebende Moment bei den meisten Herzinfarkten und Schlaganfällen. Das Bakterium ist Träger eines Oberflächenproteins mit dem klangvollen Namen Thrombozytenaggregationsassoziationsprotein, eine Art Superkleber, der die Blutzellen miteinander verbindet, das Blut verdickt und damit zur Bildung von Blutgerinnseln beiträgt. In der Folge muss das Herz härter arbeiten, um das Blut durch die Gefäße zu pumpen. Der Blutdruck steigt, ebenso wie der Druck gegen die Arterienwände. Halten diese dem Druck nicht stand, kann es zu Mikrorissen in den Gefäßwänden kommen, die der Körper mit Cholesterin, klebrigen Blutplättchen, Eiweiß und Kalzium zu reparieren versucht. Doch rufen auch diese Mikroverletzungen eine Entzündung hervor. Wird diese aufgrund von chronischem Bluthochdruck und/oder der Besiedelung durch verschiedene Mikroben chronisch, lagern sich weiter Cholesterin, Kalzium etc. ab, bis sich schließlich Plaque gebildet hat. Das Kalzium macht die Ablagerungen besonders hart, weshalb man auch von Arterienverhärtung, Arterienverkalkung oder – medizinisch korrekt – von Arteriosklerose spricht.

Bildet sich Plaque, verringert sich der Arteriendurchmesser. Wird die Arterie, die möglicherweise das Herz oder das Gehirn versorgt, dann noch durch ein Blutgerinnsel verstopft, kann es zu Herzinfarkt oder Schlaganfall kommen. Die Verengung der Arterie allein reicht also nicht aus – richtig gefährlich wird es erst, wenn sie auch noch durch ein Blutgerinnsel blockiert ist. Doch wie wir gesehen haben, gehen diese beiden Prozesse meist Hand in Hand.

Die Analyse solcher arterieller Ablagerungen hat ebenfalls viel dazu beigetragen, die Beteiligung von Mundbakterien an Herzerkrankungsgeschehen zu beweisen. Forscher fanden Überreste dieser Bakterien bei 17 Prozent der jüngeren Probanden und 80 Prozent der älteren.[24] Das zeigt ganz deutlich ein Fortschreiten der arteriellen Infektion mit zunehmendem Alter. Das ergibt auch deshalb einen Sinn, weil das Alter auch einen Risikofaktor bei Herzerkrankungen darstellt. Je älter wir werden, desto höher das Herzinfarkt- bzw. Schlaganfallrisiko. Zudem haben die Forscher auch lebende Mundbakterien in den Ablagerungen gefunden, sie also gewissermaßen in flagranti bei der Plaquebildung ertappt.[25] Und damit den Beweis geliefert, dass lebende Bakterien aus der Mundhöhle die Gefäßwände besiedelt hatten. Da die Bakterien für die Fähigkeit bekannt sind, Bindegewebe im Mund zerstören zu können, liegt die Vermutung nahe, dass sie bei der Infektion der Arterienwände zur Plaquebildung beitragen.

Darüber hinaus gelang es den Forschern, die Korrelation zwischen Mundbakterienmenge und Plaquebildung zu belegen: Je mehr Zahnbelag und Zahnfleischerkrankungen die Probanden hatten, desto mehr arterielle Ablagerungen hatten sie auch.

Mittlerweile wurde extensiv zur Verbindung zwischen Mundbakterien und Herzerkrankungen geforscht.[26–32] Auch Viren scheinen am Geschehen beteiligt zu sein.[33] Das Herpes-simplex-Virus-1 (HSV-1) etwa wurde als einer der Störenfriede identifiziert. Normalerweise macht es sich als zwar schmerzhafte und unschöne, sonst aber relativ harmlose Lippenbläschen bemerkbar; gelangt das Virus jedoch in die Blutbahn, kann es erheblich größeren Schaden anrichten (siehe S. 82f., »Dr. G – Beruf: Gerichtsmedizinerin«).

Dass Mundbakterien in den Kreislauf gelangen und sich im ganzen Körper verbreiten können, gilt inzwischen als gesicherte Tatsache.

Tod durch Zahnschmerzen

Normalerweise sehen wir Zahnprobleme wie Karies oder Zahnschmerzen als eher trivial an, auch wenn sie unser Wohlbefinden stark beeinträchtigen können. Ein Besuch beim Zahnarzt, und das Problem ist gelöst. Zahnverfall und Zahnfleischerkrankungen sind jedoch alles andere als trivial – hierbei handelt es sich um chronische Krankheiten. Sie können systemischen Infektionen zugrunde liegen und degenerative Erkrankungen verursachen, die schließlich sogar zum Tode führen können. Das gibt es durchaus: Zahnschmerzen mit Todesfolge. Ist das Immunsystem durch eine schlechte Ernährung und einen allgemein ungesunden Lebensstil geschwächt, können Fokalinfektionen – also Infektionen, die von einem »Fokus«, einem Krankheitsherd wie etwa einem eitrigen Zahn aus Keime in andere Körperbereiche senden – dramatisch und eben auch tödlich verlaufen. Selten tauchen auf einem Totenschein Zahnschmerzen als Todesursache auf. In der Regel wird die Schuld den Auswirkungen der Sekundärinfektion an anderer Stelle im Körper zugeschoben.

Der zwölf Jahre alte Deamonte Driver ignorierte den Schmerz in einem seiner Zähne. Seine Mutter musste fünf Kinder großziehen und war zur damaligen Zeit arbeitslos. Also hatte der Zahnarztbesuch warten müssen. Bald machten sich die Zahnschmerzen auch gar nicht mehr bemerkbar. Nun allerdings schienen sie in Deamontes Kopf gewandert zu sein – und dieser Kopfschmerz wurde so unerträglich, dass Deamontes Mutter ihn in die Notaufnahme des *Southern Maryland Hospital* brachte.

Dort stellte sich heraus, dass die Kopfschmerzen einem Hirnabszess geschuldet waren, einer bakteriellen Infektion des Gehirns. Und diese wiederum war von dem infizierten Zahn verursacht worden, der Deamonte zuvor solche Schmerzen bereitet hatte.

Im Gehirn des Jungen hatte sich ebenfalls ein Abszess gebildet; die Bakterien waren gewandert und hatten eine schwerwiegende Sekundärinfektion hervorgerufen.

Einige Streptokokkenarten, die für Zahnverfall und Zahnfleischerkrankungen verantwortlich sind, neigen dazu, sich in Nervengewebe anzusammeln. So können sie von einem infizierten Zahn über Nervenleitbahnen ins Gehirn oder Rückenmark wandern und dort eine Sekundärinfektion auslösen. Das war auch bei Deamonte der Fall.

Der Junge musste sich zwei Gehirnoperationen unterziehen, außerdem wurde ihm der infizierte Zahn gezogen. Nach den Eingriffen schien er zunächst mehrere Wochen lang auf dem Weg der Besserung zu sein; er arbeitete mit physikalischen und Ergotherapeuten zusammen, um seinen rechten Arm und sein rechtes Bein wieder vollständig bewegen zu können – der Gebrauch beider Extremitäten war durch die Infektion und die Operationen eingeschränkt worden.

Doch obwohl man die Zahnwunde gründlich desinfiziert und Deamonte Antibiotika verschrieben hatte, verschwand die Infektion nicht ganz und breitete sich weiter aus. Innerhalb von nur wenigen Wochen war die Gehirninfektion zurückgekehrt, dieses Mal aber schlimmer als zuvor. Wieder brachte man ihn in die Notaufnahme – zu spät. Deamonte starb, bevor die Ärzte helfen konnten. Als Todesursache vermerkte man Hirnabszess, der wahre Schuldige allerdings war der infizierte Zahn.

Bei einem anderen Fall wurde ein 57 Jahre alter Mann mit Zahnschmerzen, Fieber und einer Schwellung in der rechten Wange sowie auf der rechten Halsseite ins Krankenhaus eingeliefert. Der Mann war Diabetiker und litt aufgrund von Alkoholmissbrauch zudem an Leberzirrhose. Offensichtlich war sein gesamtes Immunsystem mit der Situation überfordert. Trotz Antibiotikatherapie verschlimmerten sich die Symptome. Die Infektion im Zahn breitete sich schließlich auf die Lunge (Lungenentzündung), die Nieren und die Leber aus. Nach 35 Tagen Krankenhausaufenthalt verstarb der Patient an multiplem Organversagen. Die Antibiotika hatten nichst genützt.

Die Infektion im Mund hatte die systemischen Infektionen genährt und den Patient dadurch schließlich getötet. Er war zwar auch durch andere gesundheitliche Probleme geschwächt gewesen, doch war die Todesursache – ebenso wie bei Deamonte – in Wahrheit ein infizierter Zahn.

Eine Gefahr besteht nicht nur für ältere Menschen, die in schlechterer körperlicher Verfassung sind, sondern auch für relativ junge und ansonsten gesunde. Das beweist die Geschichte einer 19-jährigen Frau, die an keinen nennenswerten gesundheitlichen Problemen litt, sich aber einen infizierten Zahn ziehen lassen musste. Kurz darauf bekam sie Schmerzen in der Brust. Obwohl sie vor und nach der Zahnbehandlung Antibiotika eingenommen hatte, waren Bakterien aus dem infizierten Zahn zum Herzen gewandert. 13 Tage nach der Zahnextraktion verstarb die junge Frau an einem Herzinfarkt.

Todesfälle durch Zahninfektionen sind zwar selten, kommen jedoch häufiger vor, als wir denken.[99–103] In den meisten Fällen werden die Zusammenhänge nicht erkannt oder nicht festgehalten, und die Sekundärinfektion muss als Sündenbock herhalten. In der Mehrzahl der Fälle waren die Patienten schlecht ernährt, immungeschwächt oder sie hatten andere Beschwerden, die die Situation verschlimmerten. Wenn eine Zahninfektion zum Tode führen kann, dann kann sie sicherlich auch gesundheitliche Probleme verursachen. Selbst Menschen, die sich ausgewogen ernähren und die auf ihre Gesundheit achten, unterliegen dem Einfluss ihrer Zahngesundheit.

Dass sie dann Veränderungen hervorrufen können, die die Allgemeingesundheit negativ beeinflussen, auch. Und wenn Mikroorganismen aus dem Mund Arterien und Herz schädigen können, ist anzunehmen, dass sie auch andere Organe und Körpergewebe angreifen.

Gelenkerkrankungen

Gelenkerkrankungen, speziell die Arthritis, sind durch Entzündungen und Schmerzen in den Gelenken gekennzeichnet. Meist gehen sie mit der Deformierung der Gelenke einher und sind hauptverantwortlich für die Behinderungen der über 55-Jährigen. Als heilbar gelten Arthritis und Arthrose nicht; meist schreitet die Erkrankung unaufhaltsam fort, zur Schmerzlinderung werden Medikamente eingesetzt. In schwereren Fällen wird das betroffene Gelenk durch ein künstliches ersetzt. Gelenkerkrankungen beginnen normalerweise in mittlerem Alter, zunehmend sind aber auch immer mehr jüngere Leute davon betroffen.

Arthritis und Arthrose plagen die Menschheit schon seit Langem. Die Erkrankungen werden in Schriften aus dem alten Griechenland und Rom erwähnt und wurden auch an ägyptischen Mumien diagnostiziert. Doch die Untersuchung von Knochen, sowohl aus älterer als auch aus jüngerer Zeit, aus allen Teilen der Welt ergab, dass Arthritis und Arthrose immer auch mit Zahnerkrankungen einhergehen. Die alten Ägypter etwa litten an vielen Krankheiten, die wir heute noch kennen: Arthritis, Arthrose, Arteriosklerose und Erkrankungen des Zahnfleischs. Stark abgenutzte Zähne, Karies und Zahnabszesse waren bei den alten Ägyptern durchaus keine Seltenheit. Interessanterweise zeigte sich auch, dass bei Völkern, die eine gute Zahngesundheit und kaum Karies hatten, auch Arthritis, Arthrose, Arteriosklerose und andere degenerative Erkrankungen seltener bis gar nicht vorkamen.

Am häufigsten wird darüber berichtet, dass sich die Behandlung erkrankter Zähne anschließend auch positiv auf vorhandene Gelenkerkrankungen auswirkte. Werden infizierte Zähne gezogen, bessern sich bald auch die arthritischen Symptome. Diesen Zusammenhang beobachteten schon die Assyrer im 7. vorchristlichen Jahrhundert. 300 Jahre später berichtete Hippokrates davon. Im frühen 19. Jahrhundert beobachtete Dr. Benjamin Rush, ein Arzt aus Pennsylvania und einer der Unterzeichner der Unabhängigkeitserklärung, dass bei einigen seiner Patienten, denen er erkrankte Zähne gezogen hatte, auch die Arthritis oder Arthrose verschwand. Dieselben Beobachtungen machten Zahnärzte Ende des 19. und Anfang des 20. Jahrhunderts; in den medizinischen Fachzeitschriften der Zeit erschienen zahlreiche Abhandlungen über das Thema. Auch heute noch berichten Patienten ihren Zahnärzten hin und wieder davon, dass die Zahnbehandlung auch ihre arthritischen Beschwerden linderte.[34] Die meisten allerdings erwähnen das nicht, da sie glauben, die beiden Erkrankungen stünden in keinem Zusammenhang. Und da die Besserung oft erst nach Wochen eintritt, wird in vielen Fällen auch kein Zusammenhang gesehen.

Die ersten modernen medizinischen Abhandlungen zum Thema chronische Fokalinfektion und Gelenkerkrankungen erschienen im späten 19. und frühen 20. Jahrhundert.[35–39] Die beiden monumentalen Bände, die Dr. Weston A. Price in den 1920er-Jahren veröffentlichte, belegen die Verbindung ebenfalls. Dr. Price berichtete von zahlreichen Fällen, in denen sich bei Patienten nach dem Ziehen eines infizierten Zahns auch die Gelenkbeschwerden besserten. Und als man diese Zähne Kaninchen implantierte, entwickelten diese dieselben Gelenkerkrankungen wie die Patienten, von denen die Zähne stammten.

Aus jüngerer Zeit stammt eine Reihe von Studien, die belegen, dass Mundbakterien Gelenkerkrankungen verursachen oder deren Ausbruch beschleunigen können.[40–42] Die Forscher Lens und Beertsen führten ähnliche Experimente wie Weston A. Price durch.[43] Allerdings spritzten sie den Versuchstieren Antigene ins Zahnfleisch, woraufhin die Tiere Kniegelenkentzündungen bekamen.

Gelangen Mundbakterien in den Kreislauf, siedeln sie sich bevorzugt an den schwächsten Stellen des Körpers an. Manche Bakterien scheinen eine Vorliebe für Gelenke zu haben. Besonders anfällig für Sekundärinfektionen sind Gelenke, die ohnehin schon durch eine Erkrankung oder Verletzung geschwächt sind. Auch künstliche Gelenke und künstliche Gliedmaßen eignen sich als Infektionsziel; sie werden häufig von Mundbakterien angegriffen.[44–47] Deshalb gibt man Patienten, die an Gelenkerkrankungen wie Arthritis oder Arthrose leiden, vor und nach einem zahnärztlichen Eingriff routinemäßig Antibiotika.

Lungen- und Bronchieninfektionen

Wenn Sie sich morgen alle Zähne ziehen lassen würden, wäre dies möglicherweise gut für Ihre Lunge. Warum? Man hat beobachtet, dass bestimmte Lungeninfektionen bei Menschen, die keine eigenen Zähne mehr haben, sehr selten vorkommen.[48] Nun wäre diese Vorgehensweise vielleicht etwas radikal; allerdings belegen mehrere Studien, dass zwischen der Zahngesundheit und Atemwegserkrankungen wie einer Lungenentzündung oder der chronisch obstruktiven Lungenerkrankung ein Zusammenhang besteht.[49–52] Letztere umfasst eine Reihe langsam fortschreitender Erkrankungen der Atemwege, bei denen die Lungenfunktion allmählich immer mehr nachlässt. Dazu gehören auch Lungenemphyseme, die chronisch-obstruktive Bronchitis und Asthma.

Die Verbindung zwischen Mund und Lunge überrascht nicht allzu sehr. Wimmelt es im Mund von Bakterien, ist es nur logisch, dass zumindest einige davon auch in der Lunge landen. Und sind diese Bakterien überwiegend schädlich, können sie natürlich auch in Atemwegen und Lunge Schaden anrichten.

Dazu gehört beispielsweise das Mundbakterium *Streptococcus pneumoniae,* das bekanntermaßen auch für bakterielle Lungenentzündungen verantwortlich ist. Letztere können ebenfalls durch Chlamydien, Mykoplasmen und Neisseria-Bakterien verursacht werden. Diese Bakterien finden sich oft in Mund und Atemwegen, verhalten sich aber meist recht friedlich. Normalerweise hat das Immunsystem sie gut im Griff. Sind wir jedoch übermäßig gestresst, ernähren wir uns ungesund oder liegen andere Infektionen vor, ist das Immunsystem geschwächt und die Bakterien geraten außer Kontrolle. Sie wandern in die Lunge und sorgen dort für eine Entzündung der Lungenbläschen. Die Lunge füllt sich mit Flüssigkeit, und in der Folge wird das Blut nicht mehr ausreichend mit Sauerstoff angereichert. Man spricht hier auch von Lungenentzündung – eine relativ weit verbreitete Erkrankung, die alle Altersgruppen betreffen kann, sich bei älteren oder chronisch kranken Menschen mitunter allerdings auch tödlich auswirkt.

Ein weiteres häufig vorkommendes Atemwegsproblem ist Asthma. Die chronische Erkrankung betrifft die Atemwege, die Sauerstoff zur und aus der Lunge transportieren. Manchmal verengen sich diese Atemwege, sie entzünden sich und füllen sich übermäßig mit Schleim;

dadurch wird die Atmung erheblich erschwert. Man weiß zwar noch nicht, warum, doch im Moment nimmt Asthma in den Ländern der westlichen Welt zu. Die Krankheit gilt als unheilbar.

Die jüngere Forschung deutet darauf hin, dass die schwersten Formen von Asthma durch Infektionen verursacht werden. Und woher kommen die? Richtig: aus dem Mund! Am verdächtigsten in diesem Zusammenhang ist *Chlamydia pneumoniae,* ein häufiger Verursacher von Lungenentzündungen.[53]

Beim Asthma infizieren Bakterien die Atemwege, die zur Lunge führen. Sie besiedeln die Schleimhäute und sorgen so für eine ständige Reizung und eine chronische niedriggradige Entzündung. Aus diesem Grund kamen Forscher auf die Idee, Asthma mit Antibiotika zu behandeln. Bei entsprechenden klinischen Studien dazu hat sich diese Vorgehensweise als überraschend effektiv erwiesen.[54]

Das können auch viele Betroffene bezeugen: »Meine Geschichte ist der Beweis dafür, dass auch sehr schwerwiegendes Asthma geheilt werden kann«, berichtet Jim Quinlan. »Ich wäre beinahe gestorben, als ein Asthmaanfall bei mir einen Atem- und Herzstillstand auslöste.« Wie bei vielen Asthmapatienten waren auch bei Jim die Anfälle so heftig, dass an Schlaf oft nicht zu denken war. »Die Nächte waren die Hölle. Ich weiß nicht, wie viele Abende ich in der Notaufnahme eines Krankenhauses verbrachte, weil mein Asthma außer Kontrolle geraten war … Erleichterung verschafften mir nur Steroide. In meinem Schlafzimmer standen Luftfilter, auf meinem Nachtschrank ein Luftbefeuchter, auf der Heizung weitere spezielle Luftreinigungsgeräte, neben dem Bett ein Beatmungsgerät mit zahlreichen Schläuchen und einem Medikamentenvernebler. In meinem Schlafzimmer sah es aus wie im Krankenhaus. Und trotzdem konnte ich nachts kaum atmen und musste so erbärmlich husten, dass die Nachbarn mich trotz geschlossener Fenster hören konnten.«

Ein befreundeter Apotheker erzählte Jim von neueren Forschungen, die Asthma mit Bakterien in Verbindung brachten. Daraufhin suchte sich Jim einen Arzt, der bereit war, ihn mit Antibiotika zu behandeln. Doch die Behandlung verlief zunächst alles andere als ermutigend: Es dauerte sechs Monate und erforderte mehrere Versuche mit verschiedenen Antibiotika, bevor Jim keinen Inhalator mehr brauchte. Und es dauerte fast ein ganzes Jahr, bis sich Jim wieder ganz gesund fühlte.

»Seit mein Asthma geheilt ist, lebe ich ein sehr aktives Leben. Ich gehe am Strand spazieren und wandern. Ich habe mit dem Rucksack schon Hunderte von Kilometern auf dem Appalachian Trail zurückgelegt und bin in den Everglades durch hüfthohe Sümpfe gewatet. Und das alles ohne Inhalator, ohne Medikamente, ohne Asthma.«

Vorläufige Studien haben ergeben, dass Bakterien für rund 60 Prozent aller Asthmafälle verantwortlich sind, wahrscheinlich ist der Prozentsatz sogar noch höher. In diesen Fällen können Antibiotika hilfreich sein, es kann aber – wie in Jims Fall – etwas dauern, bis sie wirken. Rührt die Infektion von einem Zahn her, richten Antibiotika unter Umständen nicht ganz so viel aus, weil sich die Bakterien an Stellen im Zahn verstecken können, wo sie vor Antibiotika relativ sicher sind. Glücklicherweise hat Jim so lange durchgehalten, bis sich Ergebnisse zeigten.

Komplikationen während der Schwangerschaft

Zahnfleischerkrankungen wirken sich nicht nur auf Sie, sondern auch auf Ihr ungeborenes Kind aus. Es ist schon erstaunlich, welchen Einfluss die Zahngesundheit auf fast alle Facetten unseres Lebens hat – auch auf die embryonale Entwicklung.

So etwa können Zahnfleischerkrankungen zu Frühgeburten und Babys mit niedrigem Geburtsgewicht führen. Mütter, die entweder vorzeitig entbunden oder untergewichtige Kinder zur Welt gebracht haben, waren deutlich häufiger als andere Mütter von Zahnfleischerkrankungen betroffen.[55–58] Studien belegen, dass schwangere Frauen mit Zahnfleischerkrankungen eine siebeneinhalbmal höhere Wahrscheinlichkeit aufweisen, das Kind zu früh oder mit einem zu niedrigen Geburtsgewicht zu bekommen; je schwerer die Erkrankung, desto größer die Auswirkung auf das Kind.[59]

Unter einem (zu) niedrigen Geburtsgewicht versteht man ein Gewicht von 2500 Gramm oder weniger. Dabei wirkt sich das Gewicht nicht nur auf das Wachstum des Kindes, sondern auf dessen Gesundheit im Allgemeinen aus. Tatsächlich ist das Geburtsgewicht der wichtigste Indikator für den späteren Gesundheitszustand. Kommt ein Kind mit einem niedrigen Geburtsgewicht auf die Welt, hat es statistisch gesehen ein größeres Risiko, zu erkranken und früher zu sterben als ein Kind mit Normalgewicht. In den USA ist eines von 13 Neugeborenen untergewichtig, und von diesen stirbt rund ein Viertel innerhalb des ersten Lebensmonats.

Wie aber können Mundbakterien die Entwicklung des Embryos und des Fötus beeinflussen? Studien zufolge können diese Bakterien leicht ihren Weg ins Fruchtwasser der werdenden Mutter finden.[60] Die Flüssigkeit schützt und nährt das ungeborene Baby; jede Kontamination – etwa durch Bakterien – ist sowohl für die Mutter als auch für das Kind potenziell gefährlich.

Darüber hinaus kann während der Schwangerschaft, insbesondere in der zweiten Schwangerschaftshälfte, auch eine Präeklampsie auftreten.[61] Dabei kommt es zu Bluthochdruck und Wassereinlagerungen sowie unter Umständen auch zu Kopfschmerzen, Übelkeit, Erbrechen, Bauchschmerzen und Sehstörungen. Präeklampsie kommt bei etwa einer von 20 schwangeren Frauen vor. Wird sie nicht behandelt, entwickelt sie sich möglicherweise zu einer Eklampsie, einer lebensbedrohlichen Form der Schwangerschaftstoxikose, die zu Krampfanfällen, Nierenversagen und sogar zum Tod der Mutter oder des Kindes führen kann.

In drei klinischen Studien legten Forscher der *Tulane University* in New Orleans dar, dass Zahnbehandlungen zu 57 Prozent weniger Kindern mit niedrigem Geburtsgewicht führen und zu 50 Prozent weniger Frühgeburten.

Schwangerschaft und Embryonalentwicklung

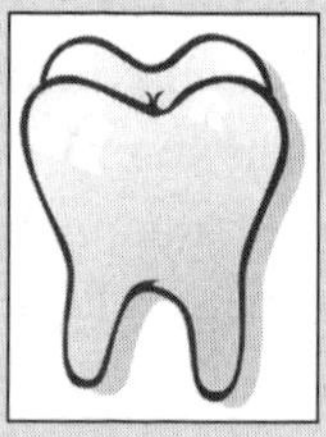

Schwangere Frauen mit einer schlechten Zahngesundheit haben ein siebeneinhalbmal höheres Risiko, das Baby zu früh zur Welt zu bringen.

Insgesamt verfügt der menschliche Körper über 52 Milchzähne und bleibende Zähne. Dabei wird die Entwicklung von 32 dieser Zähne bereits beim Fötus angelegt. Der Mensch hat zunächst 20 Milchzähne, bevor er 32 bleibende Zähne bekommt.

Ein Vitaminmangel während der Schwangerschaft kann an den Zähnen des ungeborenen Babys Schäden hervorrufen, darunter auch Missbildungen und Schiefstellungen. Dies erhöht die Wahrscheinlichkeit, dass das Kind später Zahnprobleme haben wird.

Schätzungsweise 60 bis 75 Prozent aller schwangeren Frauen leiden an Zahnfleischentzündung. Deshalb sollten Frauen, die schwanger sind oder werden wollen, besonderes Augenmerk auf ihre Zahngesundheit legen, um die eigene Gesundheit und die des ungeborenen Kindes zu schützen.

Magen-Darm-Erkrankungen

Für gewöhnlich gelangen schädliche Mundbakterien zwar über den Kreislauf in andere Bereiche des Körpers, manchmal aber auch über andere Wege. So können sie beispielsweise über die Luftröhre die Lunge besiedeln oder aber über die Speiseröhre den Verdauungstrakt. Im Grunde genommen schlucken wir die Mikroben, die in unserem Mund gedeihen, ständig. Normalerweise ist dies jedoch nicht weiter von Bedeutung, da die Magensäure und die Verdauungsenzyme im Magen kurzen Prozess mit ihnen machen. Leider aber nicht mit allen. Diejenigen, die überleben, wandern weiter in den Verdauungstrakt – im Prinzip die übliche Weise, in der die Mikroben in den Darm gelangen. Viele dieser Bakterien sind nützlich und bilden die für unsere Allgemeingesundheit so wichtige Darmflora. Doch gelangen auch potenziell schädliche Mikroorganismen wie E.-coli-Bakterien und der Pilz *Candida albicans* über den Mund in den Verdauungstrakt. Beide sind sogar recht häufige Bewohner der Mundflora.

Candida ist ein einzelliger Hefepilz, der den gesamten Magen-Darm-Bereich besiedelt. Und so kann es im ganzen Verdauungstrakt zu lokal begrenzten Candidainfektionen kommen, ebenso wie auf oder in der Nähe von anderen Schleimhäuten. Windelsoor etwa, eine recht häufige Erkrankung bei Säuglingen, wird durch überschießende Candidapilze aus dem Mund verursacht. Auch vaginale Pilzinfektionen sind meist Candidapilzen geschuldet; sie treten häufig nach der Einnahme von Antibiotika auf, die zwar Bakterien, aber keine Pilze abtöten. Ohne konkurrierende Bakterien kann sich der Hefepilz rasant vermehren und neben lokal begrenzten auch systemische Infektionen hervorrufen.

Ein weiteres Mundbakterium, das zu Problemen im Magen-Darm-Trakt führen kann, ist H. pylori. Gemeinsam mit anderen Bakterien ist es für Zahnbelag verantwortlich. Von dort aus kann es zum Magen wandern und kleine Löcher in die Magenschleimhaut fressen, was wiederum schmerzhafte Magengeschwüre und sogar Magenkrebs verursachen kann.[62–63] H. pylori ist für rund 90 Prozent aller Magengeschwüre verantwortlich. Wie kommt es dann, dass zwar die meisten Menschen H.-pylori-Bakterien im Mund, aber kein Magengeschwür haben? Dies liegt daran, dass sich das Bakterium wenig schädlich auswirken kann, wenn der Magen gesund ist. Die regelmäßige Einnahme bestimmter Medikamente oder auch der regelmäßige Verzehr bestimmter Lebensmittel kann jedoch das Milieu im Magen verändern. Schmerzmittel wie Aspirin® oder Aleve® beispielsweise senken den Spiegel einer Substanz, die für den Erhalt der schützenden Magenschleimhaut enorm wichtig ist. Antazida hemmen die Magensäureproduktion, was Bakterien die Chance gibt, sich an der Magenwand anzusiedeln oder in den Darm weiterzuwandern. Auch übermäßiger Alkoholkonsum kann die Magenschleimhaut reizen und schädigen, womit der Magen anfälliger für schädliche Mikroben wird. Stress, eine unausgewogene Ernährung, Krankheiten – all dass kann das Immunsystem schwächen und eine H.-pylori-Infektion erheblich begünstigen.

Darüber hinaus nimmt man an, dass Mikroorganismen von Zahn- und Zahnfleischerkrankungen auch an der Entstehung von chronisch-entzündlichen Darmerkrankungen wie Morbus Crohn und Colitis ulcerosa beteiligt sind.[64] Zwar ist die Ursache chronisch-entzündlicher Darmerkrankungen noch unbekannt, doch schließt man Bakterien und Viren als Verdächtige keineswegs aus. Dass Streptokokken daran beteiligt sind, bewiesen Dr. Weston A. Price und 1939 auch Dr. Milton J. Rosenau, Professor für Präventive Medizin und Hygiene an der *Harvard Medical School,* nicht zu verwechseln mit dem ebenfalls bereits erwähnten Dr. Edward C. Rosenow, dem Gründer der *Mayo Clinic.*

In einem Artikel im *Journal of the American Dental Association* berichtet Dr. Rosenau davon, Streptokokken aus dem Darmgeschwür eines Patienten isoliert zu haben, der an Colitis ulcerosa litt. Als er verschiedenen Versuchstieren die Bakterien injizierte, entwickelten auch diese eine Colitis. Die Quelle der Darminfektion des Patienten verfolgte Dr. Rosenau bis zu einem überkronten vorderen Backenzahn zurück, um dessen Wurzel herum sich ein großer Abszess gebildet hatte. Man legte Kulturen von den Abszessbakterien an und pflanzte sie einem Hund an einigen seiner Zähne ein. Auf anschließenden Röntgenbildern zeigten sich ähnliche Abszesse wie bei dem Patienten, nach 16 Monaten bekam der Hund ebenfalls Colitis ulcerosa. Zwar besiedeln Streptokokken unseren Mund und Verdauungstrakt, ohne dort größere Schäden anzurichten, in einem Zahn kann das Bakterium jedoch mutieren. So kann es dann in andere Teile des Körpers wandern und offensichtlich auch Geschwüre verursachen. Da es jedoch ohnehin im Darm vorkommt, wird es als Ursache für chronisch-entzündliche Darmerkrankungen meist übersehen.

Jüngere Forschungen legen nahe, dass Menschen mit chronisch-entzündlichen Darmerkrankungen über Mikroorganismen im Mundbereich verfügen, die dort normalerweise eher selten vorkommen. Auch diese scheinen bei der Entstehung der Krankheit eine Rolle zu spielen. Einer dieser Mikroorganismen ist das Bakterium *Wolinella succinogenes.*

Bis vor Kurzem galt Wolinella als völlig harmlos, da es häufig im Pansen von Rindern vorkommt und dort offensichtlich keinen Schaden anrichtet. Genetisch ist das Bakterium allerdings mit zwei Mikroben verwandt, die bei Menschen Magenprobleme verursachen: mit H. pylori und *Campylobacter jejuni.* Bei Menschen zeigt sich Wolinella ähnlich virulent wie H. pylori. Im Mund siedelt sich das Bakterium häufig zwischen Zahn und Zahnfleisch sowie in den Wurzelkanälen an.

Schon lange rätselt die Wissenschaft darüber, was Morbus Crohn, Colitis ulcerosa und andere chronisch-entzündliche Darmerkrankungen verursacht. Wir haben nun eine Reihe von möglichen Verdächtigen, die noch bis vor Kurzem als harmlos galten. Vergleichen Sie nur einmal den aktuellen Wissensstand über Magengeschwüre mit dem von vor etwa zehn Jahren – viele Ärzte lehnten Bakterien als Ursache ab und ließen allein Stress und Ernährung als auslösende Faktoren gelten. Dennoch erwies sich die Theorie schließlich als kor-

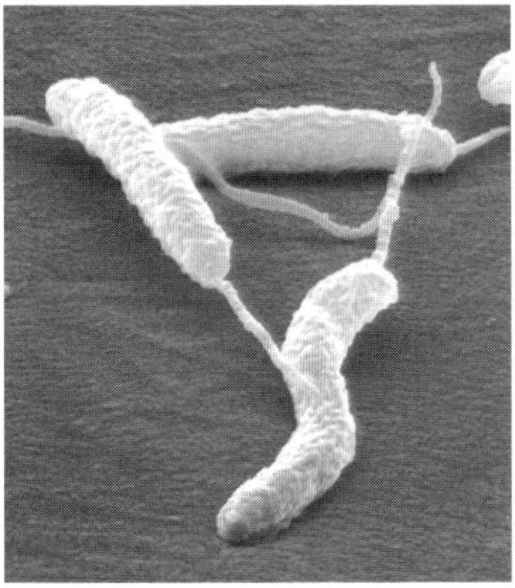

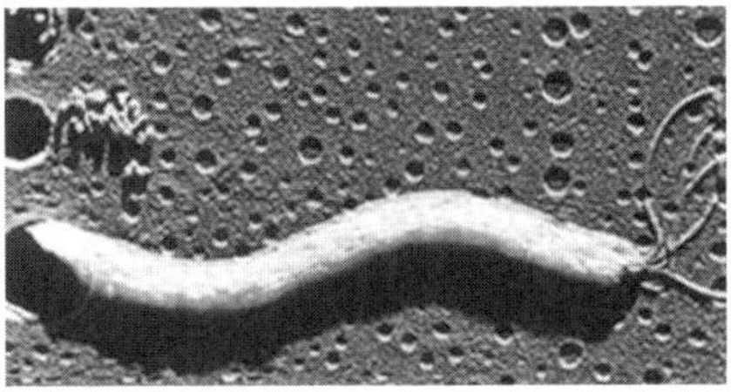

Die Bakterien in Ihrem Mund können die Gesundheit Ihres gesamten Verdauungstrakts beeinflussen. Dafür kommen beispielsweise Wolinella (links) und H. pylori (oben) infrage.

rekt, und so werden heute die meisten Magengeschwüre mit Antibiotika behandelt.

Osteoporose

Knochen sind ebenso wie jedes andere Organ im Körper lebendes Gewebe – also eben keine Zementblöcke, die sich nach ihrer Herstellung nicht mehr verändern. Sie können sich das Skelett wie ein Haus vorstellen, in dem permanent umgebaut wird. Neue Knochenzellen werden gebildet, alte werden abgebaut. Deshalb können gebrochene Knochen wieder zusammenwachsen, deshalb haben Sportler auch kräftigere und dichtere Knochen. Sind wir jung, werden neue Knochenzellen schneller produziert, als alte abgebaut werden. Mit zunehmendem Alter geht der Knochenabbau allerdings schneller vonstatten als der Knochenaufbau. Und so werden unsere Knochen allmählich poröser und schwächer.

Diese Prozesse werden von einer Reihe von Faktoren reguliert, auch von Hormonen und Zytokinen. Bei Letzteren handelt es sich um Proteine, die von unseren Immunzellen produziert werden, um Entzündungen anzuregen – denn die brauchen wir, um Infektionen zu bekämpfen. Leider regen entzündliche Prozesse im Knochengewebe auch den Abbau des Gewebes an.

Schon lange vermutet man eine Verbindung zwischen Zahnbetterkrankungen und dem Verlust von Knochengewebe. Infizierte Zähne rufen Entzündungen hervor, die oft den Kieferknochen angreifen. So wird das Knochengewebe, das die Zähne an Ort und Stelle hält, abgebaut, die Zähne lockern sich. Gelangen dann noch Bakterien oder deren Giftstoffe in den Kreislauf, reagiert das Immunsystem mit der Produktion von Zytokinen, die wiederum Entzündungsprozesse auslösen. Ist die Infektion chronisch, wird auch die Entzündung chronisch. Ist die Infektion auf bestimmte Körperbereiche wie den Kiefer, den Schädel oder die Hüften begrenzt, findet dort ein lokal begrenzter Knochenabbau statt, wie das etwa beim Paget-Syndrom der Fall ist.[65] Ist die Infektion systemisch, kann die Knochendichte im ganzen Körper abnehmen.[66] Auf diese Weise können parodontale Erkrankungen zu Osteoporose führen oder diese beschleunigen.[67–68] Beide Erkrankungen kommen bei älteren Menschen gehäuft vor, Osteoporose noch häufiger bei Frauen als bei Männern. Hormonelle Veränderungen in den Wechseljahren beeinflussen auch die bakterielle Besiedlung des Mundes, was wiederum systemische Entzündungsprozesse und damit den Knochenabbau beschleunigen kann.

Diabetes mellitus

So erstaunlich es klingen mag: Der Zustand unserer Zähne hat auch einen Einfluss auf die Entstehung von Diabetes. Diese Krankheit wird zwar nicht durch eine Infektion verursacht, tritt aber als Ergebnis einer Blutzuckerregulationsstörung auf. Nach dem Essen wird ein Großteil der Nahrung, die wir zu uns nehmen, in Glukose umgewandelt und ins Blut freigesetzt – deshalb spricht man auch von Blutzucker. Unsere Zellen brauchen Glukose, um Energie zu produzieren.

Doch muss Glukose erst in die Zellen aufgenommen werden. Der Schlüssel, der die Zellen für Glukose öffnet, ist das Hormon Insulin. Steigt nun der Blutzuckerspiegel nach einer Mahlzeit, wird vermehrt Insulin ausgeschüttet, damit die Glukose aus dem Blut in die Zellen gelangt und der Blutzuckerspiegel wieder auf ein »normales« Niveau sinkt. Ist das der Fall, wird auch die Insulinausschüttung wieder reduziert. Auf diese Weise wird größeren Schwankungen des Blutzuckerspiegels entgegengewirkt.

Bei Diabetes Typ 2, der bei Weitem häufigsten Form der Erkrankung, stumpfen die Zellen gegen die Wirkung des Insulins ab – sie werden insulinresistent. Der Glukosetransport in die Zellen findet sehr viel langsamer als gewöhnlich statt, der Blutzuckerspiegel bleibt länger erhöht. Das kann ernste Folgen haben, etwa ein diabetisches Koma oder sogar den Tod. Deshalb ist es für Diabetiker so immens wichtig, den Blutzuckerspiegel engmaschig zu kontrollieren.

Bei der Entstehung von Diabetes Typ 2 spielt die Insulinresistenz eine Schlüsselrolle. Anscheinend wirken hier zahlreiche Faktoren zusammen, als wichtigster gelten jedoch die proinflammatorischen Zytokine. Gelangen Bakterien und ihre Giftstoffe aus infizierten Zähnen in den Kreislauf, reagiert das Immunsystem mit der Ausschüttung von Zytokinen, die entzündliche Prozesse zur Bekämpfung der Infektion vorantreiben sollen. Eine chronische systemische Entzündung stumpft die Insulinrezeptoren der Zellen ab, was zur Insulinresistenz und damit zu einem permanent erhöhten Blutzuckerspiegel führt. Darüber hinaus können proinflammatorische Zytokine die Zellen der Bauchspeicheldrüse schädigen, die für die Insulinproduktion verantwortlich sind – in der Folge gerät der Blutzuckerspiegel immer mehr außer Kontrolle.

In den letzten Jahren wurden mehr als 200 Studien, die sich mit dem Zusammenhang zwischen Diabetes und parodontalen Erkrankungen beschäftigen, in medizinischen Fachzeitschriften veröffentlicht. Aus diesen Studien geht eindeutig hervor, dass Zahnbetterkrankungen eine Insulinresistenz auslösen oder beschleunigen können.[69–72] Bei Diabetikern ist die Wahrscheinlichkeit, an einer parodontalen Infektion zu erkranken, doppelt so hoch wie bei Nicht-Diabetikern.

Umgekehrt zeigen Studien, dass die Behandlung parodontaler Erkrankungen die Insulinresistenz und Blutzuckerkontrolle bei Diabetikern erheblich verbessern kann.[73] Einige Forscher glauben, dass chronische Zahnbetterkrankungen Diabetes sogar auslösen können.[74–75] Deshalb werden Zahnärzte bei Diabetespatienten zu besonderer Vorsicht angehalten, damit sich deren Blutzuckersituation nicht noch mehr verschlimmert. Das soll nicht heißen, dass alle Fälle von Diabetes durch Zahnprobleme verursacht werden; allerdings kann sich eine schlechte Zahngesundheit durchaus negativ auf die Erkrankung auswirken, wohingegen gesunde Zähne das Risiko mindern und die Blutzuckerregulation verbessern.

Definitiv einen Einfluss auf Diabetes hat die Ernährung. Den größten Schaden richten Zucker und raffinierte Kohlenhydrate an. Diese erhöhen nicht nur den Blutzuckerspiegel, sie begünstigen auch das Wachstum schädlicher Mundbakterien, die zu Infektionen, entzündlichen Prozessen und letztlich zu Insulinresistenz führen können. Von Übergewicht und Fettleibigkeit ganz zu schweigen – weitere bekannte Risikofaktoren für Diabetes.

Erkrankungen des Nervensystems

Zum Nervensystem gehören das Gehirn, das Rückenmark und die Nerven selbst. Häufig finden Bakterien aus dem Mund den Weg ins Nervengewebe. Außerdem nisten sich bestimmte Viren wie etwa das Herpesvirus nach der anfänglichen Infektion in Nervengewebe ein, wo sie schlummern, bis sie beispielsweise in Zeiten von Stress oder geschwächten Abwehrkräften zu neuer Aktivität erwachen.

Mundbakterien können über die Nervenleitbahnen ins Gehirn gelangen und dort eine Infektion auslösen. So kann ein Zahnabszess zu einem Hirnabszess führen.[76–78]

Zu einer Meningitis, einer Hirnhautentzündung, kommt es, wenn Bakterien oder Viren in die Rückenmarksflüssigkeit gelangen und die Membranen infizieren, die Gehirn und Rückenmark umgeben. Diese sehr ernsthafte, manchmal sogar tödliche Erkrankung macht sich durch Kopfschmerzen, Fieber, Erbrechen und einen steifen Hals bemerkbar; sie kann durch eine Vielzahl von Organismen ausgelöst werden, darunter auch durch Mundbakterien.[79–81]

Können Bakterien aus dem Mundbereich über die Nerven ins Gehirn und Rückenmark wandern, ist davon auszugehen, dass sie auf fast jedes Nervengewebe im Körper Einfluss nehmen können. Tatsächlich konnte dies mittlerweile auch in zahlreichen Studien bewiesen werden.[82–83]

Ist das Immunsystem stark genug, kann es auch ernsthafte Infektionen im Nerven- und Gehirngewebe in Schach halten. Lässt der Bakterienstrom jedoch nicht nach, kann es zu chronischen Entzündungsprozessen kommen. Möglicherweise zeigen sich anfangs keine wahrnehmbaren Symptome, doch im Laufe der Zeit führt die Entzündung zur Schädigung des Nervengewebes. In mehreren Studien konnte der Zusammenhang zwischen neurologischen Erkrankungen wie Alzheimer, Parkinson und multipler Sklerose mit einer schlechten Zahngesundheit unter Beweis gestellt werden.[84–86] Im Rahmen einer Studie etwa beobachtete man 144 Teilnehmer zwischen 75 und 98 Jahren einige Jahre lang. Auch die Autopsien von 118 Probanden, die während der Studienlaufzeit verstarben, bezog man in die Studie mit ein. Dabei fanden die Forscher heraus, dass Demenz und Alzheimer gehäuft bei denjenigen auftraten, die mehr Zähne aufgrund von Zahnverfall und Zahnfleischerkrankungen verloren hatten.[87]

Einer von zehn über 65-Jährigen und die Hälfte aller 85-Jährigen und Älteren leiden an Alzheimer. Werden auch Sie von diesem Schicksal betroffen sein? Mittlerweile ist eine schlechte Zahngesundheit als Risikofaktor für Alzheimer anerkannt. Wenn Sie sich also gut um Ihre Zähne kümmern, kümmern Sie sich gleichzeitig um Ihren Geist. Zähneputzen allein reicht offenbar nicht aus, wie die oben erwähnte Studie ebenfalls beweist; wirklich helfen kann allerdings das Ölziehen. Ein simples Vorgehen, das einem schlimmen Schicksal effektiv vorbeugen kann.

Ansteckende und chronische Erkrankungen

Gelangen Bakterien, Viren, Pilze und Protozoen aus dem Mund in den Kreislauf, können sie in nahezu jedem Organ und Gewebe des Körpers Infektionen hervorrufen. Normalerweise sammeln sich die Mikroorganismen oder ihre toxischen Abfallprodukte an den schwächsten Stellen im Körper an und sorgen dort für Reizungen, Störungen und Krankheiten. So könnten sich Ihre schmerzenden Gelenke, Ihre Rückenschmerzen, Ihre Nieren- oder Leberprobleme durchaus auf den Einfluss der mikroskopisch kleinen Eindringlinge zurückführen lassen, gegen die ein gut funktionierendes Immunsystem unsere Hauptwaffe ist.

Sind Sie gesund und funktioniert Ihr Immunsystem so, wie es sollte, werden die Störenfriede in Schach gehalten und verursachen keine allzu großen Probleme. Leiden Sie jedoch an Zahn- und Zahnfleischerkrankungen, unterhalten Sie den idealen Nährboden für schädliche Bakterien, die kontinuierlich ins Blut und damit in den Kreislauf gelangen. Das bedeutet für Ihr Immunsystem einen konstanten Kampf gegen einen endlosen Strom von Eindringlingen. Kommen nun noch Alltagsstress, schlechte Ernährungsgewohnheiten und andere ungünstige Faktoren wie die Einnahme von Medikamenten oder ein übermäßiger Nikotin- und Alkoholgenuss hinzu, ist Ihr Immunsystem möglicherweise so überlastet, dass es vor den Eindringlingen die Waffen strecken muss.

Eine der ersten Reaktionen des Immunsystems auf eine Infektion besteht in der Ausschüttung von Zytokinen, die eine Entzündung auslösen sollen. Als kurzfristige Reaktion sind Entzündungen sehr nützlich und helfen dabei, die Infektion zu bekämpfen. Ist die Infektion allerdings chronisch, wird auch die Entzündung chronisch. Entzündliche Prozesse sind als vorübergehende Verteidigungsstrategie gedacht, mit der sich der Körper rasch eines Eindringlings entledigen kann. Dies ist mit vielerlei chemischen Veränderungen verbunden, die für kurze Zeit im Großen und Ganzen harmlos sind, auf Dauer aber zur Zerstörung von Zellen und Gewebe führen. Bei den meisten gesundheitlichen Problemen, die wir als degenerative Erkrankung – Funktionsverlust aufgrund chronischer Schädigungsfaktoren – bezeichnen, sind chronische Entzündungen beteiligt; sie sind es auch, die in erster Linie die Schmerzen und die Gewebeschäden verursachen. Wie bereits erwähnt, können chronische Entzündungen die Blutchemie verändern, was wiederum zu einer Reihe von Beschwerdebildern führen kann. So kann praktisch jede chronische Erkrankung durch Infektionen im Mundbereich verursacht oder zumindest verstärkt werden, darunter auch verschiedene Formen von Krebs, Schlaflosigkeit, Migräne, Nierendysfunktionen, Lupus erythematodes, Hormonstörungen, chronische Müdigkeit, multiple Sklerose, Psoriasis (Schuppenflechte), Allergien, Sehstörungen, Gallenblasenerkrankungen, Lebererkrankungen, Unfruchtbarkeit – die Liste

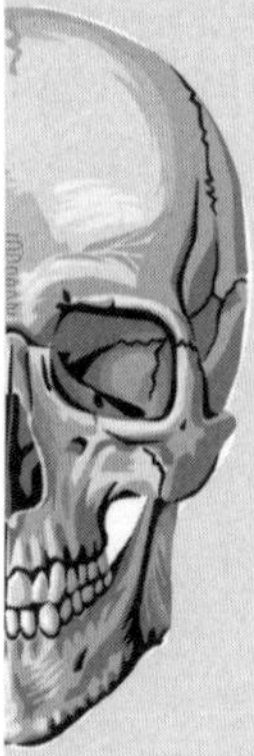

Dr. G – Beruf: Gerichtsmedizinerin

Dr. Jan Garavaglia – auch bekannt als »Dr. G« – ist als Gerichtsmedizinerin in Orlando, Florida, tätig. Zu ihren Aufgaben gehört es, die Todesursache bei Personen zu bestimmen, die plötzlich oder unter ungewöhnlichen Umständen sterben. Auf dem US-amerikanischen Sender *Discovery Health Channel* hat sie ihre eigene Reality-Serie – *Dr. G: Medical Examiner* –, in der ihre interessantesten Fälle vorgestellt werden.

In einer Folge wird eine Frau Mitte 20 mit verschiedenen Symptomen ins Krankenhaus eingeliefert. Man verabreicht ihr Antibiotika, die ihre gesundheitliche Situation allerdings noch verschlimmern; schon bald zeigen sich an ihrem ganzen Körper kleinere Läsionen (Verletzungen). Man nimmt an, dass es sich hierbei um einen einfachen Fall von Windpocken handelt – doch zwei Tage später ist die junge Frau tot. Da Windpocken normalerweise nicht tödlich verlaufen, muss noch etwas anderes im Spiel sein. So überführt man ihren Leichnam an Dr. G.

Dr. G führt eine Autopsie durch. Als sie den Leichnam öffnet, stellt sie fest, dass auch die inneren Organe von Läsionen übersät sind. Da die Leber besonders schlimm betroffen ist, nimmt Dr. G an, die Frau sei an Leberversagen gestorben. Doch was genau verursachte die Läsionen und zerstörte die Leber? Die nächste Herausforderung für Dr. G.

Die Windpocken gehören weiterhin zu den Verdächtigen, doch muss noch etwas Virulenteres beteiligt sein. Dr. G entnimmt Gewebeproben von den Läsionen auf Haut und Leber und schickt sie zur Untersuchung ins Labor. Als sie die Ergebnisse erhält, ist Dr. G geschockt: eine ganz gewöhnliche Form von Herpes, das Herpes-simplex-Virus-1! HSV-1 ist normalerweise auf den Mundbereich beschränkt und befällt nur sehr selten andere Körperregionen.

Zudem ist HSV-1 weit verbreitet: Im Alter von 50 Jahren sind rund 50 bis 80 Prozent der Bevölkerung damit infiziert. Und wer das Virus einmal hat, wird es sein Leben lang nicht mehr los.

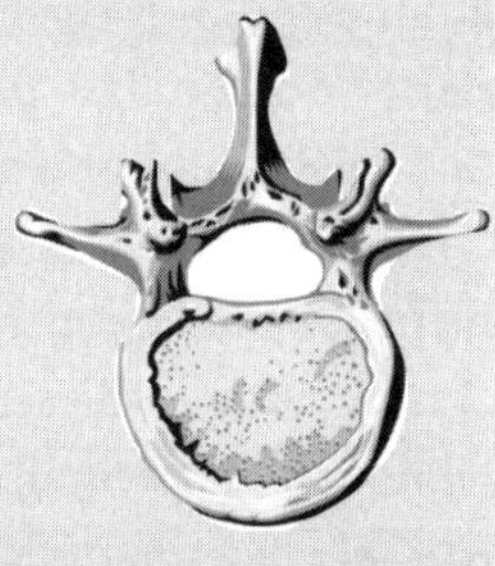

Meist verhält es sich harmlos und verursacht lediglich unschöne Fieberbläschen an den Lippen. Nur bei geschwächtem Immunsystem flammt die Infektion auf.

Warum also hatte sich bei dieser Patientin ein so heftiger Fall von Herpes entwickelt? Dr. Gs Erklärung dafür: Ihr Immunsystem muss so geschwächt gewesen sein, dass sich das Virus ungehindert ausbreiten konnte. Und was schwächte das Immunsystem? Sicherlich nicht das Alter – die Patientin ist ja erst Mitte 20 gewesen. So tippt Dr. G zunächst auf HIV, das Aids-Virus. Sekundärinfektionen wie Herpes führen bei HIV-infizierten Menschen oft zum Tod. Doch der Bluttest ist HIV-negativ. Dr. G findet keine Lösung des Rätsels und schließt die Akte.

Es gibt jedoch eine Lösung. Dr. G stellte zwar die Herpeserkrankung fest, unterließ es aber, den Mund der Patientin, ihre Zähne und ihr Zahnfleisch, zu untersuchen. Hätte sie dies getan, hätte sie aller Wahrscheinlichkeit nach eine Zahnfleischerkrankung festgestellt. Die Bakterien, die für diese Erkrankung verantwortlich waren, gelangten kontinuierlich ins Blut und vergifteten allmählich den Körper der jungen Frau. Ihr Immunsystem war damit überfordert. Als dann noch die Herpesinfektion aufflammte, beschränkte diese sich nicht allein auf den Mundbereich. Auch das Virus gelangte ins Blut und damit in den ganzen Körper. Und dort erwies sich der relativ harmlose Mikroorganismus als tödlich.

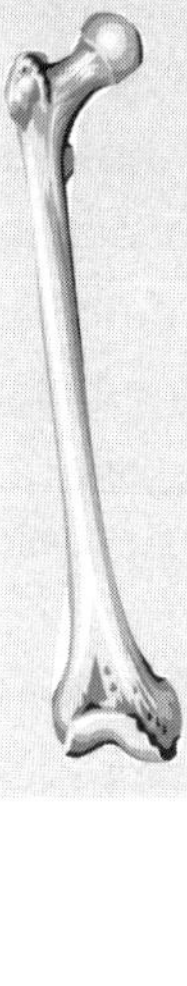

Jedes Bakterium, jedes Virus, jeder Pilz und jeder Parasit kann, wenn es bzw. er in den Kreislauf gelangt, zur tödlichen Waffe werden, und sei der Mikroorganismus ansonsten auch noch so harmlos. »Gute« Bakterien, die dabei helfen, »böse« Bakterien im Mund oder Darm zu bekämpfen, können außerhalb ihrer normalen Umgebung selbst ausgesprochen schädlich werden. Aus diesem Grunde ist es so wichtig, Zähne und Zahnfleisch gesund zu erhalten.

könnte endlos fortgeführt werden. Und immer mehr Studien liefern Beweise dafür, dass zwischen diesen Erkrankungen und Mundinfektionen ein Zusammenhang besteht.[88–97]

Dennoch soll an dieser Stelle noch einmal betont werden, dass nicht alle Fälle von Herzerkrankungen, Asthma, Osteoporose und den anderen in diesem Kapitel beschriebenen Krankheiten von Infektionen im Mundbereich herrühren. Meist handelt es bei den Krankheiten um multifaktorielle Geschehen – Mundinfektionen sind nur einer dieser Faktoren. Dennoch belegt die Forschung mittlerweile eindeutig, dass Mund- und Zahngesundheit einen signifikanten und bislang wenig beachteten Einfluss auf die Allgemeingesundheit ausüben.

Wenn aber Infektionen im Mundbereich zu so vielen gesundheitlichen Problemen beitragen, warum kann man die Krankheiten dann nicht einfach mit Antibiotika behandeln? Das wäre nur logisch, und tatsächlich gehen die meisten Ärzte diesen Weg. Rührt das Problem allerdings von einem infizierten Zahn her, sind Antibiotika nicht immer effektiv.[98] Diese töten zwar die Bakterien in anderen Teilen des Körpers ab, im Zahn selbst schwelen sie jedoch weiter und gelangen von dort aus auch weiter ins Blut. Ist die systemische Infektion durch die Antibiotika zur Ruhe gekommen, sickern wieder neue Bakterien nach, und das Ganze geht von vorne los.

Antibiotika erreichen die Bakterien in Zahn und Zahnfleisch nur sehr schwer. Und selbst wenn – es kommen immer neue Bakterien hinzu, der Mund ist nie steril. Um diese in Schach zu halten, müssten Sie ständig Antibiotika nehmen. Keine gute Idee, sind die schädlichsten Bakterien doch so wandelbar, dass sie im Laufe der Zeit eine Resistenz gegen die Antibiotika entwickeln und diese dadurch nutzlos machen. Zudem haben alle Medikamente, auch Antibiotika, Nebenwirkungen, die möglicherweise mehr Probleme schaffen, als sie lösen können.

Darüber hinaus wirken Antibiotika nur gegen Bakterien; Viren, Pilze und Protozoen, die alle ebenfalls systemische Infektionen auslösen können, lassen sie in Ruhe. Durch die Einnahme von Antibiotika steigt das Risiko einer Infektion durch andere schädliche Mikroorganismen sogar noch. Somit ist eine Antibiotikabehandlung nur im akuten Fall einer bakteriellen Mundinfektion zu empfehlen.

Sie wissen nun, wie wichtig die Zahngesundheit für Ihre Allgemeingesundheit ist. Die Lösung liegt also auf der Hand: Zu einem gesunden Lächeln und einem gesunden Körper gelangen Sie durch eine gute Mundhygiene. Doch obwohl viele Menschen sich gründlich die Zähne putzen, Zahnseide und desinfizierendes Mundwasser benutzen und regelmäßig zur professionellen Zahnreinigung gehen, leiden sie dennoch in der einen oder anderen Form an Zahnverfall und Zahnfleischerkrankungen. Auch für dieses Problem gibt es eine Lösung, und zwar eine sehr simple: die Ölziehkur.

Kapitel 4:
Tödliche Zahnmedizin

Es ist durchaus möglich, dass Ihr Zahnarzt einen größeren Einfluss auf Ihre Allgemeingesundheit hat als irgendein anderer Arzt oder Heilpraktiker. Er kann Sie vor unzähligen infektiösen und degenerativen Erkrankungen schützen – oder sie verursachen.

Wie Sie bereits erfahren haben, wirkt sich die Gesundheit Ihres Mundbereichs direkt auf die Gesundheit Ihres gesamten Körpers aus. Wenn Sie Ihre Zähne und Ihr Zahnfleisch gesund erhalten, kann Sie das vor zahlreichen Krankheiten schützen. Deshalb ist es eine kluge Entscheidung, regelmäßige zahnärztliche Kontrollen und professionelle Zahnreinigungen durchführen zu lassen – schließlich können Sie ja gut darauf verzichten, dass sich eine Infektion festsetzt und zu einem größeren Problem auswächst. Dass der Zahnarzt bei der Kontrolle nichts findet, haben Sie durch eine gründliche Mundhygiene teilweise selbst in der Hand; wenn Sie jedoch Beschwerden wie beispielsweise Zahnschmerzen bekommen, sollten Sie diese keinesfalls ignorieren. Sie können davon ausgehen, dass sich ein ernsthaftes Zahnproblem normalerweise nicht von selbst löst.

Doch wie jede Medaille hat auch diese zwei Seiten. Denn Zahnärzte können gesundheitliche Probleme nicht nur heilen, sie können sie auch verursachen. Viele Zahnbehandlungen führen zunächst zwar zu einem hübschen Lächeln, später möglicherweise aber zu ernsthaften Beschwerden und Erkrankungen. Was der Zahnarzt bei der Behandlung in Ihren Mund tut oder nicht tut, kann sich signifikant auf Ihre Gesundheit auswirken.

Deshalb sollten kosmetische Gründe nicht die einzigen Kriterien dafür sein, ob Sie eine Zahnbehandlung durchführen lassen oder nicht. Fast alle medizinischen Behandlungen, auch Zahnbehandlungen, bergen Risiken; und einige Zahnbehandlungen erhöhen bestimmte Gesundheitsrisiken erheblich. Sind Ihnen die möglichen Konsequenzen dieser Behandlungen bewusst, haben Sie das nötige Wissen, Ihre Entscheidungen hinsichtlich der zahnmedizinischen Versorgung eigenverantwortlich zu treffen.

Wurzelkanäle

Als Dr. Weston A. Price seine Forschungen zum Zusammenhang zwischen Zahngesundheit und systemischen Erkrankungen betrieb, beschäftigte er sich viel mit Wurzelkanälen. Zog er wurzelkanalbehandelte Zähne von erkrankten Patienten und implantierte sie Kaninchen, entwickelten die Versuchstiere in der Regel dieselben Krankheiten wie die Patienten. Er musste also davon ausgehen, dass die Bakterien den Desinfektionsprozess bei der Wurzelkanalbehandlung überleben und dass die Infektion auch nach der Behandlung weiterhin besteht. Die Infektionen blieben allerdings unbemerkt.

Price experimentierte mit verschiedenen Desinfektionsmitteln, von denen keines jedoch in der Lage war, den wurzelkanalbehandelten Zahn vollständig von Bakterien zu befreien. So blieben *alle* wurzelkanalbehandelten Zähne infiziert und deshalb die potenzielle Ursache sowohl für lokal begrenzte als auch für systemische Infektionen.

Seit den 1920er-Jahren, als Price seine Ergebnisse erstmals veröffentlichte, haben Wurzelkanalbehandlungen deutlich zugenommen. Heute werden allein in den USA jährlich rund 40 Millionen dieser Behandlungen durchgeführt. Hält diese Geschwindigkeit an, würde jeder Einwohner der USA – ob Mann, Frau oder Kind – in siebeneinhalb Jahren jeweils einen wurzelkanalbehandelten Zahn haben. Natürlich haben manche Menschen gar keine wurzelkanalbehandelten Zähne, andere dafür mehrere. Da ein Zahn jedoch stark erkrankt sein muss, damit eine Wurzelkanalbehandlung indiziert ist, zeigen die Zahlen, wie schlecht es um die Zahngesundheit der US-amerikanischen Bevölkerung bestellt ist. Und nicht nur um die. Trotz »perlweißer« Zähne ist und bleibt Zahnverfall ein wichtiges Problem. Denn der Schein trügt: Das Aussehen der Zähne spiegelt nicht immer deren gesundheitlichen Zustand wider.

Die Befürworter von Wurzelkanalbehandlungen argumentieren oft damit, dass sich die Prozedur in den letzten Jahren erheblich verbessert habe. Man verwende so starke Desinfektionsmittel und reinige die Zähne so gründlich, dass das Risiko einer Infektion heutzutage sehr gering sei. Doch dass sich das Verfahren verbessert hat, bedeutet leider noch lange nicht, dass Wurzelkanalbehandlungen nun generell sicher wären.

Denn das eigentliche Problem liegt in der Struktur des Zahns. Die Bakterien, die die meisten Wurzelkanalinfektionen verursachen, finden sich nicht auf der Zahnoberfläche, ja noch nicht einmal in den Wurzelkanälen selbst – sie stammen aus dem Inneren des Zahns. Zähne mögen dicht und solide aussehen, sind in Wirklichkeit aber sehr porös. Das Dentin (Zahnbein), der Hauptbestandteil unserer Zähne, ist von Millionen mikroskopisch kleiner Gänge, den Tubuli oder Dentinkanälchen, durchzogen. Würde man die Dentinkanälchen eines einzigen Schneidezahns aneinanderlegen, ergäben sie eine Strecke von fast fünf Kilometern. Über die Tubuli werden die Zähne mit Nährstoffen aus dem Blut versorgt. Und selbst der harte Zahnschmelz auf der Zahnoberfläche ist noch so durchlässig, dass dieser Nährstofftransport stattfinden kann.

Oft dringen Bakterien in die Dentinkanälchen ein, vor allem dann, wenn der Zahn schon durch Verfall angegriffen ist. Am gefährdetsten

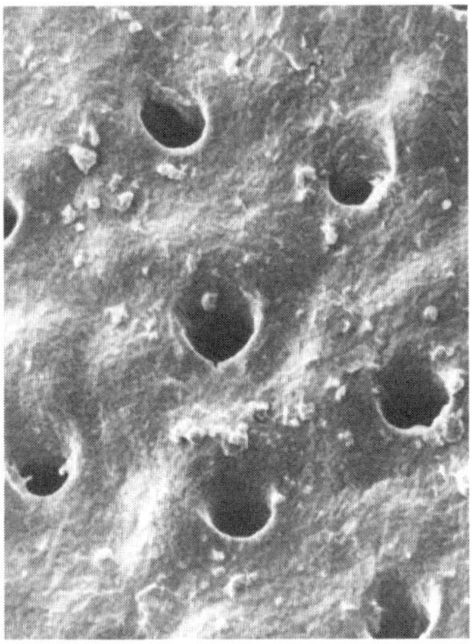

Die Tubuli im Dentin eines menschlichen Zahns unter dem Mikroskop

sind stark erkrankte Zähne, potenzielle Kandidaten für eine Wurzelkanalbehandlung. Sind die Bakterien erst einmal in die Dentinkanälchen vorgedrungen, bleiben sie unter Umständen auf Dauer dort. Antibiotika und desinfizierende Mittel haben kaum Einfluss auf sie, da sie sie nicht erreichen können. So haben die Bakterien einen sicheren Zufluchtsort gefunden, an dem sie gedeihen und sich ungestört vermehren können. Egal wie gründlich der Zahnarzt den wurzelkanalbehandelten Zahn säubert und desinfiziert – er wird *nie* ganz keimfrei sein. *Alle* wurzelkanalbehandelten Zähne sind potenzielle Nährböden für Bakterien.

Dr. Price legte gezogene infizierte Zähne in sehr starke keimtötende Mittel ein und tötete damit auch tatsächlich alle Oberflächenbakterien ab. Als er die gereinigten Zähne jedoch Versuchstieren implantierte, flammte die Infektion wieder auf. Im Mund des Patienten ist eine solch gründliche Desinfektion gar nicht möglich; wie viel Mühe sich der Zahnarzt also auch gibt, eine völlige Keimfreiheit wird er nie erreichen.

Der Zahnarzt George E. Meinig, Wurzelkanalspezialist, Gründungsmitglied der *American Association of Endodontists* und Autor des Buchs *Root Canal Cover-Up,* sagt: »Die Materialien und Methoden der Wurzelkanalbehandlung haben sich mit den Jahren zwar stark verbessert, doch das zugrunde liegende Problem nicht ausräumen können: dass nämlich Bakterien im Inneren des Zahns überleben. Und diesen können weder Antibiotika noch desinfizierende Mittel etwas anhaben. Kein wurzelkanalbehandelter Zahn ist frei von potenziell schädlichen Bakterien. Es ist sicherer, einen schwer erkrankten Zahn zu ziehen, statt ihn zu füllen und zu versiegeln und damit einen Nährboden für weiteren Verfall zu schaffen. Die darin eingeschlossenen Bakterien und Giftstoffe werden ein Leben lang ins Blut und in den Kreislauf gelangen.«

Dabei muss der Zahn noch nicht einmal Schmerzen verursachen oder andere Anzeichen einer Infektion zeigen, noch nicht einmal auf

Röntgenbildern. »Jeder Zahnarzt weiß, dass Röntgenbilder nicht jede Infektion, die vielleicht im Zahn schlummert, akkurat darstellen«, so Dr. Meinig weiter. »Wird ein wurzelkanalbehandelter Zahn gezogen, zeigt sich oft erst dann, dass er infiziert und eitrig ist – von außen sieht er gut aus. Einige sind ganz schwarz geworden, andere riechen stark. Da aber Endodontologen selten Zähne ziehen, sind sie sich der Folgen einer Wurzelkanalbehandlung oft nicht bewusst.«

Allerdings bekommen nicht alle Menschen mit wurzelkanalbehandelten Zähnen auch Probleme. Dr. Price fand heraus, dass diejenigen, die keine Probleme hatten, über ein besonders starkes Immunsystem verfügten, das die Bakterien kontrollieren und eine Infektion verhindern konnte. Er fand aber auch heraus, dass dieselben Menschen durchaus Probleme bekamen, wenn ihr Immunsystem durch einen Unfall, eine Grippe oder einfach Stress überlastet war. Dann traten in diesem Zusammenhang auch Erkrankungen wie

Es begann mit einer Wurzelkanalbehandlung

»Als ich etwa Mitte 30 war, musste ich mich einer Wurzelkanalbehandlung unterziehen. Auch danach gab der Zahn keine Ruhe und tat weh, doch kein Zahnarzt wollte mir glauben. Mit 55 ging ich zu einem neuen Zahnarzt und bat ihn, mir den Zahn zu ziehen. Er tat es – woraufhin sich ein Strom von Eiter über mein Kinn ergoss. Am nächsten Tag begann der Zahn neben dem gezogenen abzusterben. Auch dieser musste gezogen werden. Jahre später hatte ich schon wieder einen total verrotteten Zahn im Mund. Alle Zähne waren im selben Bereich angesiedelt. Ich suchte mehrere Zahnärzte auf; sie rieten mir zur Wurzelkanalbehandlung, doch das lehnte ich ab. Ich wollte wissen, warum die Zähne abstarben. Schließlich fand ich heraus, dass sich in meinem Kiefer eine Infektion eingenistet hatte – und ich fand einen Zahnarzt, der bereit war, mir die erkrankten Zähne zu ziehen. Mein Kiefer war schon seit der ersten Wurzelkanalbehandlung entzündet gewesen, und der Knochen hatte sich allmählich in Brei verwandelt.«

Alice W.

Rheuma, Arthritis, Arthrose, Herzbeschwerden u. ä. auf. Schon der natürliche Alterungsprozess setzt die Effektivität des Immunsystems herab. So mag ein jüngerer Mensch eine Wurzelkanalbehandlung gut verkraften, mit zunehmendem Alter damit jedoch Probleme haben. Tatsächlich ist nicht auszuschließen, dass sich viele »Wehwehchen« und andere Alterserscheinungen auf wurzelkanalbehandelte Zähne zurückführen lassen könnten.

Einer der Vorzüge meiner Ölziehkur besteht darin, dass sie Infektionen vorbeugen kann, die zu Zahnverfall führen. In vielen Fällen heilen dadurch auch aktive Infektionen ab und die Zähne können gerettet werden. Manchmal ist der Verfall aber auch schon so weit fortgeschritten, dass es für den Zahn zu spät ist. Vielleicht schlägt Ihnen Ihr Zahnarzt dann eine Wurzelkanalbehandlung vor und sagt Ihnen, dass diese völlig sicher sei. Nach der Lektüre dieses Buchs haben Sie die Informationen, um die für Sie richtige Entscheidung treffen zu können.

Manchmal ist eine Wurzelkanalbehandlung aber auch die bessere Lösung. Sollten Ihnen bereits ein oder mehrere Backenzähne um einen wurzelkanalbehandelten Zahn oder einen Wurzelkanalkandidaten herum fehlen, wird Ihnen die Entfernung eines weiteren Backenzahns das Kauen möglicherweise sehr erschweren. Besondere Probleme werden Ihnen wahrscheinlich frisches Obst und Gemüse sowie andere ballaststoffreiche Lebensmittel wie z. B. Vollkornprodukte bereiten. Ist Ihr Immunsystem stark, werden Sie den wurzelkanalbehandelten Zahn behalten wollen, damit Sie sich weiterhin gesund ernähren können. Stehen die genannten Lebensmittel aber ohnehin selten auf Ihrem Speiseplan, können Sie sich den Zahn auch ziehen lassen.

Sich einen Zahn ziehen zu lassen ist eine Entscheidung mit weitreichenden Folgen. Sollten Sie sich diesbezüglich unsicher sein, empfehle ich Ihnen Dr. Meinigs Buch *Root Canal Cover-Up*.

Amalgamfüllungen

Einer der größten Baseballspieler aller Zeiten war Lou Gehrig, der First Baseman der *New York Yankees.* Als Schlagmann konnte ihm nur sein Teamkamerad Babe Ruth das Wasser reichen. Er spielte 13 Jahre lang für die *Yankees,* rekordverdächtige 2130 Spiele in ununterbrochener Folge. Nie verpasste er ein Spiel, weder aus Krankheitsgründen noch wegen einer Verletzung. Seine Kraft und Ausdauer brachten ihm den Spitznamen »The Iron Horse«, das Eiserne Pferd, ein. Nur eines konnte seine Karriere schließlich stoppen: eine seltene neurologische Erkrankung, die ihn zwang, im Alter von 36 Jahren mit dem Baseballspielen aufzuhören. Zwei Jahre später, 1941, starb Lou Gehrig.

Heute sind rund 30 000 Menschen in den USA vom sogenannten Lou-Gehrig-Syndrom, auch bekannt als amyotrophe Lateralsklerose (ALS), betroffen, zwei von 100 000 Menschen weltweit leiden an der Autoimmunerkrankung. Sie ist durch die Zerstörung von Nervenzellen und den fortschreitenden Verlust der Kontrolle über die Muskeln gekennzeichnet.

Wie kommt es, dass ein relativ junger und ansonsten gesunder Mensch wie Gehrig so schnell an einer sich erst auf Dauer verheerend auswirkenden Erkrankung stirbt? Bis heute wissen die Ärzte nicht, was genau ALS verursacht. Es sind einige Theorien dazu in Umlauf, etwa eine chemische oder schwere Metallvergiftung, möglicherweise eine Quecksilbervergiftung.

Im Unterschied zu anderen Metallen ist Quecksilber flüssig, was es sehr nützlich für zahlreiche industrielle Zwecke macht. Es ist allerdings auch seit Langem als tödliches Gift bekannt – tatsächlich ist Quecksilber eine der toxischsten Substanzen, die die Wissenschaft kennt. Allein das Einatmen des Dampfes, der naturgemäß von Quecksilber aufsteigt, kann zu Krankheiten und sogar zum Tode führen. Früher nutzte man das Metall zur Desinfektion und Schädlingsbekämpfung. Die Bergarbeiter, die Quecksilberdampf ausgesetzt waren, litten an neurologischen Beschwerden und hatten in der Regel eine kurze Lebenserwartung. Bei der Hutherstellung im 18. und 19. Jahrhundert verwendete man Quecksilbernitrat, um zu verhindern, dass sich Schimmel auf den Hüten bildete; da viele der Hutmacher dadurch neurologische Erkrankungen erlitten, die man damals noch mit der Unterbringung in einer Irrenanstalt behandelte, gibt es im Englischen die Redewendung »as mad as a hatter« – verrückt wie ein Hutmacher.

In jüngerer Zeit hat die industrielle Verwendung von Quecksilber zu Umweltproblemen geführt. Am bekanntesten sind wohl die Umweltkatastrophen, die sich im japanischen Minamata in den 1950er- und frühen 1960er-Jahren ereigneten. Dort zeigten viele Menschen – sowohl Erwachsene als auch Kinder – plötzlich Symptome einer unbekannten Krankheit. Sie umfassten allmähliche Erblindung, Taubheit, Koordinationsverlust und die Abnahme kognitiver Fähigkeiten. In fast der Hälfte dieser Fälle verstarben die Patienten. Schließlich fand man die Ursache: eine Methylquecksilbervergiftung durch den Verzehr kontaminierten Fischs. In die Bucht, in der die Menschen fischten, hatte man Industrieabfälle geleitet, das Quecksilber hatte sich im Körper der Tiere angesammelt. Einige der Betroffenen hatten jeden Tag Fisch gegessen, andere – insbesondere ungeborene Kinder und Säuglinge – gar keinen; diese hatten das Gift über das Fruchtwasser oder die Muttermilch aufgenommen. Auch heute noch wird aufgrund einer möglichen Quecksilbervergiftung regelmäßig vor dem Verzehr bestimmter Fische gewarnt.

Ob Lou Gehrigs Erkrankung von einer Quecksilbervergiftung herrührte, ist zwar nicht bekannt, aber doch sehr wahrscheinlich. Doch wie und wo war er dem Quecksilber ausgesetzt gewesen? Die plausibelste Quelle sind seine Zahnfüllungen. So erstaunlich es klingen mag: Höchstwahrscheinlich hatten seine Zahnfüllungen zu seinem Tod geführt.

Die meisten damals und teilweise bis heute in der Zahnheilkunde verwendeten Füllmaterialien bestanden aus einer Mischung aus Silber, Zinn, Zink, Kupfer und Quecksilber, besser bekannt als Amalgamfüllung. Dabei machen Silber, Zinn, Zink und Kupfer insgesamt 50 Prozent der Füllung aus, die restlichen 50 Prozent steuert das Quecksilber bei – korrekter müssten die Füllungen also eigentlich Quecksilberfüllungen heißen. Freilich klingt Amalgam weniger furchterregend.

Vielleicht fragen Sie sich jetzt, warum um alles in der Welt Zahnärzte ihren Patienten absichtlich ein tödliches Gift in den Mund geben. Das lässt sich leicht erklären: der Praktikabilität wegen. Quecksilbermischungen versiegeln Löcher in erkrankten Zähnen ausgesprochen gut. Die Gesamtgesunderhaltung des Patienten kommt erst an zweiter Stelle.

Vor der Erfindung der Quecksilberamalgamfüllung 1819 gab es für Füllungen nur eine Alternative: Gold. Das allerdings war teuer. Man probierte es auch mit anderen Metalllegierungen, doch die mussten geschmolzen und heiß in den Zahn eingefüllt werden – was den meisten Patienten eher weniger behagte. Mischt man flüssiges Quecksilber hingegen mit anderen Metallen wie Kupfer und Silber, wird die Legierung geschmeidig genug, dass man das Loch im Zahn damit füllen kann. Danach härtet die Füllung dann allmählich aus. Und wie gesagt: Auch nach fast 200 Jahren gibt es immer noch Zahnärzte, die solche Amalgamfüllungen verwenden.

Dabei waren Amalgamfüllungen schon im frühen 19. Jahrhundert umstritten. Auch damals wusste man schon um die extreme Giftigkeit des Quecksilbers. Die Zahnärzte, die sich dagegen sträubten, hatten keine andere Wahl, als statt Quecksilber Blattgold zu verwenden. Das wiederum konnten sich viele Patienten nicht leisten. So hielt die Debatte an. Die *American Society of Dental Surgeons* verurteilte die Verwendung von Quecksilberfüllungen als unethisch und sprach ihren Mitgliedern ein entsprechendes Verbot aus. Sie mussten eine Erklärung unterschreiben, Quecksilber nicht zu verwenden; bei Verstoß drohte ihnen der Ausschluss aus der Vereinigung. Da sich viele Zahnärzte nicht daran hielten und folgerichtig ausgeschlossen wurden, verlor die *American Society of Dental Surgeons* an Einfluss und wurde 1856 schließlich ganz aufgelöst.

1859 wurde eine neue Organisation gegründet: die *National Dental Association*, die später in *American Dental Association* (ADA) umbenannt wurde. Diese Vereinigung befürwortete den Gebrauch von Quecksilberfüllungen, und so brachte man einer neuen Generation von Zahnärzten bei, Amalgam sei absolut sicher. Es gab zwar keine diesbezüglichen Studien, doch argumentierte man, dass die anderen Metalle das Quecksilber »einschlossen« und so keine Gefahr für den Patienten bestünde. Mit Unterstützung der ADA galten Amalgamfüllungen fortan als normale zahnärztliche Vorgehensweise.

In den 1920er-Jahren brandete die Amalgamdiskussion wieder auf. Der deutsche Chemiker Dr. Alfred Stock schlug Alarm: Das Quecksilber sei keineswegs »eingeschlossen«, sondern sickere aus den Füllungen heraus. Stock selbst hatte mehrere Amalgamfüllungen, und als er plötzlich neurologische Beschwerden bekam, verdächtigte er die Amalgamfüllungen als Ursache. Er ließ die Füllungen entfernen, und fast augenblicklich verschwanden auch die Beschwerden. Nun war er sich sicher, mit dem Quecksilber den Schuldigen gefunden zu haben, und warnte Ärzte und Zahnärzte gleichermaßen. Er bewies experimentell, dass den Füllungen tatsächlich Quecksilberdampf entströmt, und veröffentlichte mehrere wissenschaftliche Abhandlungen zu dem Thema. Seine Bemühungen trafen bei den Zahnärzten jedoch nicht nur auf taube Ohren, sondern sogar auf erbitterten Widerstand. Mit Anbruch des Zweiten Weltkriegs hatte man schließlich andere Sorgen und ließ das Thema fallen.

Erneute Zweifel an der Sicherheit von Amalgamfüllungen tauchten in den 1960er-Jahren auf. Wiederum wurden Studien veröffentlicht, die eindeutig belegten, dass die Füllungen Quecksilberdampf absondern.[1–4]

Die ADA nahm das Amalgam jedoch weiterhin in Schutz und bestand darauf, dass kein Quecksilber aus den Füllungen austrat. Sie revidierte ihre Meinung erst, als die wissenschaftliche Beweislast erdrückend wurde. Gut, etwas Dampf trat aus, aber nur in der ersten Woche, nachdem das Loch gefüllt worden war. War das Amalgam erst vollständig ausgehärtet, war die Menge an Quecksilberdampf kaum von Bedeutung. Kaum von Bedeutung? Für die ADA vielleicht, aber sicherlich nicht für den Patienten! Ihr einziger Beweis bestand darin, dass angeblich so lange nichts schiefgegangen war. Problematisch an dieser Argumentation ist allerdings, dass Amalgamfüllungen selten sofort zu Problemen führen. Die Symptome entwickeln sich erst ganz allmählich, manchmal treten sie erst Jahre nach der Behandlung auf. Wer würde schon Amalgam für Migräne oder multiple Sklerose verantwortlich machen, an der der Patient erst Monate oder Jahre nach der Füllung erkrankt?

Die ADA behauptete also, dass das Quecksilber in der Füllung blieb, war diese erst ausgehärtet. Das stimmt jedoch nicht. Je älter die Amalgamfüllung, desto weniger Quecksilber enthält sie. Mehrere Studien belegen, dass ältere Amalgamfüllungen 80 bis 90 Prozent ihres ursprünglichen Quecksilbergehalts verloren haben.[5]

Die Säuren im Speichel und in unserer Nahrung ziehen das Quecksilber förmlich aus den Amalgamfüllungen heraus. Sogar das Kauen von Kaugummi erhöht die Menge des austretenden Quecksilberdampfs. Experimente zeigen, dass schon zehnminütiges Kaugummikauen den Austritt des Dampfs um mehr als das 15-Fache steigert.[6]

Heintze und Kollegen entdeckten, dass Mundbakterien Quecksilberdampf in Methylquecksilber umwandeln, eine hochtoxische Form des Metalls und genau diejenige, die in Minamata zu den vielen Todesfällen geführt hatte.[7]

Trotzdem behauptet die ADA, es sei völlig ungefährlich, kleine Mengen Quecksilberdampf zu inhalieren oder zu schlucken. Wie aber erklärt sie sich dann, dass so viele Menschen negativ auf Quecksilberfüllungen reagieren bzw. dass sich so viele von chronischen Erkrankungen erholten, nachdem man ihnen die Füllungen entfernt hatte? Schlicht damit, dass es sich bei diesen Menschen um ein paar wenige handele, die eben allergisch oder »überempfindlich« auf

Quecksilber reagieren. Mit Verlaub: Das ist lächerlich. Wer, bitte schön, reagiert denn *nicht* »überempfindlich« auf Quecksilber? Dann kann man auch gleich sagen, dass man ruhig Arsen oder Zyanid essen darf, vorausgesetzt, man ist dagegen nicht allergisch. Quecksilber ist ein Gift. Ob Sie nun allergisch darauf reagieren oder nicht – es schadet Ihnen auf jeden Fall.

Ebenso wie Mundbakterien kann sich auch Quecksilber im Körper ausbreiten und dort eine Reihe von Beschwerden und Krankheiten verursachen. Mittlerweile ist wissenschaftlich belegt, dass Quecksilber aus Amalgamfüllungen zu verschiedenen neurologischen Störungen, Autoimmunerkrankungen und anderen gesundheitlichen Problemen beitragen kann. Mehrere europäische Länder haben die Verwendung von Amalgam in Füllungen reglementiert und z. B. gesetzlich festgelegt, dass es bei Schwangeren nicht zum Einsatz kommen darf.

Eine der Erkrankungen, die im Zusammenhang mit Amalgam immer wieder auftaucht, ist multiple Sklerose (MS). Die Autoimmunerkrankung führt zu einer Degeneration der Nervenzellen. Der Zahnarzt Dr. Hal Huggins, Autor des Buchs *It's All in Your Head: The Link Between Mercury Amalgams and Illness,* erinnert sich daran, dass ihm jemand nach der zahnärztlichen Behandlung von 50 MS-Patienten vorschlug, ein weiteres Buch über den Zusammenhang zwischen MS und Amalgamfüllungen zu schreiben. Da er sich damals noch nicht sicher war, inwiefern Amalgam bei MS eine Rolle spielt, antwortete er: »Ich schreibe das Buch, wenn ich 1000 solcher Fälle zusammenhabe.« Es erschien nur wenige Jahre später unter dem Titel: *Solving the MS Mystery.*

Huggins zufolge können Quecksilbervergiftungen zu einer Reihe von Autoimmunerkrankungen führen. Unter Letzteren versteht man Krankheiten, bei denen das Immunsystem eines Menschen die eigenen Körperzellen angreift. Neben multipler Sklerose werden auch chronische Polyarthritis, Lupus erythematodes, Diabetes Typ 1, Glomerulonephritis, die Basedowsche Krankheit, Myasthenia gravis,

Nebennierenrindeninsuffizienz und die amyotrophe Lateralsklerose zu den Autoimmunerkrankungen gezählt.

Zu den wichtigsten Streitkräften des Immunsystems gehören die weißen Blutkörperchen (Leukozyten); sie sind es, die uns vor schädlichen Substanzen schützen. Doch wie können die Leukozyten zwischen körpereigenen Zellen und Eindringlingen unterscheiden? Zu diesem Zweck ist jede Körperzelle mit einem bestimmten Code ausgestattet, dem Nummernschild eines Autos vergleichbar. Dieser Code ist einzigartig wie ein Fingerabdruck – jeder Mensch hat einen eigenen Code. Kommen Leukozyten mit anderen Zellen in Kontakt, prüfen sie sie anhand ihres Codes auf »körpereigen« oder »körperfremd«. Der Code muss exakt mit dem der Leukozyten übereinstimmen, damit sie die anderen Zellen als körpereigen identifizieren. Ist das der Fall, geschieht gar nichts. Stimmt der Code jedoch nicht überein, wird die Zelle als körperfremd markiert und umgehend angegriffen.

Quecksilber hat eine spezielle Affinität zu schwefelhaltigen Aminosäuren. Aminosäuren sind die Grundbausteine aller Proteine (Eiweiße). Quecksilber hat die Fähigkeit, sich an die Aminosäuren auf Zellmembranen anzuheften und so Teil der Zelle zu werden. Begegnet diese Zelle nun einem weißen Blutkörperchen, lautet der Code: körpereigen plus Quecksilber. Da dieser Code nicht mit dem des Leukozyten übereinstimmt, wird die Zelle als körperfremd markiert und attackiert – die Erklärung dafür, warum Quecksilber Autoimmunerkrankungen verursachen kann.

Der Anhaftungsprozess kann jedoch noch andere Probleme nach sich ziehen. Beispielsweise bestehen auch Enzyme, die an Tausenden chemischer Prozesse im Körper beteiligt sind, aus Aminosäuren. Heftet sich das Quecksilber nun an Enzyme an, funktionieren diese nicht mehr richtig und können sich auf alle möglichen biologischen Systeme im Körper störend auswirken. Die Folgen sind vielfältig und reichen von geistigem Abbau bis chronischer Müdigkeit.

Quecksilber im Mund ist ebenso schädlich wie krankheitserregende Bakterien oder Viren – wenn nicht schädlicher. Sich Amalgamfüllungen entfernen zu lassen verhindert, dass sich noch mehr Quecksilber im Körper anlagert, und reduziert die Belastung für das Immunsystem. In vielen Fällen berichten Patienten von einer wundersamen Genesung nach jahre- oder jahrzehntelanger chronischer Krankheit. Meine Frau Leslie z. B. hatte viele Jahre lang an Migräne gelitten. Kein Medikament hatte den Schmerz lindern können. Die Migräne hatte stundenlang angehalten und sie völlig außer Gefecht gesetzt. Doch nachdem sich Leslie ihre Amalgamfüllungen hatte entfernen lassen, verschwanden die Kopfschmerzen fast augenblicklich. Das war vor zehn Jahren – und seitdem hatte Leslie keinen einzigen Migräneanfall mehr.

Leslies Geschichte ist kein Einzelfall. Frank, ein 61 Jahre alter Ingenieur, litt an schweren Ekzemen, einem Magengeschwür, wiederholten Ohrinfektionen, chronischen Kopfschmerzen, Schmerzen im Rücken und in den Gelenken, einem Tremor im rechten Arm und linken Bein, gelegentlichen Schmerzen in der Brust, Herzrhythmusstörungen, Konzentrationsstörungen und Reizbarkeit. Er hatte sechs Amalgamfüllungen und zwei Nickel-Keramik-Brücken als Ersatz für mehrere fehlende bzw. schadhafte Zähne. Nach dieser Krankengeschichte schlug ihm sein Zahnarzt vor, die Amalgamfüllungen zu entfernen und die Nickel-Keramik-Brücken durch Brücken aus Gold und Keramik zu ersetzen. Nur wenige Tage danach ging es Frank schon deutlich besser. Innerhalb der folgenden Wochen nahmen die Symptome noch weiter ab; nur der Rückenschmerz und die Ekzeme verschlimmerten sich erst einmal, bevor auch sie sich besserten. Nach wenigen Monaten waren die Symptome fast verschwunden, auch die Ekzeme und der chronische Ohrenschmerz.

Allerdings zeigen sich nicht bei allen Patienten, die sich ihre Amalgamfüllungen entfernen lassen, spontane Besserungen. Ich beispielsweise ließ mir zwei Füllungen entfernen und verspürte danach keine Besserung meiner Beschwerden. Doch hatte ich diese Füllungen vor rund 35 Jahren bekommen, weshalb sie wahrscheinlich gar kein Quecksilber mehr enthielten. Das Entfernen wirkte sich möglicherweise nicht mehr auf die toxische Last in meinem Körper aus; ich hatte es trotzdem gewollt, da ich selbst die geringste Menge Quecksilber für schädlich halte.

Manchmal ist der Schaden irreversibel, oder es dauert sehr lange, bis die Beschwerden abklingen. Unsere Gesundheit unterliegt vielen Einflussfaktoren. Das Entfernen von Amalgamfüllungen kann hilfreich sein, garantiert aber nicht in jedem Fall eine Besserung. Mundbakterien, Ernährung, allgemeine Lebensweise, Umwelt – dies alles beeinflusst unsere Gesundheit. Je mehr Sie sich den einzelnen Faktoren widmen, desto größer ist die Chance, dass Sie gesund bleiben oder werden.

Noch immer verwenden Zahnärzte Amalgamfüllungen und empfehlen diese sogar. Wenn man Ihnen jedoch sagt, Amalgamfüllungen seien sicher – schenken Sie dem keinen Glauben. Lehnen Sie Amalgamfüllungen unter allen Umständen ab! Es gibt mittlerweile zahlreiche Kompositmaterialien für Füllungen, die kein Metall enthalten und trotzdem ausgesprochen zweckmäßig und sicher sind. Hinzu kommt noch der ästhetische Nutzen: Die neuen Füllungen sind der Farbe der Zähne angepasst. Man sieht Ihnen also nicht an, dass Sie überhaupt Füllungen haben.

Dentalmaterialien

Zahnärzte verwenden zahlreiche Materialien, die vorübergehend oder auch dauerhaft im Mund verbleiben. Einige dieser Materialien sind relativ harmlos, andere – etwa Amalgamfüllungen – sind sogar potenziell tödlich. Sie sollten also wissen, welche Materialien schädlich sind und welche verhältnismäßig sicher. In der Zahnheilkunde sind Hunderte von Metalllegierungen in Verwendung. Sie kommen bei Füllungen, Kronen, Teilprothesen, in der Kieferorthopädie und bei Implantaten zum Einsatz. Dabei hat jeder Hersteller seine eigenen Formeln für die verschiedenen Artikel, damit er sich die Produkte patentieren lassen kann.

Manche Metalle sind giftiger als andere. Dabei kann jeder auf ein bestimmtes Metall oder eine Legierung empfindlich reagieren. Am besten verträglich ist Gold. Von fast 4000 Patienten, die Dr. Hal Huggins testete, reagierten nur neun Prozent überempfindlich auf Gold.[8] Im Vergleich dazu reagierten 95 Prozent empfindlich auf Kupfer und 94 Prozent empfindlich auf Zink – beide Metalle kommen in Amalgamfüllungen vor. Zusätzlich zum Quecksilber können also auch sie Probleme verursachen.

Wenn Sie Metall im Mund haben, sollten Sie sicherstellen, dass es sich dabei nur um eine Metallart handelt. Zwei verschiedene Metalle können elektrische Energie erzeugen. Ich erinnere mich noch daran, vor vielen Jahren von einem Mann gelesen zu haben, der immer Musik und Stimmen in seinem Kopf hörte. Bei näherer Untersuchung stellte sich heraus, dass sich das Metall in seinem Mund wie ein Radioempfänger verhielt, er also tatsächlich einen lokalen Radiosender empfing. Ob das wirklich so stimmt, sei dahingestellt – unmöglich ist es jedenfalls nicht. Metalle im Mund erzeugen Elektrizität. Zwei oder mehr verschiedene Metalle, kombiniert mit Säuren und Elektrolyten (bestimmte Ionen im Speichel), können eine elektrische Ladung erzeugen, die der einer Batterie ähnelt. Elektrizität ist der Fluss von Elektronen: Elektronen aus einem Metall fließen zum anderen. Dies verursacht die Freisetzung von Metallionen in den Mund, und die Freisetzung potenziell schädlicher Metalle wie Quecksilber, Nickel und Kupfer wird erhöht.

Häufig wird ein beschädigter oder wurzelkanalbehandelter Zahn mit Amalgam gefüllt, das als Fundament für eine Krone dienen soll. Wird der Zahn nun mit Gold überkront – zwei unterschiedliche Metalle –, fördert dies die Freisetzung von Quecksilber. Ebenso erhöht eine Goldfüllung die Ausströmung von Quecksilber aus einer Amalgamfüllung. Denselben Effekt erzielen eine Gold- oder Nickelkrone bzw. eine Brücke, die z. B. Nickel enthält.

Nickel wird in der Zahnheilkunde häufig für Kronen, Brücken und Zahnspangen verwendet. Sogenannte Chromkronen bestehen eigentlich aus nickelhaltigem rostfreiem Stahl. Ebenso wie Quecksilber ist auch Nickel ein giftiges Schwermetall, wenn auch nicht ganz so toxisch wie Quecksilber selbst. Tödlich wirkt Nickel in Konzentrationen von 30 Teilen pro Million oder höher (Teile pro Million = *parts per million* = ppm = 10^{-6}). Die von der *Environmental Protection Agency* (EPA) vorgeschriebene Höchstmenge von Nickel im Trinkwasser beträgt 0,1 ppm. Zum Vergleich: Die Arsenhöchstmenge beträgt 0,01 ppm, die Zyanidhöchstmenge 0,2 ppm. Mit anderen Worten: Die EPA hält Nickel für ein Zehntel so giftig wie Arsen und doppelt so giftig wie Zyanid. Zyanide sind Salze der Blausäure.

Wenn aber Nickel so giftig ist, warum wird es dann überhaupt in der Zahnheilkunde verwendet? Ebenso wie bei Quecksilber geht die ADA davon aus, dass Nickel seine toxischen Eigenschaften verliert, wenn es mit anderen Metallen kombiniert wird. Was dabei jedoch nicht berücksichtigt wird, ist die Tatsache, dass Säuren und Elektrizität das Metall angreifen und somit eine Korrosionssuppe bilden, die Sie mit dem Speichel schlucken.

Für Kronen und Brücken ist Gold deshalb oft die bessere Wahl, und Kompositmaterialien eignen sich besser für Füllungen als reine Metalle. Diese bestehen in der Regel aus einer organischen Kunststoffmatrix auf Harzbasis, die mit anorganischen Füllkörpern wie beispielsweise Kieselerde versetzt ist. Es gibt jedoch zahlreiche verschiedene Komposite.

Sollten Sie eine Füllung benötigen, lassen Sie den Zahnarzt auf gar keinen Fall Amalgam verwenden. Versucht er, Sie zu überreden, gehen Sie zu einem anderen Zahnarzt. Das beste Füllmaterial ist Gold oder Komposit, wobei Letzterem der Vorzug zu geben ist. Doch auch dabei gibt es Unterschiede. Sie reagieren vielleicht allergisch oder zumindest überempfindlich auf das eine oder andere Material, und das wollen Sie sicherlich nicht im Mund haben. Lassen Sie also vorher einen Kompatibilitätstest durchführen. Dies kann entweder der Zahnarzt selbst tun oder er kann Ihnen jemanden dafür empfehlen. Sagt Ihnen der Zahnarzt, der Test sei unnötig, weiß er nicht, was er tut, oder sorgt sich nicht um Ihre Gesundheit. Wechseln Sie in diesem Fall den Zahnarzt. Im Rahmen des Kompatibilitätstests wird Ihnen etwas Blut entnommen. Mit dem werden dann die verschiedenen Materialien getestet. Anschließend erhalten Sie eine Liste, auf der verzeichnet ist, auf welche Materialien Sie positiv oder negativ reagiert haben. Mit dieser Liste kann der Zahnarzt dann geeignete Materialien für Ihre Kompositfüllung aussuchen.

Sollten Sie sich dazu entschlossen haben, alte Amalgamfüllungen entfernen zu lassen, ist es ratsam, einen Zahnarzt aufzusuchen, der darin ausgebildet ist. Die meisten sind es nicht. Sie entfernen zwar die Füllung, tun dies aber nicht ordentlich. Das Entfernen einer Amalgamfüllung birgt Risiken und Gefahren. Dabei finden sich Quecksilberdampf und -staub nämlich erst recht in der Luft und in Ihrem Mund! Ergreift der Zahnarzt nicht entsprechende Vorsichtsmaßnahmen, haben Sie hinterher womöglich mehr gesundheitliche Probleme als vorher mit der Füllung. Gehen Sie zu einem ganzheitlich arbeitenden oder biologischen Zahnarzt, der im Entfernen von Amalgamfüllungen ausgebildet ist. Siehe dazu auch das Ende dieses Kapitels unter der Überschrift »Biologische Zahnmedizin«.

Fluorid

Das chemische Element Fluor kommt in seiner reinsten Form als Gas vor. Zusammen mit anderen chemischen Elementen bildet es Fluorid. Dieses wird von Zahnärzten häufig benutzt. Wahrscheinlich enthält auch Ihre Zahnpasta Fluorid, möglicherweise auch Ihr Mundwasser. Zudem wird Fluorid dem Trinkwasser zugesetzt – ebenso wie Rattengift und anderen Insektiziden.

Mit anderen Worten: Fluorid ist giftig. Giftiger als Blei, weniger giftig als Arsen.[9] Deshalb schreibt die *Food and Drug Administration* (FDA) folgende Warnhinweise auf fluoridhaltiger Zahnpasta vor: »Außer Reichweite von Kindern unter 6 aufbewahren« und bei Verzehr einer größeren als erbsengroßen Menge: »Suchen Sie umgehend einen Arzt auf oder kontaktieren Sie das *Poison Control Center*«. Wieder einmal stellt sich die Frage, warum man sich freiwillig etwas in den Mund tun sollte, das ab einer erbsengroßen Menge so gesundheitsschädlich ist, dass man einen Arzt aufsuchen muss.

Die meisten Menschen verwenden zum Zähneputzen weit mehr als nur eine erbsengroße Menge Zahnpasta. Wenn das Fluorid beim Zähneputzen aber von den Zähnen absorbiert werden soll, wird es doch sicherlich auch von den Mundschleimhäuten absorbiert, einem viel aufnahmefähigeren Gewebe. Und wäre das nicht gleichbedeutend mit Herunterschlucken?

Man warnt uns, Fluorid sei gefährlich, und empfiehlt uns, es nicht zu schlucken. Gleichzeitig wird es jedoch unserem Trinkwasser zugesetzt. Verliert es dort plötzlich seine Giftigkeit? Würden Sie freiwillig Wasser trinken, das man mit Blei oder Arsen versetzt hat?

In den USA wird zwei Dritteln des Wassers aus öffentlicher Trinkwasserversorgung Fluorid zugesetzt, mit dem Ziel, Zahnverfall aufzuhalten. Diese Praxis hat sich mittlerweile auch in Kanada, Großbritannien, Australien, Neuseeland und einer Handvoll weiterer Länder durchgesetzt. Das dabei verwendete Fluorid entsteht als Nebenprodukt in der Aluminium-, Zement-, Stahl- und Phosphatdüngerherstellung. Normalerweise gilt Fluorid als Giftmüll, der entsprechend kostspielig entsorgt werden muss. In den 1930er-Jahren ließen Forscher der Firma *Alcoa Aluminum* erstmals verlauten, dass 1 ppm Fluorid im Trinkwasser zu einem Rückgang von Karieserkrankungen führt. Das ist deshalb so interessant, weil beim Aluminiumhersteller *Alcoa* Fluorid tonnenweise als Abfallprodukt anfällt. Dafür einen Markt zu finden, würde die Firma Millionen von Dollar sparen.

Für *Alcoa* war die Rechnung klar: Je mehr Fluorid verkauft werden kann, desto besser. Allerdings ist die Konzentration von 1 ppm im Trinkwasser die Höchstgrenze; alles, was darüber hinausgeht, verursacht Fluorose – gelblich-bräunlich verfärbte und/oder erodierte Zähne mit weißen Flecken. Fluorose kommt bei rund zehn Prozent der Verbraucher vor.

Alcoa hatte eine starke Lobby hinter sich, und so stand der Fluoridierung des öffentlichen Trinkwassers nichts mehr im Wege. Getestet wurde sie 1945 in den beiden Städten Newburgh, New York, und Grand Rapids, Michigan. Dies war das erste Mal in der Geschichte, dass ein »Medikament« an der Bevölkerung getestet wurde, ohne dass vorher Studien zu seiner Sicherheit durchgeführt worden wären.

Zahnschmelz besteht in erster Linie aus Kalziumkarbonat. Kommt Fluor mit unseren Zähnen in Kontakt, wird es sofort in den Zahnschmelz aufgenommen und bildet dort Kalziumfluorid. »Man wollte Ihnen weismachen, dass Fluor die Zähne härtet«, so Dr. George Meinig. »Das Gegenteil ist der Fall. Das wird Ihnen jeder Zahnarzt bestätigen, der Patienten aus Gegenden mit hohem Fluorgehalt des Trinkwassers behandelt hat. Diese Patienten bekommen nicht nur Fluorose, eine unschöne bräunlich-graue Verfärbung des Zahnschmelzes, sie haben auch weichere Zähne, was der Zahnarzt beim Bohren unzweifelhaft feststellt. Die *American Dental Association* gibt zu, dass zehn Prozent der Verbraucher Fluorose bekommen, wenn man dem Trinkwasser Fluor in der zulässigen Höchstkonzentration von 1 ppm zusetzt. Die Zähne werden weicher, weil Kalziumfluorid nicht annähernd so hart ist wie Kalziumkarbonat. Nun würde man annehmen, dass fluorbehandelte Zähne aufgrund ihrer Weichheit stärker dem Verfall ausgesetzt sind. Allerdings ist Kalziumfluorid weniger anfällig für Säuren als Kalziumkarbonat; deshalb richten die Säuren, die die Bakterien im Zahnbelag produzieren, keinen so großen Schaden am Zahnschmelz an, und es kommt weniger häufig zu Zahnverfall. Daher die Annahme, dass Fluor die Zähne ein Leben lang vor Karies schützt. Allerdings belegen zahlreiche Studien, dass dieser Schutz etwa ab einem Alter von 20 Jahren nachlässt.«

Da so viele renommierte Organisationen und Firmen wie die *American Dental Association*, die *Canadian Dental Association*, der *US Public Health Service* und *Alcoa* der Verwendung von Fluorid im Trinkwasser zustimmen, sollte man glauben, es gäbe haufenweise Belege dafür, dass die Fluoridierung sicher und effektiv ist. Weit gefehlt. Fragen Sie einen dieser Befürworter doch einmal nach legitimen Studien, die beweisen, dass die Fluoridierung Zahnverfall aufhält und in dem heute üblichen Ausmaß harmlos ist. Sie werden nur die Studien vorweisen können, die *Alcoa* seinerzeit selbst in Auftrag gegeben hat. Jüngeren Studien zufolge ist die Effektivität bei der Kariesprävention dagegen minimal. Eine gute Mundhygiene ist ebenso effektiv, und das ohne die schädlichen Nebenwirkungen des Fluorids.

Fluorid wirkt selbst in extrem geringen Dosierungen kumulativ toxisch auf alle Lebensformen. Doppelblindstudien bewiesen schädliche Wirkungen auch bei einer Konzentration von 1 ppm im Trinkwasser. Mehreren jüngeren Studien zufolge betreffen diese schädlichen Wirkungen nicht nur die Zähne, sondern auch die Knochen, das Gehirn und die Schilddrüse.[10]

Momentan sind fünf bis zehn Prozent aller Kinder von Fluorose betroffen. Das ist weit mehr als ein kosmetisches Problem – Fluorose wird auch mit vermehrtem Zahnverfall in Verbindung gebracht. Man kann also sagen, dass bei manchen Kindern das Fluorid im Trinkwasser den Zahnverfall sogar noch steigert. Und neben dem Trinkwasser gibt es noch zahlreiche andere Quellen für Fluorid, darunter Zahnpasta, bestimmte Getränke und verschiedene Medikamente.

Der Verzehr von Trinkwasser, das mit Fluor versetzt wurde, wirkt sich nicht nur auf die Zähne, sondern auf alle Knochen im Körper aus. Da das Fluorid das Karbonat in den Zähnen ersetzt und sie damit brüchiger macht, kann man davon ausgehen, dass in den Knochen Ähnliches stattfindet. Das wird von Studien an Probanden und Versuchstieren bestätigt.[11] Fluorid erhöht das Risiko von Knochenbrüchen, insbesondere bei gefährdeten Personengruppen wie beispielsweise älteren Menschen.[12]

»Fluorid verursacht eine Knochenerkrankung – die sogenannte Knochen- oder Skelettfluorose –, schwere Schäden am Stütz- und Bewegungsapparat sowie am Nervensystem, die in Muskelabbau, Bewegungseinschränkungen der Gelenke, Missbildungen der Wirbelsäule, Verkalkung der Bänder und neurologische Störungen münden«, so die Biochemikerin und Bestsellerautorin Dr. Lita Lee.[13] Trotz der Nahrungsergänzung durch Kalzium und der umfassenderen Aufklärung bezüglich der Knochengesundheit ist Osteoporose weiter auf dem Vormarsch; in den USA ist die Hüftfrakturrate höher als anderswo auf der Welt.

Darüber hinaus ist Fluorid auch ein weit verbreitetes Umweltgift, das sowohl Pflanzen als auch Tieren schadet. Laut dem *U. S. Department of Agriculture* ist Fluorid weltweit für mehr gesundheitliche Schäden bei Haustieren verantwortlich als jeder andere Luftschadstoff.[14] Zudem wurden mehr Prozesse bezüglich Fluoridschäden in der Landwirtschaft als bezüglich aller anderen Schadstoffe zusammengenommen angestrengt.[15]

In den 1960er- und 1970er-Jahren machten die *Reynolds Metals Company* und *Alcoa* extrem negativ von sich reden, als sie wissentlich massive Mengen Fluorids in Luft und Wasser entsorgten und dadurch schwere Fluoridvergiftungen in einem Mohawk-Reservat verursachten. Dazu der Medizinjournalist Joel Griffiths: »Die Kühe krochen auf ihren Bäuchen auf der Weide herum und schleppten sich wie riesige Schnecken Zentimeter für Zentimeter vorwärts. Ihre Knochen waren so verkrüppelt, dass sie nicht mehr aufstehen konnten, also mussten sie so grasen. Einige starben kniend, nachdem sie ebenso verkrüppelte Kälber auf die Welt gebracht hatten. Andere krochen weiter, bis sie allmählich verhungerten; sie konnten nicht mehr kauen, da ihre Zähne bis auf die Nervenwurzel abgebröckelt waren … Auch die Kinder der Mohawks zeigten Anzeichen von Knochen- und Zahnschädigungen.«[16] Die Mohawks strengten zwar einen

Prozess gegen die Firmen an, mussten sich jedoch außergerichtlich einigen und bekamen kaum genug Geld, um den Verlust ihrer Kühe ausgleichen zu können.

Geschwächte Zähne und Knochen sind jedoch nicht die einzigen gesundheitlichen Probleme, die Fluorid hervorruft. Der *National Research Council* (NRC) sichtete drei Jahre lang Hunderte von Studien zu Fluorid. Sein Fazit: »Fluorid kann sehr subtil endokrine Funktionen verändern, insbesondere die Funktion der Schilddrüse. Diese produziert Hormone, die für Wachstum und andere Stoffwechselprozesse zuständig sind.« John Doull, emeritierter Professor für Pharmakologie und Toxikologie am *University of Kansas Medical Center* und damals Vorsitzender des NRC-Komitees, äußerte, die Wirkungen, die Fluorid auf die Schilddrüse ausübt, »beunruhigten« ihn.[17] Das sollten sie auch, denn Fluorid kann eine Unterfunktion der Schilddrüse verursachen.

»Fluorid verursacht Krebs«, so Dr. Lita Lee. »1981 sagte Dean Burk (leitender Chemiker am *National Cancer Institute)* bei Anhörungen des Kongresses aus, dass jährlich mehr als 40 000 Krebstodesfälle der Fluoridierung zugeschrieben werden müssen. Er fügte hinzu, dass *keine andere chemische Substanz so oft und so schnell zu Krebs führt wie Fluoride.*« Dies ist sowohl durch epidemiologische Studien als auch durch Studien an Versuchstieren belegt.

Dr. Lee weiter: »Das *New Jersey Department of Health* fand heraus, dass das Risiko, an Knochenkrebs zu erkranken, in fluoridierten Gegenden rund dreimal höher ist als in nicht fluoridierten Gegenden. Denn Fluorid greift den Knochen an. Dies bestätigt das *Journal of Carcinogenesis:* ›Fluorid ist nicht nur in der Lage, gesunde Zellen in Krebszellen zu verwandeln, es verstärkt auch die krebserregenden Eigenschaften anderer chemischer Substanzen.‹ Darüber hinaus verursacht Fluorid genetische Schäden. In einem Artikel der Zeitschrift *Mutation Research* steht, dass aus einer von *Proctor & Gamble,* einem Zahnpastahersteller, in Auftrag gegebenen Studie hervorgeht, dass Fluorid in einer Konzentration von 1 ppm genetische Schäden verursacht. Die Ergebnisse wurden nie veröffentlicht. In einer Veröffentlichung der *National Institutes of Environmental Health Scienes,* die den Titel *Environmental and Molecular Mutagenesis* trägt, wird der Zusammenhang zwischen Fluorid und genetischen Schäden ebenfalls aufgezeigt: ›Setzt man die Zellkulturen von Menschen und Nagetieren Fluorid aus, ergeben sich erhöhte Chromosomenabweichungen sowie daraus wiederum Geburtsfehler und Mutationen gesunder Zellen zu Krebszellen.‹«

Und das ist noch nicht alles. Fluorid lagert sich selbst in den winzigsten Dosen im Gehirn an und kann dort Schäden hervorrufen. So kann es beispielsweise die geistige Entwicklung von Kindern negativ beeinflussen. Eine Reihe von epidemiologischen Studien in China brachte eine hohe Fluoridkonzentration mit einem geringeren IQ in Verbindung.

Wieder Dr. Lee: »Fluorid vergiftet über 100 Enzyme im Körper. Es zersetzt Kollagen, den Hauptbestandteil des Bindegewebes, und löst so eine vorzeitige Hautalterung aus. Zudem ruft Fluorid sowohl bei Menschen als auch bei Tieren Krampfanfälle hervor.«

Ironischerweise wird Fluorid zur Kariesbekämpfung eingesetzt, hat aber selbst das Potenzial, Zahnfleischerkrankungen zu verursachen. Das Fluorid in Zahnpasta, Mundwasser und Trinkwasser trägt zur Bildung von Zahnstein bei – jener harten mineralischen Ablagerung auf den Zähnen, die das Zahnfleisch reizt, Bakterien einen Nährboden bietet und chronische Entzündungen fördert, die schließlich zu Zahnfleischerkrankungen führen können.[18–19] Welchen Sinn ergibt es, Karies vorzubeugen, wenn man die Zähne dadurch aufgrund einer Zahnfleischerkrankung verliert? Na gut: Immerhin sind die verlorenen Zähne frei von Karies!

Nach all den Risiken und Gefahren des Fluorids: Hat es denn auch Vorteile? Und falls ja: Sind diese groß genug, dass man dafür die Risiken in Kauf nehmen könnte? Für Erwachsene hat Fluorid keinerlei Vorteile. Und bei Kindern haben diejenigen, die in den USA in Gegenden leben, in denen dem Trinkwasser Fluorid zugesetzt wird,

Zahnpasta selbst gemacht – ohne Fluorid

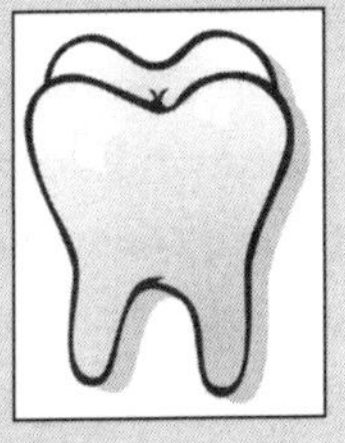

Die meisten Zahncremes, die es im Handel zu kaufen gibt, enthalten Fluoride, Tenside und verschiedene andere chemische Substanzen. Dabei bedarf es keiner handelsüblichen Zahnpasta bzw. überhaupt keiner Zahnpasta, um sich die Zähne zu putzen. Das Bürsten allein reicht aus, um Zahnbelag zu entfernen. Nichtsdestotrotz kann eine Zahnpasta aus den richtigen Bestandteilen die Zahngesundheit unterstützen. Sie können sie selbst herstellen, ohne Fluoride oder scharfe Reinigungsmittel; und diese Zahnpasta wird genauso gut, wenn nicht besser als die kommerziell erhältliche sein. Dafür brauchen Sie:

1 Esslöffel Natron
1 Esslöffel pflanzliches Glyzerin
2–4 Tropfen Pfefferminz-, Wintergrün- oder Zimtöl
½ Teelöffel Xylitol (nach Wunsch)

Das Natron ist der Hauptbestandteil des Rezepts; es neutralisiert Säuren und erhält den richtigen pH-Wert aufrecht. Darüber hinaus wirkt es leicht scheuernd. Glyzerin bildet die Basis, die das Natron und die anderen Zutaten bindet. Außerdem mildert es den salzig-bitteren Geschmack des Natrons etwas ab. Sie bekommen Glyzerin in Reformhäusern und Apotheken. Pfefferminz-, Wintergrün- oder Zimtöl sorgen für einen frischen Atem. Alternativ können Sie auch Nelkenöl verwenden. Letzteres hat den Vorteil, gründlich desinfizierend zu wirken und Mundbakterien effektiv den Garaus zu machen. Xylitol können Sie zugeben, es ist aber kein Muss. Es macht die Zahnpasta etwas süßer, rundet sie also geschmacklich ab, und wirkt ebenfalls keimtötend.

Vermischen Sie die Zutaten gut miteinander – schon ist Ihre selbst gemachte Zahnpasta einsatzbereit. Das Rezept ergibt die Menge Zahnpasta, mit der eine Person etwa drei Wochen lang auskommt. Da Ihre Zahnpasta weder Harze noch Füllstoffe enthält, sieht sie nicht wie herkömmliche Zahncremes aus – sie ist flüssiger. Lagern Sie die Mischung in einem kleinen Glas mit Schraubverschluss, damit kein Schmutz in die Zahnpasta gelangt. Das Glas können Sie im Badezimmerschrank aufbewahren, es muss nicht kühl stehen.

nicht weniger Zahnverfall als diejenigen, die in nicht fluoridierten Gegenden leben.

Somit kann man schlussfolgern, dass die Fluoridierung und der Gebrauch fluoridhaltiger Zahnpasta sowie ähnlicher Produkte unnötig und sogar potenziell schädlich sind. Wenn Sie sich mit regelmäßigem Zähneputzen und täglichem Ölziehen um Ihre Zähne kümmern, brauchen Sie kein fluoridiertes Wasser und keine fluoridierte Zahnpasta.

Werfen Sie alle Produkte, die Fluorid enthalten, etwa Zahncremes und Mundwässer, aus Ihrem Badezimmerschrank. Wenn Sie in einer Gegend leben, in der dem Trinkwasser Fluorid zugesetzt wird, gibt es für Sie andere Optionen. Trinken Sie beispielsweise kein Leitungswasser mehr, sondern nur noch Wasser aus der Flasche. Lesen Sie sich aber auch hier vorher das Etikett genau durch. Oder Sie verwenden spezielle Destilliergeräte, die alle Fremdpartikel, Mineralien und Giftstoffe herausfiltern. Allerdings dauert die Aufbereitung des Wassers mit diesen Geräten etwas, Sie müssen also vorher planen. Zudem gibt es ganz einfache, haushaltsübliche Wasserfilter; prüfen Sie vorher, ob diese auch Fluorid herausfiltern.

Biologische Zahnmedizin

Sollten Sie erwägen, sich Amalgamfüllungen entfernen oder wurzelkanalbehandelte Zähne ziehen zu lassen, aber noch unsicher sein, empfehle ich Ihnen, sich weiter zu informieren. Im Anhang dieses Buchs finden Sie Literaturhinweise, die Ihnen weiterhelfen können. Besonders lesenswert in diesem Zusammenhang sind die Bücher von Huggins, Cutler und Ziff. Informieren Sie sich auch im Internet unter www.icnr.com, der Website des *International Center for Nutritional Research.*

Sprechen Sie mit Ihrem Zahnarzt, auch wenn viele den engen Zusammenhang zwischen Zahngesundheit und Allgemeingesundheit leider nicht verstehen oder entsprechend würdigen. Sie behandeln die Zähne dann wie ein isoliertes Körperteil, das abgesehen vom Zerkleinern der Nahrung keinen Einfluss auf die Gesamtgesundheit hat. Diese Zahnärzte nehmen oft denselben Standpunkt wie die ADA ein und behaupten, Quecksilber, Wurzelkanäle und Fluorid seien absolut harmlos oder sogar nützlich.

Zahnärzte, die sich der Gefahr von Quecksilberfüllungen, Wurzelkanalbehandlungen und der Zugabe von Fluor bewusst sind, werden sich weigern, Amalgamfüllungen zu verwenden. Das ist für sie ethisch schlicht nicht vertretbar. Diese Zahnärzte sehen Ihren Mund als integralen Bestandteil Ihres Körpers; sie wissen, dass sich medizinische Behandlungen im Mundbereich erheblich auf die Allgemeingesundheit auswirken können. Einen solchen Zahnarzt sollten Sie konsultieren.

Zahnärzte mit dieser Einstellung heben sich von den Kollegen ab, indem sie ihre Zahnheilkunde als biologische Zahnmedizin bezeichnen. Sie finden dort auch Begriffe wie »quecksilberfrei«, »Umwelt« und »ganzheitlich«. Die Ärzte haben Fortbildungen gemacht und gelernt, wie man Amalgamfüllungen sicher und effektiv entfernt, ohne den Patienten dabei in irgendeiner Weise zu gefährden. Glaubt ein Zahnarzt, Amalgam sei harmlos, wird er beim Entfernen der Füllung weniger Vorsicht walten lassen als jemand, der sich der Gefahr bewusst ist. Werden die Füllungen entfernt, wird automatisch Quecksilberdampf freigesetzt – das lässt sich nicht vermeiden. Doch wie viel davon Sie einatmen, hängt von der Technik des Zahnarzts ab.

Ich empfehle Ihnen, auf jeden Fall einen Zahnarzt aufzusuchen, der sich auf biologische Zahnmedizin spezialisiert hat. Das Internet hilft Ihnen, einen entsprechenden Zahnarzt in Ihrer Nähe zu finden. Sie können sich auch an die *Holistic Dental Association* (HDA) wenden. Die internationale Organisation hält auf ihrer Website eine Liste mit Zahnärzten in den USA und weltweit bereit, die ohne Quecksilber arbeiten:

Holistic Dental Association
PO Box 151444
San Diego, CA 92175 USA
Tel.: (001) 619 923 3120
www.holisticdental.org

Allerdings sind hier nicht alle ganzheitlich arbeitenden Zahnärzte verzeichnet, nur diejenigen, die dieser speziellen Organisation angehören. Das Internet erteilt Ihnen weitere Auskünfte unter den folgenden Suchbegriffen:

Biologische Zahnmedizin
Ganzheitliche Zahnmedizin
Umwelt-Zahnmedizin
Quecksilberfreie Zahnmedizin

Wenn Sie diese Suchbegriffe mit Ihrem Wohnort kombinieren, erhalten Sie einen guten Überblick über entsprechende Zahnarztpraxen in Ihrer Nähe.

Kapitel 5:
Das Wunder des Ölziehens

Neue Therapie mit alten Wurzeln

Die Ursprünge des Ölziehens liegen in der ayurvedischen Medizin Indiens. In mehr als 2000 Jahre alten Abhandlungen der ayurvedischen Medizin – der *Charaka Samhita* und dem *Arthashastra* des Sushrutha – wird die Technik beschrieben und als »Ölgurgeln« bezeichnet. Vor sehr langer Zeit fanden ayurvedische Ärzte heraus, dass das Auswaschen des Mundes mit pflanzlichem Öl nicht nur den Mund reinigt, sondern sich positiv auf die Gesundheit des ganzen Körpers auswirkt. Das Vorgehen soll an die 30 systemische Krankheiten heilen, darunter eher harmlose wie Mundgeruch und Kopfschmerzen bis hin zu sehr ernsthaften wie Asthma und Diabetes.

Die Technik ist so einfach, dass man sie oft übersah und ihr nicht die Aufmerksamkeit schenkte, die sie verdient. Erst Dr. F. Karach, ein Arzt, der auch in ayurvedischer Medizin ausgebildet war, brachte das »Ölgurgeln« wieder ans Licht. Er perfektionierte die Methode und nannte sie »Ölziehen«. Seine diesbezüglichen Ergebnisse präsentierte er auf einer Onkologen- und Bakteriologentagung in der Ukraine, damals noch Teil der Sowjetunion.

In seinem Vortrag beschrieb er die Technik des Ölziehens und die erstaunlichen Wirkungen, die es bei der Behandlung zahlreicher Krankheiten entfaltet. Er behauptete sogar, dass durch simples Ölziehen die meisten Krankheiten vollständig geheilt werden könnten, und das ohne Operationen oder Medikamente mit oft schädlichen Nebenwirkungen. Das Ausspülen des Mundes mit Pflanzenöl bzw. das Ziehen des Öls durch die Zahnzwischenräume hilft dem Körper dabei, sich selbst zu heilen. Dabei werden Giftstoffe und Keime aus dem Körper »gezogen«; danach lässt man den Selbstheilungskräften der Natur ungestört ihren Lauf. Dr. Karach zufolge kann man mit Ölziehen Migräne, Bronchitis, Zahnschmerzen, Thrombosen (Blutgerinnselbildungen), Ekzeme, Geschwüre, Krebs, Darmerkrankungen, Herz- und Nierenerkrankungen, Enzephalitis (Hirnentzündung),

Lähmungen, Schlafstörungen, Frauenleiden, chronische Blutkrankheiten sowie Erkrankungen der Nerven, des Magens, der Lunge und der Leber behandeln.

Bei ihm selbst hatte die Öltherapie eine chronische Blutkrankheit geheilt, an der er seit 15 Jahren gelitten hatte. In nur drei Tagen waren auch seine Gelenkschmerzen verschwunden, die manchmal so stark gewesen waren, dass er sich kaum hatte bewegen können. Dr. Karach fügte noch hinzu, dass wir nur halb so lange leben, wie wir eigentlich könnten: Würden wir den Körper regelmäßig mit Ölziehen reinigen, könnten wir unsere Lebensspanne auf 140 bis 150 Jahre ausdehnen.

Dr. Karach empfahl für das Ölziehen raffiniertes Sonnenblumenöl, das fast überall in Indien zum Kochen verwendet wird, schloss jedoch den Gebrauch anderer Öle nicht aus. Wird das Öl im Mund bewegt, so Dr. Karach, zieht es über die Schleimhäute Giftstoffe aus der Blutbahn. Nach 15 bis 20 Minuten wird das Öl ausgespuckt und der Mund mit Wasser ausgespült. Da auf diese Weise täglich Giftstoffe aus dem Körper entfernt werden, wird das Immunsystem entlastet und die Selbstheilung kann stattfinden. Das betrifft sowohl chronische als auch akute Erkrankungen.

Dr. Karachs Zuhörerschaft bestand überwiegend aus im Westen ausgebildeten Ärzten, die Krankheiten fast ausschließlich mit Operationen, Medikamenten und Bestrahlungen behandelten. In ihren Ohren muss diese seltsame »neue« Technik absurd geklungen haben. So einfach und doch so wirkungsvoll? Wahrscheinlich hatte der Vortragende den Verstand verloren. Und vermutlich wäre das Ölziehen wieder in Vergessenheit geraten, hätte es da nicht diesen Artikel über Dr. Karachs Vortrag gegeben, erschienen 1992 in einer medizinischen Fachzeitschrift in Kalkutta.

Tummala Koteswara Rao, ein pensionierter Offizier aus dem indischen Bangalore, ließ sich gerade in Homöopathie unterrichten, als ihn eine kleine Schrift über das Ölziehen auf der Basis des oben genannten Artikels erreichte. Im Januar 1993 begannen Mr. Rao und seine Frau, Ölziehen zu praktizieren. »Im Alter von 63 Jahren«, so

Rao, »heilte ich mich selbst von allergischen Niesattacken und einem Katarrh, der seit über 40 Jahren vor allem morgens und nachts auftrat, sowie von Asthma, Schlaflosigkeit, Herzrhythmusstörungen, Lebensmittelallergien und Verdauungsproblemen. Meine Frau, 56, wurde ihre Migräne los, die sie seit 30 Jahren gequält hatte; auch Krampfadern, Geschwüre, Gelenkschmerzen, Bluthochdruck und viele andere Beschwerden verschwanden. Wir hatten die Hoffnung schon aufgegeben und nur vorübergehend Erleichterung durch verschiedene Behandlungen gefunden. Das Ölziehen heilte uns – ohne Medikamente, nach nur etwa einem Jahr.«

Verständlicherweise hatte diese Methode einen so großen Eindruck auf Rao gemacht, dass er unbedingt anderen von seinen Erfolgen berichten und das Ölziehen als einfachen Weg zu mehr Gesundheit anpreisen wollte. »Ich war geradezu besessen von dem Wunsch, kranken Menschen das Ölziehen näherzubringen«, so Rao. So gab er selbst eine kleine Broschüre über das Ölziehen heraus. Glücklicherweise erreichte ein Exemplar die Herausgeber der Zeitung *Andhra Jyothi.* Dort probierte man die Methode selbst aus, war begeistert und veröffentlichte einen eigenen Artikel. Rao erklärte sich bereit, Leserfragen zu beantworten. Die Reaktionen waren so positiv, dass die Zeitung auch in den darauffolgenden drei Jahren wöchentlich einen Artikel zum Thema brachte. Andere Zeitungen und Zeitschriften schlossen sich *Andhra Jyothi* an, und so entstand eine regelrechte Ölziehen-Gesundheitsbewegung.

In den darauffolgenden zwölf Jahren schrieb auch Rao weitere Artikel zum Thema und hielt mehr als 1000 Vorträge dazu. Er bekam über 1200 Zuschriften von Menschen, die von ihren Erfahrungen mit dem Ölziehen berichteten. Darüber hinaus sprach Rao mit vielen Menschen persönlich. »Alle«, so Rao, »erzählten mir von einer Erkrankung, die mit herkömmlichen medizinischen Methoden nicht behandelbar war, aber durch Ölziehen geheilt werden konnte.«

Auch heute noch setzt sich Rao unermüdlich für die Methode ein und klärt Menschen aus der ganzen Welt über die Vorzüge des Ölziehens auf. Er ist zwar weder Arzt noch Heilpraktiker, glaubt aber an die Kraft des Ölziehens; die Methode basiere auf den Prinzipien der ayurvedischen Medizin und der Homöopathie und gleiche die Energien im Körper aus. So kann Heilung stattfinden.

Dass Energien am Heilungsprozess beteiligt sind, schließe ich zwar nicht aus, doch glaube ich an einen eher körperlichen Mechanismmus: Krankheitserreger aus dem Mund verursachen Infektionen und stören die Körperchemie. Werden die Krankheitserreger entfernt, lassen die Infektionen nach, und in der Folge verbessert sich auch die Allgemeingesundheit.

Ist die Wirksamkeit der Methode bewiesen?

Einer der Hauptkritikpunkte am Ölziehen, der immer wieder von Ärzten vorgebracht wird, ist, dass es wenig wissenschaftliche Beweise für die Effektivität der Methode gibt. Ärzte sind im Allgemeinen sehr vorsichtig, wenn es um neue oder unbewiesene Therapien geht, insbesondere dann, wenn sie konventionellen Praktiken widersprechen. Nun sind aber geldgebende Institutionen und pharmazeutische Konzerne nicht daran interessiert, die Wirksamkeit von Naturheilverfahren zu bestätigen. Aus diesem Grund wird in den Standardfachzeitschriften auch wenig über das Ölziehen publiziert.

Doch bedeutet wenig medizinische Forschung zu einem Thema noch nicht, dass die Methode nicht funktioniert. Am meisten Sorgen machen sich Ärzte bei neuen Behandlungen oder Therapien über die potenziellen Nebenwirkungen. Tatsächlich kann ein ungetestetes Medikament oder medizinisches Verfahren großen Schaden anrichten – daher die Vorsicht der Ärzte. Sie wollen Tests, Tests und nochmals Tests, die die Sicherheit des Medikaments beweisen, bevor sie es ihren Patienten empfehlen. Diese Vorsicht ist beim Ölziehen allerdings nicht notwendig, da es absolut harmlos ist und dies seit mindestens 2000 Jahren unter Beweis stellt. Niemand ist je daran gestorben oder hat irgendeinen anderen Schaden erlitten, weil er sich den Mund mit Pflanzenöl ausgespült hat. Sie schlucken das Öl ja noch nicht einmal, nehmen es also gar nicht zu sich. Das Ölziehen ist eine der nichtinvasivsten, harmlosesten und einfachsten Behandlungsmethoden, die es gibt. Und doch ist es zugleich eine der wirkungsvollsten und überzeugendsten.

Dass zum Thema Ölziehen nicht ausgiebig medizinisch geforscht wurde, bedeutet weiterhin nicht, dass es keine Beweise für seine Effektivität und Sicherheit gibt. Im Gegenteil: Es gibt sogar zahlreiche Beweise. Wir wissen bereits, dass der Mund ein Nährboden für Keime ist. Wir wissen auch, dass diese Keime in andere Bereiche des Körpers wandern, dort Infektionen verursachen, die Körperchemie verändern und somit Folgeinfektionen und degenerative Erkrankungen hervorrufen können. Dies beweisen Hunderte von veröffentlichten klinischen Studien.

Nun wissen wir aber auch, dass das Ölziehen Keime aus dem Mund entfernt und dadurch die Menge der Krankheitserreger mindert, die in den Rest des Körpers gelangen und dort Schaden anrichten können. Das weiß jeder, der die Methode ausprobiert hat. Außerdem wissen wir um die erstaunlichen Selbstheilungskräfte des Körpers, die er entfaltet, wenn man ihn nur lässt. Das Ölziehen verhilft ihm dazu, indem es die toxische Last des Körpers reduziert und das Immunsystem stärkt, das so viel effektiver arbeiten kann.

Mundhygiene

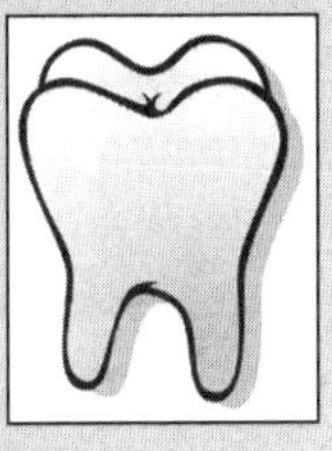

Die Zähne machen nur etwa zehn Prozent der gesamten Mundoberfläche aus. Bakterien leben aber im ganzen Mundbereich. Sobald Sie mit dem Zähneputzen aufhören, siedeln sich die verbliebenen Bakterien sofort wieder auf den Zähnen und auf dem Zahnfleisch an. Im Gegensatz zum Zähneputzen erreichen Sie mit dem Ölziehen praktisch 100 Prozent des Mundbereichs und damit alle Bakterien, Viren, Pilze und Protozoen, die sich dort tummeln.

Als weiteren Beleg möchte ich anführen, dass Tausende von Menschen das Ölziehen ausprobiert und dadurch eine Verbesserung ihrer Beschwerden erfahren haben. Wenn es also harmlos ist und funktioniert – warum dann verwerfen? Probieren Sie es selbst aus und genießen Sie die Wirkungen.

Die *Andhra Jyothi*-Umfrage

Nichtsdestotrotz gibt es einige wenige Studien zur Effektivität des Ölziehens. Die erste war eine Umfrage, die *Andhra Jyothi* 1996 durchführte und veröffentlichte, die Tageszeitung, in der mehrere Jahre lang Tummala Koteswara Raos wöchentliche Kolumne zum Thema erschien. Die Herausgeber riefen ihre Leser, die das Ölziehen ausprobiert hatten, dazu auf, an der Umfrage teilzunehmen. Mit dieser wollte man herausfinden, wie wirksam die Behandlung wirklich ist und welche Krankheiten man damit heilen kann.

Von insgesamt 1041 Befragten gaben 927 (89 Prozent) an, von einer oder mehreren Krankheiten vollständig geheilt worden zu sein. Nur 114 (elf Prozent) der Befragten berichteten von keiner signifikanten Verbesserung. In der Umfrage tauchten die folgenden Krankheiten und Beschwerden auf:

- Schmerzen im Körper, in Nacken, Hals und Kopf: 758 Fälle
- Allergien und Atemwegserkrankungen wie Asthma und Bronchitis: 191 Fälle
- Hautprobleme wie Pigmentierungsstörungen, Juckreiz und Ekzeme: 171 Fälle
- Verdauungsbeschwerden: 155 Fälle
- Verstopfung: 110 Fälle
- Gelenkerkrankungen wie Arthritis und Arthrose: 91 Fälle
- Diabetes: 56 Fälle
- Sonstige Erkrankungen wie Krebs, Kinderlähmung, Lepra, polyzystische Nierenerkrankung, Neurofibrome und Lähmungen 72 Fälle

- Hämorrhoiden: 27 Fälle
- Weibliche Hormonstörungen: 21 Fälle

Vergessen Sie bei diesen Angaben bitte nicht, dass die meisten Heilerfolge bei den Erkrankungen auftraten, die in der Bevölkerung auch am weitesten verbreitet sind. Kommt eine Erkrankung weniger häufig vor – beispielsweise Diabetes oder Krebs im Vergleich zu Kopfschmerzen –, kann sie auch schlicht aus diesem Grund weniger Heilerfolge zeigen. Interessant ist auch, dass nach »Heilung«, nicht nur nach »Besserung der Beschwerden« gefragt wurde. Die Umfrage wurde zwar nicht nach strikt wissenschaftlichen Parametern durchgeführt, kann aber dennoch als überzeugender Beleg für die Wirksamkeit des Ölziehens gelten.

Studie der *Pioneer Match Industries*

2005 führte die Firma *Pioneer Match Industries* im indischen Bundesstaat Tamil Nadu eine Studie zum Thema Ölziehen mit ihrer weiblichen Belegschaft durch. Rund 150 Mitarbeiterinnen begannen die Studie, 144 beendeten sie auch. Zunächst erklärte man den Angestellten die Methode und die Vorzüge des Ölziehens. Man gab kostenlos Öl aus und bat die Frauen, es täglich auf nüchternen Magen anzuwenden. Die meisten Frauen taten dies morgens vor dem Frühstück.

Nach 25 Tagen wurden die Mitarbeiterinnen befragt. Hierbei wurden nicht einzelne Erkrankungen aufgelistet, die Frauen sollten lediglich die Effektivität der Behandlung bewerten. Vier Kategorien standen zur Verfügung: sehr gut, gut, mittelmäßig, keine Wirkung.

Wirkung	Anzahl der Probandinnen	Prozent
Sehr gut	23	16
Gut	58	40
Mittelmäßig	56	39
Keine Wirkung	7	5

Insgesamt gaben 137 Frauen (93 Prozent) eine Verbesserung an, 81 Angestellte (56 Prozent) bewerteten diese als »gut« oder »sehr gut«. Nur sieben Teilnehmerinnen (fünf Prozent) verspürten keine Wirkung. Hätte die Studie länger als nur 25 Tage gedauert, wären zweifelsohne noch mehr positive Wirkungen zu verzeichnen gewesen. Die Studie kommt zu ähnlichen Ergebnissen wie die Umfrage von *Andhra Jyothi*, bei der 89 Prozent eine Verbesserung und nur elf Prozent keine Wirkung angaben.

Studie des *KLES Institute*

Die erste Studie zur Effektivität des Ölziehens, die in einer medizinischen Fachzeitschrift erschien, wurde von Dr. H. V. Amith und Kollegen am *Department of Preventive and Community Dentistry* des *KLES Institute of Dental Sciences* im indischen Belgaum durchgeführt und im *Journal of Oral Health and Community Dentistry* veröffentlicht.[1]

Ziel der Studie war es, die Wirkung des Ölziehens auf Zahnbelag und Zahnfleischentzündungen sowie die Sicherheit für Zähne und Zahnfleisch zu bewerten. Die Studie ist auch deshalb so wichtig, weil sie einen direkten Zusammenhang zwischen Ölziehen und systemischen Erkrankungen herstellt. Wenn Ölziehen tatsächlich die Anzahl der in den Körper eindringenden Mikroorganismen reduziert, muss es zunächst einmal die Bakterienanzahl im Mund verringern und sich positiv auf weit verbreitete Probleme im Mundbereich, etwa Zahnbelag und Zahnfleischerkrankungen, auswirken. Tut es das nicht, ist die Methode wahrscheinlich nutzlos. Ist es hingegen dazu in der Lage, liefert dies den unmittelbaren Beweis dafür, dass sich Ölziehen positiv auf systemische Erkrankungen auswirkt, die von Fokalinfektionen im Mund herrühren.

Zehn Probanden im Alter zwischen 19 und 21 Jahren, alle Physiotherapiestudenten an der Universität, nahmen an der Studie teil. Es handelte sich dabei um eine Blindstudie, da den Probanden der Zweck der Untersuchung nicht mitgeteilt wurde; so will man eine mögliche Voreingenommenheit vermeiden. Alle Probanden litten an einer milden bis mäßigen Zahnfleischentzündung und Zahnbelagbildung, hatten keine systemische Erkrankung und nahmen keinerlei Medikamente ein. Sie wurden gebeten, neben ihrer gewohnten Mundhygienepraxis das Ölziehen durchzuführen. Letzteres sollten sie 45 Tage lang einmal morgens anwenden. Während der Studie kontrollierte man regelmäßig die Zahnbelagbildung und den Verlauf der Zahnfleischentzündung.

Die Probanden sollten 10 bis 15 Milliliter (zwei bis drei Teelöffel) raffiniertes Sonnenblumenöl auf einem Löffel in den Mund nehmen. Anschließend sollten sie das Öl acht bis zehn Minuten lang im Mund hin und her bewegen und es durch die Zähne ziehen, bevor sie es ausspucken durften.

Am Ende der 45 Tage zeigte sich weder eine negative Reaktion der Zähne noch des weichen Gewebes im Mundbereich; die Prozedur hatte also offensichtlich keine körperlichen Schäden verursacht. Dieses Ergebnis war zwar zu erwarten gewesen, wurde durch die Studie jedoch bestätigt. Dagegen war der Zahnbelag signifikant zurückgegangen, am deutlichsten in der zweiten Hälfte der Studie, was darauf schließen lässt, dass die Behandlung mit zunehmender Dauer immer wirksamer wird. Auch die Zahnfleischentzündung war bei allen Probanden stark zurückgegangen, und zwar um mehr als 50 Prozent. Die Forscher stuften diese Veränderungen als »hochsignifikant« ein und zogen den Schluss, die Studie »beweise«, dass Ölziehen gut für Zähne und Zahnfleisch sei.

Mundwässer reduzieren Zahnbelag um 20 bis 26 Prozent, Zahnfleischentzündungen um 13 Prozent. Zähneputzen allein reduziert

Rückgang von Zahnbelag und Zahnfleischentzündungen mittels verschiedener Behandlungen

Behandlung	Zahnbelag	Zahnfleischentzündung
Zähneputzen	11–27 %	8–23 %
Antiseptisches Mundwasser	20–26 %	13 %
Ölziehen	18–30 %	52–60 %

Zahnbelag um 11 bis 27 Prozent, Zahnfleischentzündungen um 8 bis 23 Prozent.[2] Ölziehen schlägt beide Methoden. Die Ergebnisse der Studie zeigen, dass Ölziehen Zahnbelag um 18 bis 30 Prozent reduziert und Zahnfleischentzündungen um sagenhafte 52 bis 60 Prozent. Beim Rückgang von Zahnbelag liegt Ölziehen nur leicht vor antiseptischem Mundwasser und Zähneputzen, der Rückgang von Zahnfleischentzündungen ist beim Ölziehen jedoch um das Zwei- bis Siebenfache größer. Fazit: Im Vergleich zum bloßen Zähneputzen und dem Gebrauch von Mundwasser ist das Ölziehen das effektivere Mittel der Mundreinigung.

Allerdings sollte auch darauf hingewiesen werden, dass Ölziehen Zähneputzen keinesfalls ersetzen kann. Führen Sie es zusätzlich zu Ihrem gewohnten täglichen Mundhygieneritual durch.

Weitere Studien

Wie zu erwarten war, findet die meiste Forschungsaktivität zum Thema Ölziehen in Indien statt, wo sich die Methode außerordentlicher Beliebtheit erfreut. So werden die Ergebnisse der Studie des *KLES Institute* von den Untersuchungen anderer indischer Forschungseinrichtungen bestätigt.

Damit es zu einem Rückgang von Zahnbelag und Zahnfleischentzündungen kommen kann, müssen die Bakterien, die dafür verantwortlich sind, entfernt werden. Diese Überlegung stand im Fokus der folgenden Studien. Die Forscher des *Meenakshi Ammal Dental College* im indischen Chennai setzten sich zum Ziel, die Wirkung des Ölziehens auf *Streptococcus mutans* (S. mutans) zu untersuchen; das Bakterium trägt die Hauptschuld an der Entstehung von Zahnbelag und Karies. Sie baten zehn Probanden, jeden Morgen vor dem Zähneputzen zehn Minuten lang Öl zu ziehen. Nach jeweils 24 Stunden, 48 Stunden, einer Woche und zwei Wochen wurde die S.-mutans-Besiedlung im Zahnbelag und im Speichel kontrolliert.

Die Forscher fanden heraus, dass Ölziehen die Besiedlung mit S. mutans erheblich beeinflusst: »Im Rahmen dieser Studie konnten wir definitiv einen Rückgang des Bakteriums S. mutans im Zahnbelag und im Speichel nach dem Ölziehen feststellen«, so die Forscher, die weiter ausführten, Ölziehen sei ein nützliches Instrument zum Aufrechterhalten der Mundhygiene.[3]

Die Forscher gaben zwar zu, nicht genau zu wissen, wie das Ölziehen funktioniert, nahmen jedoch an, dass die Zähflüssigkeit des Öls das Anhaften der Bakterien und die Zahnbelagbildung verhindere oder dass die emulgierte Mischung von Öl und Speichel wie ein Reinigungsmittel wirke und so die Bakterien entferne – ähnlich wie Wasser und Seife beim Händewaschen.

Eine ähnliche Studie führten Forscher am *V. H. N. S. N. College* im indischen Virudhunagar durch. Sie untersuchten die Wirkung des Ölziehens auf die Bakterien S. mutans und *Lactobacillus acidophilus.* Man wählte zehn Probanden mit Karies aus und bestimmte bei ihnen die bakterielle Besiedlung vor und nach dem Ölziehen. Dieses führten die Probanden 40 Tage lang einmal am Tag aus – und erfreuten sich danach einer um 33 Prozent geringeren Bakterienbesiedlung.

Die Schlussfolgerung der Forscher: »Ölziehen reduziert effektiv Wachstum und Anhaftung von Bakterien.«[4] Auch sie empfahlen die Methode zur Aufrechterhaltung der Mundhygiene.

Eine weitere Studie des *Meenakshi Ammal Dental College* widmete sich der Wirkung des Ölziehens auf die S.-mutans-Besiedlung im Zahnbelag und im Speichel von 20 männlichen Teenagern.[5] Wie bei den vorhergehenden Studien schlussfolgerten die Forscher auch hier, dass »es nach dem Ölziehen zu einer signifikanten Reduzierung von S. mutans in Zahnbelag und Speichel« komme. Obwohl nicht bekannt ist, wie genau das Ölziehen funktioniert, mutmaßt man, dass das Öl die Bakterien am Anhaften hindere und die Zahnbelagbildung verzögere. Möglicherweise kommt es im Zuge der basischen Hydrolyse des Fetts auch zu einem »Seifeneffekt«. Wirken Basen im Speichel, etwa Bikarbonat, auf das Öl ein, wird der Prozess der Verseifung in Gang gesetzt. Seifen sind deshalb so gute Reinigungsmittel, weil sie aktive Emulgatoren sind. Beim Emulgieren werden wasserunlösliche Fette wie Pflanzenfette in winzige Tröpfchen zerlegt, die sich dann mit dem Wasser vermengen können. Das vergrößert die Oberfläche des Öls und damit seine Reinigungskraft enorm.

Da das Ölziehen immer beliebter wird, werden in der nächsten Zeit sicherlich mehr Studien dazu in medizinischen und zahnmedizinischen Fachzeitschriften auf der ganzen Welt erscheinen. Und sie werden zweifellos die Effektivität des Ölziehens als vorbeugendes und therapeutisches Mittel sowohl bei oralen als auch bei systemischen Infektionen bestätigen.

Erfolgsgeschichten

Der vielleicht überzeugendste und motivierendste Beweis für die Wirksamkeit des Ölziehens sind die persönlichen Berichte Hunderter von Menschen, die die Methode ausprobiert haben. Eine Therapie ist nur dann gut, wenn sie Ergebnisse zeitigt – und das ist beim Ölziehen der Fall. Die schnellsten und offensichtlichsten Ergebnisse erzielt sie bei der Verbesserung der Mundhygiene und Zahngesundheit: sauberere Zähne, frischerer Atem, gesundes Zahnfleisch, weniger Zahnfleischbluten. Infektionen im Mundbereich werden reduziert oder sogar ganz eliminiert, anschließend kommt es zu einer Besserung systemischer Beschwerden und Erkrankungen. Die folgenden Berichte bezeugen das Wunder des Ölziehens; diejenigen von Sorenna, Peggy, Paige, Diane, Paul, Jenny, Mark, Dan, Valerie, Sylvia, Maya, A. R., Arlene, Angel, Taylor, Alice, Lara, Willia und Annette wurden erstmals unter www.earthclinic.com veröffentlicht.

Mundhygiene und Zahngesundheit

Ich beschloss letzten Samstag, es statt mit einem Antibiotikum mit dem Ölziehen zu versuchen. Ich habe eine Infektion im Kieferknochen infolge einer vor einem Jahr schlecht durchgeführten Überkro-

nung. Ich sah aus wie ein Backenhörnchen und hatte große Schmerzen. Ich führte das Ölziehen zweimal am Samstag, dreimal am Sonntag und auch seitdem dreimal am Tag durch. Am Montagmorgen sah mein Kiefer wieder ganz normal aus, und ich konnte das erste Mal seit Monaten wieder auf dieser Seite kauen. Ich kann immer noch eine Schwellung am Knochen tasten, habe aber keine Schmerzen mehr. Ich weiß nicht, ob Ölziehen all das zu Wege bringt, was von der Methode behauptet wird. Ich weiß nur, dass meine Infektion dadurch verschwunden ist.
Theresa

Mir ist aufgefallen, dass meine Zähne viel weißer und meine Zunge gesund rosafarben geworden sind. Außerdem hat sich meine Verdauung verbessert. Ich will da jetzt nicht zu sehr ins Detail gehen, aber ich hatte morgens direkt nach dem Ölziehen und dann noch einmal abends vor dem Zubettgehen ganz normalen Stuhlgang. Ich wende das Ölziehen immer gleich als Erstes morgens an, 20 Minuten lang auf nüchternen Magen.
C. W.

Mir hat das Ölziehen nach einer Zahnverletzung durch einen schlechten Zahnarzt Erleichterung verschafft. Ich weiß nicht genau, wie es funktioniert, aber ich schlafe auch besser. Zunächst verwendete ich Olivenöl extra vergine, dann bin ich auf Sesamöl umgestiegen. Schon bei der ersten Anwendung verschwanden die Zahnschmerzen. Ich hatte danach einen furchtbaren Metallgeschmack im Mund, weshalb ich glaube, dass das Öl die Giftstoffe wirklich herauszieht. In den ersten beiden Tagen ging es mir sehr schlecht, danach aber wunderbar!
Sorenna

Ich führe das Ölziehen nun schon seit etwa einem Monat durch und verwende dazu kalt gepresstes Walnussöl. Als ich zu meinem halbjährlichen Check-up und zur professionellen Zahnreinigung zu mei-

nem Zahnarzt ging, waren sowohl der Zahnarzt als auch seine Assistentin begeistert, wie gesund mein Zahnfleisch geworden war. »Was immer Sie tun – es funktioniert«, so mein Zahnarzt. Früher hatte ich oft Zahnfleischbluten; das ist mittlerweile komplett verschwunden.
Peggy

Rund zwei Jahre lang konnte ich nicht auf der rechten Seite kauen; ich hatte starke Zahnschmerzen und reagierte extrem empfindlich auf Heißes, Süßes, Kaltes und dergleichen mehr. Ich hatte schon befürchtet, mir stünde eine neue Wurzelkanalbehandlung bevor. Schon am zweiten Tag nach dem ersten Ölziehen war meine gesamte rechte Mundseite weniger empfindlich. Ab dem dritten Tag konnte ich rechts wieder kauen, wenn auch vorsichtig. Heute, drei Wochen später, kaue ich rechts wieder genauso gut wie links – keine Schmerzen, keine Überempfindlichkeit mehr. Außerdem habe ich den Eindruck, dass meine Zähne nicht mehr so locker sind, also viel fester sitzen.
Paige

Ich führe das Ölziehen jetzt seit einem Monat zweimal täglich durch und habe schon eine enorme Verbesserung an meinem Zahnfleisch festgestellt. Ich hatte schon zwei Wurzelkanalbehandlungen, und als ich das letzte Mal beim Zahnarzt war, wollten sie noch eine dritte durchführen, um die ersten beiden zu korrigieren. Mein Zahnfleisch tat ungeheuer weh, außerdem hatte ich einen Abszess, der mir ebenfalls fast unerträgliche Schmerzen verursachte. Mein Kiefer war stark angeschwollen. Als ich mit dem Ölziehen – mit Sonnenblumenöl – anfing, ließ der Schmerz schon am dritten Tag erheblich nach. Nach sieben Tagen waren sowohl die Schmerzen als auch der Abszess vollkommen verschwunden. Als mir das Sonnenblumenöl ausging, stieg ich auf natives Kokosöl um. Seitdem ist mein Zahnfleisch gesund rosafarben, ich habe auch keinen Zahnfleischrückgang mehr. Ich hatte einen lockeren Zahn, der eigentlich hätte gezogen werden müssen,

aber der sitzt jetzt wieder ganz fest. Meine Haut fühlt sich weicher an, und ich habe seit einiger Zeit keine Ohrenschmerzen mehr.
Diane

Infektionen

Ich habe es heute Morgen zum ersten Mal mit dem Ölziehen versucht, und es hat sich ganz unglaublich auf den Soorbefall – eine Pilzinfektion – in meinem Mund ausgewirkt. Und nicht nur das: Ich habe auch schon fast kein Zahnfleischbluten mehr. Wegen des Soors habe ich ein Medikament nach dem anderen ausprobiert, was die Sache allerdings eher schlimmer machte. Die Ärzte waren ratlos. Ein einziges Mal Ölziehen – und das für den Anfang auch nur für fünf Minuten –, hat mich fast vollständig von der Pilzinfektion befreit. Nur die Stellen ganz hinten an der Zunge sind noch befallen. Das ist wirklich einfach unglaublich.
Paul

Vor etwa acht Monaten fingen meine Weisheitszähne an, so stark wehzutun, dass ich kaum sprechen, geschweige denn essen konnte. Mein Zahnarzt empfahl mir, sie von einem Kieferchirurgen entfernen zu lassen; der allerdings schickte mich zurück zum Zahnarzt, da die Zähne noch nicht weit genug draußen waren. Nach zwei Wochen in diesem Zustand riet mir ein Freund dazu, es mit Ölziehen zu versuchen. Und schon nach vier Tagen zeigten sich erste Ergebnisse! Die Zähne taten mir nicht mehr so weh und fühlten sich sauberer an. Ich war seitdem nicht mehr beim Zahnarzt und auch bei keinem anderen Arzt. Ich habe mir dieses Jahr noch nicht mal eine Erkältung eingefangen!! Früher hatte ich bei Wetterwechseln immer Erkältungen, Fieber, Nebenhöhlenbeschwerden – aber nicht dieses Jahr! Vor zwei Wochen hatte ich Halsschmerzen, die waren nach zwei Tagen aber auch wieder verschwunden. Mein Gesicht wirkt frischer, und ich fühle mich auch viel energiegeladener. Ich kann das Ölziehen nur jedem empfehlen, ob er nun Beschwerden

hat oder nicht. Es ist einfach unglaublich. Ich fühle mich jetzt gesünder als vor fünf Jahren!
Jenny

Ich habe mich als Kind mit dem Herpes-simplex-Virus infiziert und litt häufig an Lippenbläschen und Aphthen. Wenn ich jetzt eines auf der Zunge spüre, ist es am nächsten Morgen auch schon wieder verschwunden. Neulich hatte ich ein ganz winziges Lippenbläschen im Mundwinkel, das nach drei Tagen weg war. Ohne Behandlung vermehren sich die Bläschen normalerweise und brauchen etwa zwei Wochen zum Abheilen.
Paige

Allergien und Asthma

Letztes Jahr war ich wegen Allergien wochenlang krankgeschrieben … Als ich mit dem Ölziehen anfing, konnte ich fast dabei zusehen, wie die Giftstoffe über Schleim und dergleichen mehr aus meinem Körper geschwemmt wurden. Nach zwei Wochen Ölziehen bin ich von meinen Allergien geheilt und fühle mich großartig.
Mark

Ich litt seit meinem elften Lebensjahr, als ich meine erste Periode bekam, an Allergien und schwerem Asthma. Die Beschwerden traten etwa drei bis vier Tage jeden Monat auf. 45 Jahre lang probierte ich so ziemlich jede Behandlungsmethode aus – ohne Erfolg. Ich vergeudete mein Leben mit Medikamenten, die keine Heilung brachten. Zwei Monate, nachdem ich mit dem Ölziehen begonnen hatte, verschlechterte sich meine gesundheitliche Situation zunächst noch etwas; ich tröstete mich damit, dass es sich dabei um einen ganz normalen Heilungsprozess handelte und dass ich danach bestimmt geheilt sein würde. Die Verschlechterung hielt etwa zwei Monate an. Jetzt, nach neun Monaten Ölziehen, fühle ich mich wunderbar gesund. Das Asthma ist weg, ich habe keine Schmerzen mehr in den Gelenken

oder anderswo im Körper, keine fleckige Haut. Stattdessen strahlt meine Haut, meine Verdauung hat sich verbessert, und ich kann alles essen, ohne befürchten zu müssen, allergisch darauf zu reagieren.
V. L.

Noch vor etwa zwei Wochen brauchte ich meinen Inhalator zweimal am Tag. Dann begann ich mit dem Ölziehen. Sie müssen es selbst ausprobieren; ich jedenfalls brauchte schon am nächsten Tag meinen Inhalator nicht mehr. Ich musste zwar nicht auf der Stelle viel Schleim aushusten, aber immer mal wieder, über den Tag verteilt. Und es hat sich noch etwas verändert: Wenn ich spüre, dass sich mein Brustraum verengt, wird das normalerweise immer schlimmer, bis ich dann meinen Inhalator nehme. Nach dem Ölziehen verengt sich zwar auch die Brust, aber dann huste ich etwa drei Stunden lang immer wieder etwas Schleim ab, bis die Atemwege wieder frei sind. Noch *nie* sind meine Atemwege von allein wieder frei geworden! Ich hatte *immer* Medikamente einnehmen müssen, damit sich Erleichterung einstellt. Früher war auch meine Nase immer verstopft. Seit ich mit dem Ölziehen begonnen habe, ist das kaum mehr aufgetreten. Ich kann da nur einen eindeutigen Zusammenhang feststellen.
Dan

Stirn- und Nasennebenhöhlen

Ich konnte nie unter einem Ventilator oder im Freien schlafen, da meine Nase dann immer verstopft war. Auch Baden in kaltem Wasser bereitete mir Probleme. Seit ich mit Ölziehen begonnen habe, macht mir der Ventilator auch bei voller Leistung nicht mehr das Geringste aus. Die gelegentlichen asthmatischen Anfälle sind verschwunden, ebenso wie die Schmerzen, die ich seit drei bis vier Jahren im linken Knie und rechten Knöchel hatte. Ein etwa fünf Jahre alter Ausschlag auf der Kopfhaut und die Hämorrhoiden sind auch weg.
T. R.

Ich habe vor zwölf Tagen mit dem Ölziehen begonnen und nehme seit zehn Tagen Kokosöl. Von den Ergebnissen bin ich ganz begeistert. Am zweiten Tag nach dem Ölziehen fingen meine Nebenhöhlen an, sich zu entleeren – ich wusste nicht, dass sie überhaupt verstopft waren –, und zwei Tage später begann der Schleimauswurf aus der Lunge. Außerdem schlafe ich besser und habe mehr Energie. Mund und Zähne fühlen sich großartig an. Ich nehme das Kokosöl jetzt etwa dreimal täglich. Einfach unglaublich!
Valerie

Ich führe das Ölziehen seit etwa zwei Wochen durch – mit ganz erstaunlichen Ergebnissen. Meine Nebenhöhlenprobleme sind fast verschwunden, nachdem ich in den ersten Tagen viel Schleim ausgespuckt habe. Diesbezügliche Medikamente brauche ich nicht mehr. Meine Zähne sind viel heller, und mein Zahnfleisch blutet nicht mehr beim Zähneputzen.
Sylvia

Früher machte ich immer röchelnde Geräusche beim Atmen, sobald ich mich hinlegte. Das hat ganz aufgehört. Ich schlafe auch besser ... Meine Atemwege fühlen sich freier an, auch Hustenanfälle sind nicht mehr aufgetreten. Ich habe etwa 20 Jahre lang stark geraucht, bevor ich vor 18 Jahren damit aufhörte – daher kommen wahrscheinlich auch meine Atemwegsbeschwerden.
Paige

Verdauung

Ich bin 82 Jahre alt und leide seit 40 Jahren an Verstopfung und Hämorrhoiden. Ich habe deswegen schon viele Ärzte aufgesucht und viele Medikamente eingenommen, die mir aber nur vorübergehend Erleichterung verschafften. Das brachte nur das Ölziehen fertig – innerhalb von zwei Wochen. Ich hatte keine Schmerzen mehr und konnte mich wieder frei bewegen. Entzündliche Prozesse und die

Hämorrhoiden verschwanden. Die Verstopfung ist ebenfalls kein Thema mehr. Ich schlafe ruhig und tief und habe auch wieder einen gesunden Appetit. Jahrezehntelange Schmerzen sind verschwunden – dank Ölziehen!

N. R.

Vor Kurzem bekam ich eine Linksherzinsuffizienz – meine linke Herzkammer versagte. Nach 15 Tagen Ölziehen zeigte sich im Echokardiogramm jedoch eine Verbesserung. Außerdem habe ich seit 30 Jahren ein Geschwür im Zwölffingerdarm, das durch das Ölziehen wundersamerweise auch besser geworden ist. Ich muss nun keine magensäurehemmenden Mittel mehr einnehmen. Die gutartige Vergrößerung der Prostata, die ich seit einigen Jahren habe, macht sich seit dem Ölziehen nicht mehr so häufig durch nächtlichen Harndrang bemerkbar. Darüber hinaus sind auch andere Beschwerden wie eine Entzündung der Mundschleimhaut, eine Zungenentzündung, juckende Hautausschläge auf Brust und Hals sowie gelegentliche Hautverfärbungen verschwunden. Meine Handinnenflächen wirken jetzt wieder hell und gut durchblutet. Ich habe im Labor daraufhin einen Hb-Test durchführen lassen und war sehr erstaunt, dass der Hämoglobingehalt meines Blutes innerhalb von zwei Monaten von 11 auf 12,4 Gramm pro Deziliter gestiegen ist.

Dr. N. Ranga Rao (Chirurg)

Diabetes/Blutzucker

Ich wiege 90 Kilo, bin 1,50 Meter groß und habe einen schwachen Fuß mit Innenbanddehnung. Beim Gehen hat sich der Fuß immer entzündet, oft trat auch Eiter aus. Durch Ölziehen und tägliche Bewegung wurde ich viel kräftiger und konnte wieder problemlos Treppen steigen. Das Ölziehen hat meinen Blutzuckerspiegel allmählich gesenkt, wodurch die Diabeteserkrankung verschwunden ist. Meine Haut ist jetzt wieder frisch und klar, die Flecken am ganzen Körper sind weg. Die Zähne sind fester geworden, das Zahnfleisch gesünder.

Außerdem sind meine Haare wieder schwarz und werden nicht mehr so schnell grau oder weiß wie früher.
A. U.

Im fortgeschrittenen Alter von 74 Jahren kann man sich von keiner Therapie mehr irgendeine Wunderheilung erhoffen. Und dennoch muss ich sagen, dass das, was ich beim Ölziehen erlebt habe, an ein Wunder grenzt. Seit 13 Jahren leide ich an Diabetes. Jetzt aber ist mein Blutzuckerspiegel wieder normal, und das ohne jegliche Medikamente. Seit ich Ölziehen durchführe, nehme ich auch keine Vitamine, Enzyme o. Ä. mehr ein.
S. B.

Gelenkschmerzen/Arthritis/Arthrose

Ich leide seit zehn Jahren an Gelenkschmerzen in den Knien und seit 20 Jahren an Schmerzen im unteren Rücken. Einige Mittel der Schulmedizin, die ich ausprobiert habe, verschafften mir zumindest vorübergehend Erleichterung. Dann begann ich mit dem Ölziehen … und konnte wundersame Veränderungen beobachten. Innerhalb von nur fünf Tagen waren die Gelenk- und Rückenschmerzen verschwunden. Ich kann es immer noch kaum glauben.
S. J. G.

Ich habe es erst gestern ausprobiert und war geradezu schockiert darüber, wie schnell sich Resultate zeigen! Ich leide an einer Knieverletzung, die ich mir beim Sport zugezogen habe, und da ich nicht mehr ganz so jung bin, erhole ich mich nicht mehr so schnell. Das mit den Knieschmerzen geht nun schon seit Wochen so. Als ich aber gestern mit dem Ölziehen begann, zeigte sich sofort eine Besserung! Mein Knie fühlte sich plötzlich ganz leicht an, und ich konnte ohne Probleme in die Hocke gehen. Ich bin von Natur aus Skeptikerin, also schrieb ich die Veränderungen erst einmal anderen Behandlungen zu. Aber auch meine Mutter probierte es später mit Ölziehen – sie lei-

det seit Jahren an Arthritis –, und auch sie sagt, sie fühlt sich schon sehr viel besser.
Maya

Ich bin 71, und mir tut der Nacken weh, seit ich zwölf Jahre alt war. Seit 31 Jahren schlafe ich ohne Kopfkissen. In der ersten Woche, nachdem ich mit dem Ölziehen begonnen hatte, verschwanden die Schmerzen plötzlich, und ich konnte das erste Mal seit ewigen Zeiten mit einem Kissen unter dem Kopf schlafen. In der zweiten Woche verstaute ich das Heizkissen, das ich seit 40 Jahren verwende, auf Nimmerwiedersehen im Schrank.
A. R.

Ich führe das Ölziehen nun seit etwa zwei Monaten durch und habe mittlerweile erleichtert festgestellt, dass die Schmerzen in meinen beiden Knien komplett verschwunden sind. Auch meine Füße tun mir beim Aufstehen nach längerem Sitzen nicht mehr weh. Ich habe das Ölziehen einem meiner Angestellten empfohlen, der schon lange starke Schmerzen in den Beinen hat. Er erzählte mir, dass er sich schon nach ein paar Tagen viel besser fühlte. Ich werde mit dem Ölziehen bestimmt nicht mehr aufhören. Ich führe es beim Duschen und der übrigen Morgenroutine durch. Auch meine Haut ist dadurch viel frischer und klarer geworden.
Debbie

Ich habe seit zehn Jahren Rückenschmerzen und bin deswegen bei verschiedenen Ärzten in Behandlung. Auch ein Streckverband wurde mir schon angelegt – ohne erkennbare Verbesserung. Ich ging nie ohne Medikamente wie Brufen® (Ibuprofen), Voveran® (Diclofenac) oder dergleichen zu Bett … Dann begann ich mit dem Ölziehen mit raffiniertem Sonnenblumenöl und stellte schon innerhalb von 15 Tagen eine deutliche Verbesserung fest. Innerhalb von drei Monaten war ich fast schmerzfrei. Ich führe das Ölziehen jetzt seit sechs Mona-

ten durch, und die Schmerzen sind zu 90 Prozent verschwunden – nicht nur im Rücken, auch im Nacken und unter den Armen. Ich nehme seit einiger Zeit keine Medikamente mehr ein.
Dr. V. Prabhakar

Hautprobleme

Ich benutze jeden Morgen natives Kokosöl zum Ölziehen. Es macht meine Zähne weißer, mein Zahnfleisch fester und die Haut in meinem Gesicht weicher. Nicht nur meine Akne ist dadurch viel besser geworden, auch ein Fleck auf dem Arm ist wundersamerweise verschwunden. Dabei hatte ich den Fleck schon als Kind – 20 Jahre, und nach drei Wochen Ölziehen ist er plötzlich weg. Ich glaube fest an die Methode!
S. H.

Seit ich Ölziehen durchführe, hatte ich im Gesicht keinen Ausschlag mehr! Es ist einfach unglaublich! Ich sehe richtig gut aus. Das reicht, um mich von der Methode zu überzeugen. Außerdem hat man mir Komplimente wegen weißerer Zähne gemacht. Klasse!
J. L.

Ich bin 79 und Lehrer im Ruhestand … Mich interessierte das Ölziehen als Therapiemethode, und so beschloss ich, es täglich durchzuführen … Außerdem litt ich seit 30 Jahren an Ekzemen am linken Fuß, die ich – was ich auch ausprobierte – einfach nicht in den Griff bekam. Vor zehn Jahren kamen dann noch Ekzeme auf meinem rechten Zeigefinger dazu. Und schließlich habe ich seit einigen Jahren aufgrund einer Spondylitis, einer Entzündung der Wirbelkörper, Schmerzen im unteren Rücken. Ich führe das Ölziehen jetzt schon seit einem Jahr und acht Monaten durch. Die Schmerzen im unteren Rücken sind komplett verschwunden. Das Ekzem am rechten Zeigefinger ist ebenfalls abgeheilt. Der linke Fuß juckt manchmal noch, normalisiert sich aber auch allmählich. Ich bin mir sicher, dass auch

diese Ekzeme noch verschwinden werden. Ölziehen ist einfach fantastisch, eine erstaunliche Heilmethode.
C. V. R.

Ich begann vor drei Monaten mit dem Ölziehen, weil ich neugierig war. Fast unmittelbar nach Beginn der Kur stellte ich fest, dass meine Zähne weißer geworden waren. Innerhalb einer Woche waren meine Zunge und mein Zahnfleisch wieder zart rosafarben und sahen sehr gesund aus. Je länger ich das Ölziehen durchführte, desto mehr verschwand der weißliche Belag, den ich schon seit Jahren auf der Zunge gehabt hatte. Meine Gelenke wurden wieder beweglicher, sodass ich kein MSM-Glucosamin mehr nehmen musste und auch keine Fußmassagen mehr brauchte. Ich hatte schon angefangen, wie eine alte Frau zu gehen, deshalb war ich sehr glücklich über diese völlig neue Bewegungsfreiheit!

Meine Haut wurde überall weicher und glatter. Jahrelang hatte ich an einer Hauterkrankung – Keratosis pilaris, der sogenannten Reibeisenhaut – gelitten, durch die sich auf Oberarmen und Wangen lauter kleiner Hügelchen gebildet hatten. Die Erkrankung ist zu 99 Prozent zurückgegangen; jetzt kann ich wieder ärmelfrei gehen, ohne mich zu schämen.

Als ich einmal meine Schwester drei Wochen lang besuchte und das morgendliche Ölziehen auf zehn Minuten reduzierte, waren die Hügelchen plötzlich wieder da. Nach dem üblichen 20-minütigen Ölziehen verschwanden sie. Das war für mich der Beweis, dass tatsächlich das Ölziehen für meine klarere Haut verantwortlich war.
K. P.

Schlaf, Energie, Gewichtsverlust

Ich bin beim vierten Tag Ölziehen. Mein Mund fühlt sich viel sauberer an, meine Zähne sind weißer, außerdem schlafe ich besser und habe morgens deshalb jetzt auch viel mehr Energie.
H. D.

Seit ich die Ölziehkur mache, habe ich einen viel besseren Stoffwechsel, festere Zähne und schon zwölf Pfund abgenommen. Außerdem habe ich viel mehr Energie, und meine Zähne scheinen weißer zu werden. Ich bin klarer im Kopf. Aber das Beste für mich war definitiv der Gewichtsverlust.

Arlene

Ich habe es erst mit Sesamöl, dann mit Sonnenblumenöl probiert, bevor mir jemand natives Kokosöl empfahl. Letzteres ist mein absoluter Liebling. Ich bin 1,57 Meter groß und wiege normalerweise konstante 51 Kilo; in den letzten Monaten habe ich allerdings etwa fünf Kilo abgenommen.

Peggy

Ich mache das Ölziehen erst seit einer knappen Woche, jeden Tag vor dem Frühstück. Als ich mich heute Morgen auf die Waage stellte, sah ich, dass ich in dieser Woche schon drei Pfund abgenommen habe. Da ich leider ziemlich übergewichtig bin, kommt mir der Gewichtsverlust sehr gelegen.

Vera

Ich litt seit drei Monaten an einer Nebenhöhleninfektion und musste Medikamente nehmen, um überhaupt über den Tag zu kommen. Nachdem ich nur einmal das Ölziehen durchgeführt hatte, entleerten sich meine Nebenhöhlen plötzlich. Ich setzte die Medikamente ab, fuhr mit dem Ölziehen fort und schnaubte jeden Tag Schleim aus. Ich bin wirklich überrascht. Außerdem sind meine Zähne, mein Zahnfleisch und meine Zunge sauberer denn je. Und mit noch anderen Veränderungen hatte ich schon gar nicht gerechnet: Ich habe morgens viel mehr Energie, und das ohne Kaffee – so viel wie schon vor 20 Jahren nicht mehr –, und überhaupt keine Lust mehr auf Koffein, Zucker und Salz. Ich schlafe ruhig und brauche weniger Schlaf. Meine Haut ist so weich wie die eines Babys. Früher war ich geradezu

süchtig nach Energy Drinks und nahm täglich mindestens drei davon zu mir. Seit ich das Ölziehen durchführe, habe ich ganz damit aufgehört.
Angel

Hormonstörungen

Wenn ich meine Tage habe, kriege ich durch die hormonellen Veränderungen immer Pickel auf Kinn und Wangen. Doch seit ich vor zwei Monaten mit dem Ölziehen begonnen habe, hat sich kein einziger Pickel mehr blicken lassen!
N. K.

Ich war am Anfang sehr skeptisch, was das Ölziehen anbelangt. Doch dann erhielt ich eine E-Mail von einer befreundeten Ärztin, die mir schrieb, sie würde es ausprobieren. Da dachte ich mir: Na gut, warum nicht? Jetzt will ich gar nicht mehr damit aufhören. Ich schlafe besser, habe keine Verstimmungen und keine Angstgefühle mehr, auch meine Gehirnfunktion hat sich verbessert.
Ellen

Ich habe vor einem Monat mit dem Ölziehen begonnen. Ich hatte gelesen, dass es auch bei Hormonstörungen hilft, konnte mir aber nicht vorstellen, dass dadurch meine Krämpfe verschwinden würden. Doch schon nach einem Monat Ölziehen habe ich nun fast keine Unterleibskrämpfe und andere PMS-Beschwerden mehr. Das erste Mal seit Jahren konnte ich den ersten Tag meiner Periode ganz normal, wie jeden anderen verbringen. Meine Haut ist auch besser geworden. Meine Schwester hat auch mit dem Ölziehen angefangen und schon nach einer Woche dasselbe Ergebnis erzielt! Keine Krämpfe mehr.
Taylor

Ich führe das Ölziehen jetzt seit etwas mehr als zwei Monaten durch. Und dabei hat es mir bislang geholfen: PMS – ich habe fast keine

Krämpfe mehr! Früher musste ich immer Ibuprofen nehmen, dieses Mal nicht. Ich fühle mich nicht mehr so aufgedunsen und habe auch keine Blähungen mehr. Ich bin morgens jetzt viel frischer und wacher als früher. Ölziehen ist wirklich eine ganz erstaunliche Behandlungsmethode. Ich wünschte, es wüssten mehr Leute darüber Bescheid!
Alice

Ich bekam meine Tage immer sehr unregelmäßig – etwa alle zwei bis drei Monate –, die Blutungen waren immer sehr dunkel. Offensichtlich waren meine Hormone völlig aus dem Gleichgewicht geraten. Und ich auch. Nach dem ersten Monat Ölziehen kam die Periode etwa alle sechs Wochen – das hatte ich seit Jahren nicht mehr erlebt. Im nächsten Monat dauerte mein Zyklus exakt 28 Tage und seitdem, das ist nun vier Monate her, ist er pünktlich auf die Minute. Außerdem ist das Blut jetzt viel heller und koaguliert nicht mehr so stark.
Lara

Kopfschmerzen

Ich litt seit Jahren an Migräne. Die Attacken kamen und hielten manchmal tagelang an. Nichts verschaffte mir dauerhafte Erleichterung. Verschwand die Migräne endlich, stand in der Regel schon die nächste Attacke vor der Tür. Doch dann fing ich mit dem Ölziehen an – und seitdem gehört meine Migräne der Vergangenheit an!
E. A.

Fibromyalgie

Ich probierte es mit Ölziehen, das sich einfach fantastisch auf meine Fibromyalgie auswirkte. Ich verwendete die empfohlene Menge von zwei Esslöffeln, bewegte das Öl 15 Minuten lang im Mund hin und her und spuckte es anschließend aus. Danach putzte ich mir die Zähne und trank zwei Gläser Wasser. Ich habe das TMJ-Syndrom (Schmerzen am Kauapparat), dachte also nicht, dass ich das Ölziehen so lange durchhalten würde. Doch nach zweieinhalb Minuten ließen die Schmerzen im Kiefer nach. Die Steifheit, die Schmerzen und das Wundsein, das ich im ganzen Körper spüre, waren schon besser geworden, bevor die 15 Minuten überhaupt um waren. Ich leide seit 1991 an Fibromyalgie – und Ölziehen ist die einzige Behandlungsmethode, die mir sofort geholfen hat.

Willia

Sonstige Beschwerden

Ich führe das Ölziehen jetzt seit zwei Monaten durch, etwa ein- bis zweimal am Tag. Ich habe schon einige Verbesserungen festgestellt: Mein Zahnfleisch blutet nicht mehr, wenn ich die Zähne mit Zahnseide reinige. Meine Zähne sitzen fester und sind weißer. Nach einem Monat wurde die Haut an Hals und Dekolleté glatter und elastischer. Einige Leberflecke auf meiner Haut verschwinden allmählich. Meine Ellbogen sind viel glatter geworden. Ich habe morgens fast keinen Mundgeruch mehr. Ich brauche kein Koffein mehr. Meine Gelenke sind viel beweglicher geworden. Ich habe mir vor 25 Jahren den Finger in einer Autotür eingeklemmt, und der Nagel ist nie richtig nachgewachsen – bis jetzt! Außerdem habe ich keine Schuppen mehr.

Annette

Kapitel 6: Ölziehen – so wird's gemacht

Zähne sollen ein Leben lang halten – und tun das auch, vorausgesetzt, sie werden richtig gepflegt. Schon als Kinder bekommen wir eingeimpft, wie wichtig eine gute Mundhygiene und regelmäßiges sowie gründliches Zähneputzen und der Gebrauch von Zahnseide sind. Dass eine gute Mundhygiene allerdings erheblich zu unserer Gesamtgesundheit beiträgt, können sich die meisten von uns nicht vorstellen. Trotz Zähneputzen, Zahnseide und Check-ups beim Zahnarzt steht es mit unserer Zahngesundheit nicht gerade zum Besten. »Wie das?«, fragen Sie sich jetzt vielleicht. »Und was ist mit dem strahlenden Lächeln und den geraden, weißen Zähnen?« Nun, der Schein kann trügen. Durch die Wunder der modernen Zahnmedizin sieht unser Mund vielleicht gesund aus – doch hinter den perlweißen Beißerchen lauert möglicherweise eine Giftmüllhalde.

Zahnfleischerkrankungen und Zahnverfall sind weiter verbreitet, als die meisten von uns denken. Statistiken aus den USA zeigen, dass rund 60 Prozent aller 17-Jährigen bereits erste Anzeichen von Zahnfleischerkrankungen aufweisen; mit 50 sind bis zu 80 Prozent der Bevölkerung betroffen, die Hälfte davon schwer. Weltweit leiden sogar 90 Prozent der Bevölkerung an Zahnfleischerkrankungen. Die Zahngesundheit der meisten Menschen ist so schlecht, dass jeder dritte 65-Jährige keinen einzigen eigenen Zahn mehr besitzt. Wie viele Zähne werden Sie mit 65 noch haben? Egal wie sehr Sie sie auch pflegen und wie gut Ihre Zähne aussehen mögen – höchstwahrscheinlich leiden Sie auch jetzt, in diesem Moment schon an einer Zahnfleischerkrankung und an Zahnverfall.

Es bedarf weder einer Wurzelkanalbehandlung noch eines Zahnabszesses, damit sich Infektionen auf andere Bereiche Ihres Körpers ausweiten können. Die Bakterien in Ihrem Mund können durch fast jede Behandlung der Zähne – selbst durch simples Zähneputzen – in andere Körperbereiche wandern.[1] Ist das Zahnfleisch entzündet, blutet es leichter und kann selbst durch die weichste Zahnbürste verletzt werden – eine ideale Eintrittspforte für Bakterien in den Kreislauf.

Wie das hohe Aufkommen von Zahnfleischerkrankungen (90 Prozent) und durch Mundbakterien hervorgerufenen systemischen Krankheiten wie Herz-, Gelenk- und Atemwegserkrankungen beweist, reichen traditionelle Methoden der Mundreinigung nicht mehr aus. Das Ölziehen bietet Ihnen jedoch eine ausgezeichnete Möglichkeit, die mikrobielle Besiedlung Ihres Mundes zu reduzieren und damit sowohl die Zahn- als auch die Gesamtgesundheit zu verbessern.

Ölziehen Schritt für Schritt

Ölziehen ist sehr einfach. Sie nehmen dafür nur einen Esslöffel Pflanzenöl in den Mund und bewegen das Öl im gesamten Mundraum hin und her. Dabei ziehen Sie es auch durch die Zahnzwischenräume. Ich empfehle Ihnen dafür leicht erwärmtes und daher flüssiges Kokosöl. Nehmen Sie zwei bis drei Teelöffel Öl – pro Teelöffel rechnet man etwa fünf Milliliter –, je nachdem, wie es für Sie angenehm ist. Drei Teelöffel – das entspricht etwa einem Esslöffel – sind für die meisten Menschen zu viel; probieren Sie es einfach aus. Neben dem Öl muss auch noch genügend Platz für die Speichelbildung sein.

Sie bewegen das Öl mit geschlossenem Mund im Mundraum hin und her: Sie spülen den Mund wie mit Mundwasser damit aus, ziehen und drücken das Öl durch die Zahnzwischenräume und versuchen, die gesamte Mundschleimhaut damit zu benetzen. Führen Sie das insgesamt 15 bis 20 Minuten lang durch und entspannen Sie sich dabei. Sie können nebenher auch andere Dinge tun – beispielsweise duschen, sich anziehen, das Frühstück machen, Zeitung lesen –, dann kommen Ihnen die 20 Minuten auch nicht mehr so lang vor. Je länger Sie das Ölziehen durchführen, desto effektiver ist es. Manche Menschen haben die Erfahrung gemacht, dass bestimmte gesundheitliche Probleme bei 20-minütigem Ölziehen verschwinden, bei nur zehnminütigem Ölziehen jedoch wiederkehren. Probieren Sie es einfach aus, Sie werden die für Sie passende Routine finden.

Gurgeln Sie nicht mit dem Öl! Dabei könnten Sie etwas Öl verschlucken und den Würgereflex auslösen. Mit dem Öl zu gurgeln kann Ihnen sogar Brechreiz verursachen.

Auch schlucken dürfen Sie das Öl nicht, da es nach dem Ölziehen voller Bakterien und Giftstoffe ist. Und die wollen Sie ja gerade aus Ihrem Körper hinausbefördern und nicht im Magen haben. Aus Versehen etwas Öl zu schlucken wird Sie nicht gleich umbringen, vermeiden sollten Sie es trotzdem. Während Sie das Öl im Mund bewegen, wird vermehrt Speichel abgesondert. Dieser vermischt sich mit dem Öl, bis fast eine Emulsion entsteht und das Öl, das Sie nachher ausspucken, von milchig-weißer Farbe ist. Entsteht diese Farbe nicht, haben Sie nicht genug mit dem Öl »gearbeitet«. Normalerweise ändert das Öl jedoch schon nach wenigen Minuten seine Farbe.

Manchmal bildet sich beim Ölziehen auch störender Schleim im Rachenraum. Spucken Sie dann das Öl aus und räuspern Sie sich oder husten Sie, bis der Schleim weg ist. Nehmen Sie anschließend einen neuen Esslöffel Öl in den Mund und fahren Sie fort. Sie müssen nicht noch einmal von vorn anfangen; es reicht, wenn es insgesamt 20 Minuten sind.

Wenn sich das Öl mit dem Speichel vermischt, wird die Menge im Mund vielleicht unangenehm. Dann können Sie entweder ausspucken und neues Öl nehmen oder einen Teil der Mischung ausspucken und mit dem Rest fortfahren. Wie gesagt: Insgesamt sollten es 15 bis 20 Minuten sein. Manche Menschen müssen in diesem Zeitraum zweimal ausspucken, auch das ist in Ordnung.

Spucken Sie das Öl direkt in einen Mülleimer oder in eine Plastiktüte. Im Spül- oder Waschbecken oder in der Toilette könnte es mit der Zeit den Abfluss verstopfen. Nach dem Ausspucken spülen Sie den Mund gründlich mit Wasser aus, um alle Ölrückstände zu beseitigen. Mund und Rachen fühlen sich nun möglicherweise etwas trocken an; trinken Sie ein bis zwei Gläser Wasser, das schafft Abhilfe.

Sie können das Ölziehen zu jeder Tageszeit durchführen. Die meisten Menschen machen es mindestens einmal am Tag, morgens, vor dem Frühstück. Ölziehen sollte vor allem zu Beginn auf nüchternen Magen durchgeführt werden. Für manche ist das Gefühl von Öl im Mund unangenehm oder zumindest ungewohnt. In diesem Fall kann es einen Würgreiz, Übelkeit oder sogar Erbrechen auslösen – daher empfiehlt sich ein leerer Magen. Doch keine Sorge: Spätestens nach ein paar Tagen haben Sie sich an das Gefühl gewöhnt und werden das Öl nicht mehr als störend empfinden.

Wenn Sie das Ölziehen an die Mahlzeiten koppeln, sollten Sie es anfangs entweder davor durchführen oder mindestens drei bis vier Stunden nach dem Essen. Geübte müssen nach den Mahlzeiten nicht so lange warten, hier treten Würgreiz und Übelkeit in der Regel nicht mehr auf. Ein weiterer Grund für die Empfehlungen ist, dass die bakterielle Besiedlung des Mundes unmittelbar vor einer Mahlzeit am höchsten und unmittelbar danach am niedrigsten ist. Denn beim Essen wird ein Großteil der Bakterien mitverzehrt und geschluckt. Sie entfernen also mehr Bakterien aus dem Körper, wenn Sie das Ölziehen vor dem Essen durchführen.

Sie können auch vor dem Ölziehen etwas Wasser trinken. Das wird sogar empfohlen, vor allem dann, wenn Sie generell einen trockenen Mund haben oder sich ausgetrocknet fühlen. Um den für den Ölziehprozess so wichtigen Speichel produzieren zu können, muss der Körper gut hydriert sein. Der Speichel hilft, Bakterien zu bekämpfen und den pH-Wert im Gleichgewicht zu halten. Hier noch einmal die einzelnen Schritte im Überblick:

- Zu Beginn am besten auf nüchternen Magen; ein Glas Wasser vorher ist in Ordnung und wird sogar empfohlen
- Zwei bis drei Teelöffel flüssiges Kokosöl in den Mund nehmen
- Das Öl im ganzen Mundraum hin und her bewegen, den Mund damit ausspülen, es durch die Zähne ziehen und drücken
- Verfärbung des Öls zu einer milchig-weißen Flüssigkeit
- Das Öl 15 bis 20 Minuten lang im Mund bewegen
- In den Mülleimer oder in eine Plastiktüte ausspucken

- Den Mund mit Wasser ausspülen und ein bis zwei Gläser Wasser trinken
- Mindestens einmal täglich durchführen

Gewöhnen Sie es sich an, das Ölziehen jeden Tag zur selben Zeit durchzuführen, am besten morgens vor dem Frühstück. Sie können die Zeit während des Ölziehens auch anderweitig nutzen, z.B. mit Rasieren, Make-up auftragen oder dergleichen mehr.

Sollten Sie eine aktive Infektion im Mundbereich oder ein anderes ernsthaftes gesundheitliches Problem haben, können Sie auch mehrmals am Tag Öl ziehen, um den Heilungsprozess zu beschleunigen. Am besten nehmen Sie sich dafür etwas Zeit vor den Mahlzeiten, so vergessen Sie es nicht.

Sollte Ihnen der Geschmack des Öls am Anfang sehr unangenehm sein, können Sie es mit einigen Tropfen Zimt- oder Pfefferminzöl vermengen. Dies erfrischt gleichzeitig den Atem. Wenn Sie sich an das Ölziehen gewöhnt haben, können Sie den Zimt- oder Pfefferminzgeschmack auch wieder weglassen, wenn Sie möchten.

Vielleicht erscheint es Ihnen am Anfang sehr lange, das Öl 20 volle Minuten im Mund hin und her zu bewegen. Als ich mit dem Ölziehen anfing, hielt ich es ein paar Mal nicht so lange durch. Es sammelte sich Schleim im Rachen an, wovon ich plötzlich husten oder niesen musste – ohne griffbereiten Mülleimer. Das war eine ganz schöne Sauerei. Deswegen trage ich beim Ölziehen jetzt immer eine Tasse mit mir herum, für den Fall, dass ich rasch den Mund leeren muss. Mittlerweile kann ich mich aber auch räuspern und sogar husten oder niesen, ohne das Öl vorher ausgespuckt zu haben.

Kinder können ab dem Alter von fünf Jahren mit dem Ölziehen beginnen. Geben Sie Ihrem Kind je nach Alter ein bis zwei Teelöffel Öl oder eben die Menge, mit der es gut zurechtkommt. Da die Aufmerksamkeitsspanne von Kindern noch relativ kurz ist, sollten Sie das Ölziehen auf drei bis fünf Minuten beschränken. Aromatisiertes Öl ist für Kinder normalerweise angenehmer. Passen Sie jedoch auf,

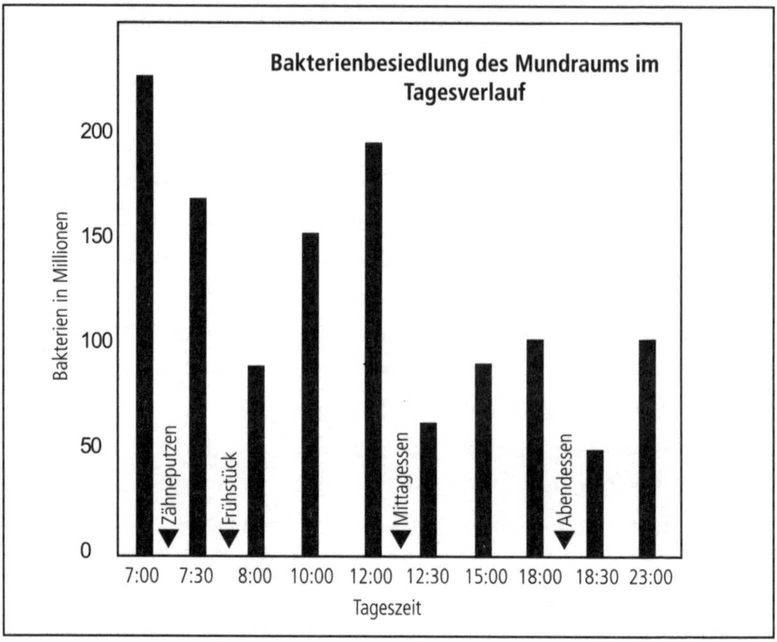

Die Illustration zeigt, wie sich die Anzahl der Mundbakterien im Tagesverlauf ändert. Beim Essen sammeln sich die Bakterien in Nahrung und Speichel an und werden mit dem Nahrungsbrei hinuntergeschluckt. Morgens vor dem Frühstück ist die Anzahl der Bakterien am größten; sie werden auch durch das Zähneputzen nicht effektiv genug entfernt. Da unsere Zähne nur etwa zehn Prozent des Mundbereichs ausmachen, bleiben auch durch gründliches Putzen 90 Prozent ungereinigt. So ist auch nach dem Putzen – gegen 7:30 Uhr – die Bakterienanzahl noch groß. Nach dem Frühstück steigt die Anzahl noch einmal an, bis sie fast das Niveau wie vor dem Frühstück erreicht (12:00 Uhr). Nach dem Abendessen ist die Anzahl der Bakterien am geringsten. Während wir schlafen, haben sie jedoch ausreichend Gelegenheit, sich wieder nach Herzenslust zu vermehren. Dies wird durch die nachts verringerte Speichelproduktion noch gefördert. Aus diesem Grund sollten Sie immer gleich morgens nach dem Aufstehen Öl ziehen. Vor den Mahlzeiten ist das Ölziehen am effektivsten; so gelangen auch weniger Bakterien in den Magen-Darm-Trakt. (Quelle: L. W. Slanetz und E. A. Brown[2])

dass das Kind das Öl ausspuckt und nicht hinunterschluckt. Besonders bei Öl, das mit Zimt oder Pfefferminze aromatisiert wurde, ist die Versuchung, es zu schlucken, relativ groß.

Die meisten Menschen stellen bei kleineren gesundheitlichen Problemen innerhalb von wenigen Tagen positive Veränderungen fest. Bei schwerwiegenderen Erkrankungen stellt sich in der Regel erst nach mehreren Monaten bis zu einem Jahr eine Besserung ein.

Welches Öl eignet sich am besten?

Dr. F. Karach erwähnt raffiniertes Sonnenblumenöl. In ayurvedischen Schriften wird das »Ölgurgeln« – der Vorläufer des Ölziehens – mit Sesamöl durchgeführt. Diese beiden Öle tauchen im Zusammenhang mit dem Ölziehen am häufigsten auf und wurden zweifellos deshalb gewählt, weil sie in Indien üblicherweise zum Kochen verwendet werden. Beide funktionieren gut, doch im Grunde können Sie das Ölziehen mit jedem beliebigen Pflanzenöl durchführen.

Manch einer wird darauf bestehen, dass zum Ölziehen unbedingt entweder Sonnenblumen- oder Sesamöl verwendet wird und dass das Öl aus biologischem Anbau stammen oder kalt gepresst sein muss. Zu Unrecht – im Grunde genommen funktioniert jedes Öl. Die Menschen haben mit den unterschiedlichsten Ölen gute Erfahrungen gemacht, sei es Olivenöl, Erdnussöl, Kokosöl, Senföl oder sogar Vollmilch, seien die Öle raffiniert oder nicht, aus biologischem Anbau oder nicht.

Ich persönlich bevorzuge Kokosöl, entweder raffiniertes oder natives Kokosöl. Ersteres ist preiswerter. Mir ging es hauptsächlich um ein gesundes Öl, und Kokosöl ist weitaus gesünder als Sonnenblumen-, Sesam- oder jedes andere Pflanzenöl. Außerdem bevorzuge ich einen milderen Geschmack, weshalb Dr. Karach *raffiniertes* Sonnenblumenöl empfiehlt. Viele unraffinierte Öle wie natives Oliven- oder Sesamöl haben einen sehr starken Eigengeschmack. Manchmal schmeckt auch natives Kokosöl stark vor, was an der Verarbeitung liegt. Ein gutes natives Kokosöl schmeckt mild und angenehm nach Kokosnuss, veredeltes Kokosöl – auch als »expellergepresst« bekannt – ist praktisch geschmacklos.

Wenn Sie mit Kokosöl noch nicht vertraut sind, überrascht es Sie vielleicht, dass das Öl bei Zimmertemperatur flüssig oder fest sein kann. Es hat von Natur aus einen sehr hohen Schmelzpunkt: Bei 24 °C und darüber ist es flüssig wie fast jedes andere Pflanzenöl, bei niedrigeren Temperaturen verfestigt es sich. Andere Öle tun dies auch; Olivenöl etwa wird fest, wenn Sie es in den Kühlschrank stellen.

Ich bewahre das Kokosöl in einem Glas im Küchenschrank auf. Dort wird es im Sommer oft flüssig, im Winter verfestigt es sich wieder. Für das Ölziehen messe ich etwa einen Esslöffel Öl ab und erhitze es in einem Glasgefäß etwa eine Minute lang. Es schmilzt sehr rasch.

Was Sie beim Ölziehen erwartet

Die Heilkrise

Unser Mund bietet einer großen Anzahl von Keimen einen geradezu idealen Nährboden. Leider können diese Krankheitserreger vom Mund aus dann auch in den Rest des Körpers gelangen. Im ständigen Kampf gegen die Eindringlinge kann das Immunsystem von Zeit zu Zeit überfordert sein. Wenn Sie mit dem Ölziehen beginnen, widmen Sie sich direkt der Quelle der mikroskopisch kleinen Schädlinge und reduzieren ihre Anzahl. Damit nehmen Sie dem Immunsystem gewissermaßen eine große Last von den Schultern; dieses kann sich nun besser darauf konzentrieren, den Körper zu entgiften und zu heilen. Nun können Gift- und Abfallstoffe entsorgt werden, die sich vielleicht schon jahrelang angesammelt und Ihre Gesundheit beeinträchtigt haben.

Ölziehen eignet sich ganz hervorragend zur Entgiftung. Schon bei der ersten Anwendung kommt es mitunter zu heftigen Reinigungsreaktionen. Diese sind in den ersten Wochen im Allgemeinen am intensivsten. Das ist auch logisch, da besonders am Anfang Mund, Rachen und Nebenhöhlen noch voller Mikroorganismen und Giftstoffe stecken. Das kann möglicherweise auch der Grund für ein leichtes Unwohlsein bis hin zur Übelkeit sein. Vielleicht müssen Sie das Öl nach ein paar Minuten ausspucken, da sich im Rachen Schleim angesammelt hat und den Würgreflex auslöst. Das ist völlig in Ordnung. Spucken Sie aus, räuspern Sie sich, nehmen Sie einen weiteren Esslöffel Öl in den Mund und fahren Sie mit dem Ölziehen fort, bis die 20 Minuten um sind.

Auch nach dem Ölziehen kann es den ganzen Tag über zu einer vermehrten Schleimabsonderung aus Rachen und Nebenhöhlen kommen. Vielleicht haben Sie das Gefühl, eine Erkältung oder Halsschmerzen zu bekommen. Doch keine Sorge: Sie werden nicht krank, Ihr Körper führt nur den durch das Ölziehen initiierten Reinigungsprozess weiter fort.

Bei der Entgiftung kann es zu den verschiedensten Reinigungsreaktionen des Körpers kommen: zu Absonderungen aus den Nebenhöhlen, Übelkeit, Erbrechen, Durchfall, Hautausschlägen, diffusen Schmerzen, Kopfschmerzen, Fieber, Unruhe, Müdigkeit und dergleichen mehr. Bereits bestehende gesundheitliche Probleme wie Gelenkschmerzen, Psoriasis oder Schlaflosigkeit könnten sich in der ersten Zeit nach dem Beginn des Ölziehens noch verstärken. Derlei Reinigungsreaktionen halten normalerweise nur ein paar Tage, höchstens ein paar Wochen an – lassen Sie Ihren Körper in Ruhe seine Arbeit verrichten. Fahren Sie mit dem Ölziehen fort und vermeiden Sie es, Medikamente gegen die Symptome zu nehmen. Mit Vitaminen und pflanzlichen Mitteln wie Kräutern können Sie in der Regel nichts falsch machen, da diese den Reinigungsprozess nicht stören. Medikamente hingegen sind größtenteils körperfremde chemische Substanzen, die das Immunsystem mit ihren Abfallstoffen noch zusätzlich belasten. Sie können den Heilungsprozess verlangsamen oder sogar zum Erliegen bringen.

Das Auftreten dieser Reinigungsreaktionen wird auch als *Heilkrise* bezeichnet. An dem Wort »Krise« erkennen Sie schon, dass die Symptome sehr unangenehm sein können. Dennoch ist die Heilkrise ein ausgesprochen nützlicher Mechanismus – ein Anzeichen dafür, dass der Körper mit der Selbstheilung begonnen hat. Unterdrücken Sie die Symptome mit Medikamenten, wird auch der Heilungsprozess unterdrückt. Ein Beispiel: Zeigt sich eine starke Schleimabsonderung und nehmen Sie ein abschwellendes Mittel dagegen, trocknet der Schleim aus. Die Giftstoffe, die mit dem Schleim aus dem Körper transportiert werden sollten, sitzen nun im Gewebe fest.

Welche Symptome sich zu Beginn des Ölziehens möglicherweise zeigen, ist individuell unterschiedlich. Der eine bekommt eine verstopfte Nase und Kopfschmerzen, ein anderer einen Hautausschlag, ein dritter merkt überhaupt nichts – es ist nicht vorhersagbar. Jeder Mensch hat seinen eigenen genetischen Hintergrund, seine eigene Ernährungsweise, seinen eigenen Lebensstil, deshalb reagiert jeder Körper anders.

Nicht bei jedem fallen die Symptome unangenehm aus. Oft ist die einzige wahrnehmbare Reaktion eine vermehrte Schleimproduktion beim Ölziehen. Zudem lassen die Symptome mit der Zeit von selbst nach, da der Körper immer sauberer und gesünder wird.

Eine Heilkrise ist nicht immer leicht einzuordnen. Manche Menschen denken, sie vertragen das Ölziehen nicht und werden davon krank. Hören sie damit auf, verschwinden auch die Symptome – anscheinend der Beweis dafür, dass das Ölziehen ihnen schadet. Deshalb ist es so wichtig, sich bewusst zu sein, dass es zu Beginn zu bestimmten Reaktionen kommen kann. Noch einmal sei betont, dass Ölziehen *in keiner Weise* schädlich ist. Es ist im Gegenteil eine der einfachsten und doch effektivsten natürlichen Methoden zur Reinigung und Entgiftung. Mehr zur Heilkrise, dazu, wie man sie von einer gesundheitlichen Krise, einer Erkrankung, unterscheidet, was Sie tun können und was Sie auf keinen Fall tun sollten, erfahren Sie in meinem Buch *The Healing Crisis.*

Lockere Zahnfüllungen

Gelegentlich ist zu hören, dass Ölziehen Zahnfüllungen lockert bzw. lockere Füllungen durch Hin- und Herbewegen des Öls im Mund verschiebt. Das klingt zwar nicht gut, ist aber nicht so schlecht, wie es sich anhört. Zum einen fallen lockere Füllungen früher oder später ohnehin heraus. Zum anderen fragt sich, warum die Füllung überhaupt locker war: Entweder durch einen Fehler des Zahnarztes oder durch fortschreitenden Zahnverfall. In beiden Fällen sollte die Füllung unbedingt ersetzt werden.

Allerdings betrifft das nicht nur alte Füllungen; unter Umständen können sich auch neue Füllungen lockern. Ist das der Fall, hat der Zahnarzt zweifelsohne einen Fehler gemacht, da die Füllung offensichtlich nicht richtig im Zahnbett saß. Im Laufe der Zeit hätten sich Bakterien um die lockere Füllung herum angesammelt und dort weiteren Zahnverfall verursacht, der möglicherweise zum Verlust des Zahns geführt hätte.

Sollten Sie Füllungen beim Ölziehen verlieren, ist das tatsächlich eher ein Segen – vor allem, wenn es sich dabei um Amalgamfüllungen handelt. Lassen Sie sie durch sicherere Kompositfüllungen ersetzen. War die Füllung neu, sollten Sie den Zahnarzt wechseln – hat es beim ersten Mal nicht funktioniert, wird es beim zweiten Mal kaum besser werden. Suchen Sie sich einen kompetenteren Zahnarzt. Jede Füllung, die so locker ist, dass sie beim Ölziehen herausfällt, muss ersetzt werden, bevor sie ernsthaftere Probleme verursacht.

So funktioniert Ölziehen

Ölziehen ist eine der einfachsten und doch wirkungsvollsten Heilmethoden der Naturmedizin. Viele Menschen können sich nicht vorstellen, dass simples Ausspülen des Mundes mit Öl eine so dramatische Wirkung haben und Infektionen sowie degenerative Erkrankungen heilen kann. Wie aber funktioniert das?

Das Öl selbst heilt nicht – das tut der Körper. Das Öl ebnet dem Körper lediglich den Weg zur Selbstheilung. Der menschliche Körper ist ein ganz erstaunlicher Organismus. Ihm ist die Fähigkeit einprogrammiert, sich selbst von nahezu allen Infektionen und annähernd jeder degenerativen Erkrankung zu heilen – vorausgesetzt, wir geben ihm Gelegenheit dazu. Sie können fast jede Krankheit bewältigen, indem Sie die Ursachen für die Erkrankung beseitigen und Ihrem Körper geben, was er braucht, um sich selbst zu erneuern und gesund zu erhalten.

Das Geheimnis des Ölziehens besteht darin, dass es krankheitserregende Mikroorganismen und Giftstoffe im Mund beseitigt. Und das ohne jede Zauberei, sondern durch simple Biologie. Die meisten Mikroorganismen der Mundflora bestehen aus einer einzigen Zelle. Diese einzelnen Zellen sind von einer fetthaltigen Membran umgeben, gewissermaßen die Haut der Zelle. Auch die Membranen unserer Zellen setzen sich überwiegend aus Fett zusammen.

Bringt man Öl – also Fett – und Wasser zusammen, trennen sich die beiden Bestandteile. Öl und Wasser vermischen sich nicht. Bringt man hingegen zwei Öle zusammen, entsteht eine Mischung – und genau das geschieht auch beim Ölziehen. Wenn Sie Öl in den Mund nehmen, haften die fetthaltigen Membranen der Mikroorganismen daran an. Auf diese Weise sammeln Sie die Mikroben von Zähnen und Zahnfleisch ein. Auch die Bakterien, die sich in den hintersten Nischen des Zahnfleischs und in den Dentinkanälchen versteckt haben, werden aus ihrem Versteck gezerrt und im Öl festgehalten. Je länger Sie das Öl im Mundraum hin und her bewegen, desto mehr Mikroben werden aufgesogen. Nach 20 Minuten steckt das Öl voller Bakterien, Viren und anderer Mikroorganismen – weshalb Sie es auch ausspucken und nicht hinunterschlucken sollen.

Zudem lösen sich beim Ölziehen auch Nahrungsreste in den Zahnzwischenräumen – entweder ebenfalls durch das Öl oder durch den Speichel. Man kann also durchaus sagen, dass das Ölziehen buchstäblich Mikroben und Speisereste – ihre Nahrungsgrundlage – aus dem Mund zieht. Der Speichel bekämpft bestimmte Mikrobenarten zusätzlich und erhält einen gesunden pH-Wert aufrecht. Auf diese Weise entfernen Sie beim Ölziehen nicht nur Krankheitserreger, sondern vermehren die förderlichen Substanzen in Ihrem Mund. Ohne die Last, ständig Infektionen sowie Bakterien und Giftstoffe abwehren zu müssen, kann sich der Körper auf seine Selbstheilungskräfte konzentrieren. Entzündliche Prozesse klingen ab, die Blutchemie normalisiert sich, beschädigtes Gewebe wird repariert und Heilung kann stattfinden.

Ökologie des Mundraums

Welche Arten von Mikroorganismen unseren Mundraum besiedeln, wirkt sich erheblich auf unsere Gesundheit aus. Zwar sind diese Arten bei allen Menschen etwa dieselben, doch unterscheiden sie sich von Mensch zu Mensch in der Anzahl und damit in ihrem Verhältnis zueinander. Die Mundflora eines gesunden Menschen ähnelt mitnichten der eines kranken. Während sich die Anzahl der einen Bakterien erhöht, vermindert sich die der anderen. Je höher die Anzahl krankheitserregender Bakterien, desto größer die Wahrscheinlichkeit zahn- und allgemeingesundheitlicher Probleme. Und auch umgekehrt gilt: Verringert sich die Anzahl schädlicher Mikroben, verringert sich auch das Erkrankungsrisiko.

Bakterien und andere Mikroorganismen suchen sich nicht unseren Mund aus, unser Mund sucht sich die Bakterien aus. Die Bedingungen im Mundraum schaffen eine Umgebung, die bestimmte Organismenarten begünstigt und sie wachsen und gedeihen lässt. Und ein gesunder Mund (und ein gesunder Körper) ist überwiegend von nützlichen Bakterien besiedelt. Ein ungesunder Mund zieht dagegen schädliche Bakterien an. Wenn Sie sich also einen gesünderen Mund und einen gesünderen Körper wünschen, müssen Sie die Umgebung in Ihrem Mundraum verändern.

Forscher haben auf verschiedene Arten versucht, die Mikrobesiedlung des Mundraums zu verändern. Dies gelingt beispielsweise *vorübergehend* durch Zähneputzen, durch den Gebrauch antiseptischen Mundwassers oder durch die Einnahme von Antibiotika. Allerdings gelangt die Mundflora schon bald darauf wieder in ihren vorherigen Zustand. Das Abtöten von Mundbakterien reduziert sie zwar in ihrer Anzahl, verändert aber nicht grundsätzlich die Zusammensetzung der Mundflora.

Da nützliche Mikroorganismen die schädlicheren in ihrer Vermehrung hemmen oder diese sogar abtöten können, empfiehlt es sich, die Anzahl »freundlicher« Bakterien zu erhöhen. Dies hat sich bei der Darmflora bereits als erfolgreiche Strategie erwiesen. Dort erhöhen Milchsäurebakterien in Nahrungsmitteln wie Joghurt oder Sauerkraut sowie probiotische Nahrungsergänzungen die Anzahl der »Guten« und halten die »Bösen« in Schach.

Ähnliches haben Forscher bei der Mundflora versucht, darunter auch Sigmund Socransky, Privatdozent für Parodontologie in Harvard: »Wir würden die Bösen nur allzu gerne durch die Guten ersetzen, doch das ist schwieriger, als wir dachten.« Socransky und seine Kollegen platzierten Milliarden nützlicher Bakterien im eigenen Mund – die dort allerdings nicht Fuß fassen konnten. Also verrührten sie die Bakterien zu einer Paste und rieben sich damit Zähne und Zahnfleisch ein. Ebenfalls ohne Erfolg. Dann tränkte Socransky Zahnseide mit den Bakterien, wickelte diese um jeden einzelnen Zahn und ließ sie über Nacht einwirken. »Die meisten Bakterien, die wir uns als Mitbewohner wünschten, verschwanden nach vier bis fünf Tagen«, so das enttäuschte Fazit.

Socranskys Idee, die Anzahl nützlicher Bakterien zu erhöhen, war schon richtig; nur waren die Methoden, mit denen er das erreichen wollte, falsch. Wie bei jeder anderen ökologischen Nische bestimmt auch hier die Umgebung, was gedeiht und was nicht. Ein Wasser liebender Frosch würde in der Wüste ja auch sofort sterben – die Wüste als Umgebung befriedigt die Bedürfnisse des Froschs nicht. Da können Sie noch so viele Frösche in der Wüste aussetzen.

Ebenso wird sich auch die Ökologie des Mundraums nicht ändern, nur weil man eine neue Art von Mikroorganismus einführt. Großen Einfluss auf das Milieu im Mund haben dagegen Ernährung und Lebensweise. Um dieses also dauerhaft zu verändern, müssen Sie bei Ernährung und Lebensweise ansetzen.

Ölziehen wirkt wahre Wunder beim Beseitigen von Keimen und potenziell schädlichen Mikroorganismen. Doch das ist nur die halbe Miete, wenn das Milieu im Mund das Wachstum schädlicher Bakterien weiterhin begünstigt. Durch Ölziehen sinkt die Gesamtanzahl der Bakterien – das Verhältnis von gut zu schlecht verändert sich beim Ölziehen nicht. Aus diesem Grund habe ich meine spezielle Ölziehkur entwickelt. Sie heilt Mund und Körper, indem sie die Ökologie des Mundraums dauerhaft positiv verändert.

Kapitel 7:
Dr. Fifes Ölziehkur

Ölziehen als Behandlungsmethode

Ich habe von Leuten gehört, die Ölziehen ausprobiert und keinerlei Wirkungen verspürt haben. Einige behaupteten sogar, danach seien ihre Beschwerden schlimmer geworden. Warum also bringt Ölziehen manchen Menschen erstaunliche Heilerfolge, scheint für andere aber völlig nutzlos zu sein? Ölziehen ist eine nützliche Technik, aber kein Allheilmittel. Im Grunde ist Ölziehen überhaupt kein Heilmittel.

Ölziehen ist ein Instrument, mit dem man schädliche Bakterien aus dem Mund entfernen kann. Das ist der Zweck des Ölziehens. Wenn Sie eine aktive Infektion im Mundbereich haben, kann das Öl die krankheitserregenden Bakterien aus dem Mund ziehen und dem Körper damit die Chance zur Selbstheilung geben. Es ist der Körper, der heilt, nicht das Öl. Findet keine Selbstheilung statt, liegt dies nicht daran, dass das Ölziehen nicht funktionieren würde, sondern daran, dass der Körper sich nicht heilen kann.

Und warum kann er sich nicht heilen? Dafür gibt es viele Gründe. Nach der Lektüre der Erfolgsgeschichten könnte man glauben, Ölziehen löse alle gesundheitlichen Probleme quasi über Nacht. Das ist jedoch nicht realistisch. Hat sich ein gesundheitliches Problem über Jahrzehnte entwickelt, ist eine Spontanheilung über Nacht sehr unwahrscheinlich. Der Körper braucht Zeit, um sich selbst zu heilen. Ein gebrochener Knochen beispielsweise heilt sicherlich nicht in ein bis zwei Wochen – warum sollte man dann annehmen, dass eine vielleicht seit Jahren bestehende chronische Erkrankung so schnell abheilen kann? Seien Sie realistisch.

Ein weiterer Grund dafür, warum die Heilung nicht so schnell stattfindet, wie Sie es sich wünschen, könnte sein, dass Sie Ihren Körper mehr oder weniger unbewusst daran hindern. Sind Sie z. B. aufgrund von ungesunden Ernährungs- und Lebensgewohnheiten krank geworden, können Sie nicht erwarten, gesund zu werden, ohne die schlechten Angewohnheiten zu verändern. Das ist wie mit dem Daumen und dem Hammer: Wenn Sie sich mit dem Hammer auf den Daumen geschlagen haben, nützt es nichts, ein Pflaster um den Daumen zu wickeln, wenn Sie ihn weiterhin mit dem Hammer bearbeiten. Hören Sie auf, Dinge zu tun, die Ihrer Gesundheit schaden, und erlauben Sie es Ihrem Körper, sich selbst zu heilen.

Das Ölziehen tut alles, was es tun soll; hängt eine Erkrankung jedoch nicht mit der Mundgesundheit zusammen, erzielen Sie damit wahrscheinlich nicht die Ergebnisse, die Sie erwarten. Nicht alle gesundheitlichen Probleme rühren von Infektionen im Mundbereich her. Sie können durch ein Ungleichgewicht im Darmtrakt, durch eine infizierte Wunde, durch sexuellen Kontakt, durch einen genetischen Defekt oder andere Dinge entstehen. Einige der Mikroorganismen, die im Mund leben und im Kreislauf großen Schaden anrichten können, besiedeln auch unsere Haut; zudem kommen sie in der Umwelt vor und können so auch auf anderen Wegen in den Körper gelangen. Doch selbst dann ist Ölziehen hilfreich und nützlich, da es das Immunsystem entlastet.

Die von mir entwickelte Ölziehkur ist mehr als nur Ölziehen. Ich habe das Ölziehen in ein umfassendes Gesundheitsprogramm umgewandelt, mit dem Sie Ihr Immunsystem stärken, Infektionen abwehren, Ihrem Körper die Nährstoffaufnahme erleichtern, Ihre Blutchemie ins Gleichgewicht bringen und gesundheitsschädliche Einflüsse ein für alle Mal aus Ihrem Leben verbannen können. Mit Dr. Fifes Ölziehkur erzielen Sie raschere und weitreichendere Ergebnisse als mit Ölziehen allein. Die folgenden Kapitel widmen sich den einzelnen Aspekten der Kur, am Ende finden Sie eine Zusammenfassung.

Gesunde und ausgewogene Ernährung

Die Ernährung spielt für unsere Gesundheit eine zentrale Rolle. Der Spruch: »Du bist, was du isst« ist mehr als zutreffend. Wer sich überwiegend von Junkfood ernährt, darf sich nicht wundern, wenn er sich wie Abfall fühlt und in schlechtem gesundheitlichem Zustand ist. Wer dagegen vollwertige Nahrungsmittel voller Nährstoffe zu sich nimmt, hat die nötigen Grundbausteine, um den Körper fit und gesund zu erhalten.

Die meisten Menschen sind sich der Wichtigkeit einer gesunden Ernährung durchaus bewusst – nicht jeder weiß allerdings, was eine gesunde Ernährung eigentlich ausmacht. Es reicht nicht, jeden Tag Gemüse zu essen. Manche halten eine Low-Fat-Diät für eine gesunde Ernährungsweise und glauben, wenn sie nur genügend Fett aussparten, dürften sie bei allem anderen getrost zugreifen.

Fragen Sie doch einmal zehn Menschen danach, woraus ihrer Meinung nach eine gesunde Ernährung besteht. Sie werden mit Sicherheit zehn verschiedene Antworten bekommen. Low Fat, Low Carb, Weight Watchers, makrobiotisch, vegetarisch, die Sears-Diät – was davon darf's denn sein? Da mindestens einmal im Frühjahr eine neue Diät oder ein neuer Trend durch die einschlägigen Magazine geistert, ist manch einer verwirrt. Viele dieser Diäten zielen darauf ab, überflüssige Pfunde loszuwerden. Doch ist eine Diät in diesem Sinne nicht unbedingt auch eine gesunde Ernährungsweise oder eine, die Sie für den Rest Ihres Lebens durchhalten können/wollen. Das Gleiche gilt für Entgiftungsdiäten. Von ihnen wird behauptet, dass sie den Körper blitzschnell reinigen – für den langfristigen Gebrauch sind sie selten gedacht. Oder wollen Sie bis an Ihr Lebensende ausschließlich Gemüsesaft zu sich nehmen? Die Diäten mögen hier und da ihren Zweck erfüllen, doch auf lange Sicht brauchen Sie die Umstellung auf eine Ernährung, die mit Nährstoffen vollgepackt ist, mit Kalorien sparsam umgeht und obendrein auch noch satt macht und schmeckt.

Die Meinungen darüber, welche Nahrungsmittel und Ernährungsweisen gut und welche schlecht sind, gehen weit auseinander. Selbst die Experten können sich untereinander nicht einigen. Die einen behaupten, gesättigte Fettsäuren, Cholesterin und rotes Fleisch seien ungesund, die anderen verdammen dafür Zucker und hochverarbeitetes Getreide. Woran sollen Sie sich nun halten? Nicht verzagen: Auf diese Frage gibt es eine Antwort!

Sie können Ernährungswissenschaften studieren und sich über Diäten den Kopf zerbrechen, so viel Sie wollen – der wahre Test besteht darin, ob sich die Ernährungsweise im Alltag bewährt. Theorien sind gut, solange man sie in die Praxis umsetzen kann. Eine gesunde Ernährung ist eine, die den Körper stärkt, die ihn dazu befähigt, Krankheiten zu bekämpfen, und die ihn bis ins hohe Alter gesund erhält. Das schafft die Ernährungsweise, der sich die westlichen Industrienationen überwiegend verschrieben haben, leider nicht. Trotz der Verdammung von Cholesterin und gesättigten Fettsäuren sowie zahlreichen anderen Maßnahmen sind degenerative Erkrankungen so weit verbreitet wie nie, und es tauchen ständig neue Erkrankungen auf. Krankheiten, die man früher für »Alterserscheinungen« hielt – etwa Diabetes Typ 2 oder Arthrose –, betreffen zunehmend immer jüngere Menschen. Die derzeit kursierenden Ernährungsrichtlinien helfen auch nicht weiter. Was also tun?

Werfen wir dazu einen Blick auf Bevölkerungsgruppen, bei denen degenerative Erkrankungen – darunter auch Zahnverfall und Zahnfleischerkrankungen – weit weniger verbreitet sind als bei uns. Gesund sein kann man nicht, wenn man sich ungesund ernährt, oder umgekehrt: Wer gesund ist, ernährt sich auch gesund. Es ist heutzutage nicht ganz leicht, solche Bevölkerungsgruppen zu finden. Durch die Globalisierung sind westliche Nahrungsmittel fast überall auf der Welt erhältlich; folglich plagen Herzkrankheiten, Krebs, Diabetes und andere degenerative Erkrankungen inzwischen auch die gesamte Weltbevölkerung.

Zu Beginn des 20. Jahrhunderts gab es hingegen noch viele Bevölkerungsgruppen auf der ganzen Welt, denen westliche Nahrungsmittel nicht zur Verfügung standen und die deshalb von sogenannten Zivilisationskrankheiten noch weitgehend verschont waren. Dank der Pionierarbeit von Dr. Weston A. Price sind der Gesundheitszustand dieser Bevölkerungsgruppen und die Nahrungsmittel, die sie aßen, gut dokumentiert. Dr. Price stellte in den 1920er-Jahren ausgiebige Forschungen zum Thema Fokalinfektionen an. In den darauffolgenden Jahren entdeckte er auch den Zusammenhang zwischen degenerativen Erkrankungen und Ernährung.

Während seiner langen Tätigkeit als Zahnarzt beobachtete Dr. Price, dass eine wachsende Anzahl von Menschen gleichzeitig Zahnprobleme und degenerative Erkrankungen bekamen. Gegen Ende seiner Karriere hatten Zahnerkrankungen stark zugenommen, die er in früheren Jahren kaum je zu Gesicht bekommen hatte. In der ersten Hälfte des 20. Jahrhunderts fanden große Umwälzungen in der Herstellung und Verarbeitung von Lebensmitteln statt, damit man den Bedürfnissen einer rapide in die Höhe schnellenden Bevölkerungszahl gerecht werden konnte.

Durch die Erfindung der hydraulischen Presse und der Hydrierung von Pflanzenölen tauchten neue Arten von Speiseölen und -fetten auf. Vor den 1920er-Jahren waren tierische Fette und tropische Öle die Hauptfettquellen in der Nahrung. Pflanzensamen wurden zur Ölgewinnung weniger herangezogen, da dies ein schwieriger und kostspieliger Prozess war. Der aber wurde durch die hydraulische Presse enorm vereinfacht – nun waren Pflanzenöle preiswerter als tierische Fette. Die Hydrierung verwandelte billige Pflanzenöle in feste Fette, die fortan die teureren tierischen Fette ersetzen konnten. Schmalz und Butter wurden zunehmend von pflanzlichem Backfett und Margarine verdrängt.

Auch die Zucker- und Mehlproduktion wurde stärker automatisiert. Zwischen 1900 und 1930 stieg der Zuckerkonsum um das Zehnfache. Brot aus hochverarbeitetem Mehl war aus den Haushalten nicht mehr wegzudenken; das Brot war leichter, weicher und – den Konservierungsstoffen sei Dank – viel länger haltbar. Gelee, Marmelade, Konservendosen und Süßigkeiten aller Art stürmten die Supermarktregale. Konservierungsstoffe, Geschmacksverstärker, künstliche Farbstoffe und andere Chemikalien wurden den ohnehin schon hochverarbeiteten Lebensmitteln nun in rauen Mengen zugesetzt. Rohmilch – bislang Standard – wurde pasteurisiert und homogenisiert. Die Ära der modernen Lebensmittelherstellung hatte begonnen. Damit veränderte sich die Ernährung der gesamten westlichen Welt dramatisch.

Gleichzeitig ließ sich ein anderes interessantes Phänomen beobachten. Plötzlich stieg die Anzahl seltener oder gar unbekannter Krankheiten. Von der koronaren Herzkrankheit hatte vor den 1920er-Jahren kaum jemand gehört, doch nun häuften sich die Fälle, bis die Erkrankung in den 1950er-Jahren zur Todesursache Nummer eins avancierte. Heute werden dafür oft Cholesterin und tierische Fette verantwortlich gemacht – die aber waren zu Beginn des 20. Jahrhunderts noch die Hauptfettlieferanten, wohingegen Herzerkrankungen selten waren. Auch der Verzehr von gesättigten Fettsäuren und Cholesterin war noch viel höher gewesen, hatte offensichtlich aber keine oder nur selten Herzerkrankungen verursacht.

Dies alles erfuhr Dr. Price gewissermaßen aus erster Hand. Und so fragte er sich, ob die Veränderungen hinsichtlich der Ernährungsgewohnheiten möglicherweise eine Rolle bei dem sich verschlechternden Gesundheitszustand der Bevölkerung spielten. Er beschloss, die Gesundheit der Menschen, die sich traditionell ernährten, mit der von denen zu vergleichen, die moderne, also hochverarbeitete Lebensmittel zu sich nahmen. Um so viele Einflussfaktoren wie möglich auszuschließen, wählte er Menschen mit vergleichbarem genetischem Hintergrund und aus derselben geografischen Region aus. Der einzige Unterschied: die Ernährung.

Heute ist es nahezu unmöglich, eine Bevölkerungsgruppe zu finden, die sich ausschließlich von traditionellen Nahrungsmitteln ernährt. Die modernen Lebensmittel haben die Welt erobert. In den 1930er-Jahren gab es hingegen noch zahlreiche Menschen, die sich voll und ganz auf die überlieferte Nahrung verließen und keinen modernen Einflüssen ausgesetzt waren.

Dr. Price verbrachte fast zehn Jahre damit, in der Welt herumzureisen und passende Bevölkerungsgruppen zu studieren. Er bereiste abgelegene Täler in den Schweizer Alpen, die Äußeren und Inneren Hebriden vor der schottischen Küste, Eskimodörfer in Alaska, die amerikanischen Ureinwohner in Zentral- und Nordkanada sowie in Florida, die Melanesier und Polynesier auf zahlreichen Inseln im Südpazifik, Stämme in Ost- und Zentralafrika, die Aborigines in Australien, malaiische Stämme auf den Inseln nördlich von Australien, die Maori Neuseelands und die südamerikanischen Ureinwohner in Peru sowie im Amazonasbecken.

Nach seiner Ankunft in der jeweiligen Region untersuchte er die Menschen auf ihre Gesundheit, insbesondere ihre Zahngesundheit hin und notierte sich genauestens, was diese Menschen aßen. Anschließend analysierte er den Nährstoffgehalt der Nahrungsmittel. Er schickte Nahrungsproben in sein Labor, wo sie detaillierter analysiert wurden. Dr. Price brauchte nicht lange, um festzustellen, dass sich die Gesundheit derjenigen, die sich traditionell ernährten, deutlich von der Gesundheit derjenigen, die moderne Nahrungsmittel zu sich nahmen, unterschied.

Lebten die Menschen von traditionellen Nahrungsmitteln, erfreuten sie sich in der Regel bester Gesundheit. Auch ihre Zähne waren gesund. Begannen die Menschen, moderne Lebensmittel zu essen, verschlechterte sich der Gesundheitszustand. Da sie nicht auch auf eine moderne medizinische Versorgung zurückgreifen konnten, war der körperliche Verfall stark ausgeprägt. Besonders weit verbreitet waren Zahnerkrankungen sowie infektiöse und degenerative Erkrankungen wie Arthrose und Tuberkulose. Der Unterschied zwischen den beiden Gruppen trat beispielsweise bei den Bewohnern der pazifischen Inseln deutlich zutage: Diejenigen, die im Landesinneren lebten und damit kaum Zugang zu modernen Lebensmitteln hatten, waren viel gesünder als die Hafenbewohner (siehe die Abbildungen auf S. 171). Über Erstere schrieb Dr. Price: »Die physische Entwicklung der Ureinwohner, darunter auch die ihrer Zähne und Zahnbögen, ist von ausgesprochen guter Qualität. Der Vergleich zwischen Individuen aus Hafennähe und Einwohnern des isolierteren Landesinneren ergibt ein deutlich höheres Vorkommen von Karies bei den Hafenbewohnern. Bei denjenigen, die sich fast ausschließlich von traditionellen Nahrungsmitteln ernähren, liegt die Karieshäufigkeit bei nur 0,014 Prozent; bei denjenigen, die an westliche Waren herankommen, beträgt sie dagegen 26 Prozent.« Außerdem beobachtete er eine »Zunahme von degenerativen Erkrankungen in den Gegenden um die Häfen herum«.[1]

Es bedurfte noch nicht einmal dramatischer Veränderungen hinsichtlich der Ernährungsgewohnheiten, damit sich degenerative Erkrankungen einstellten. Ein paar kommerzielle Produkte mehr, ein paar nahrhafte Nahrungsmittel weniger – das war alles. Dazu gehörten vor allem Weißmehl, polierter Reis, Zucker, pflanzliche Fette und konservierte Lebensmittel.

Bei den Menschen, die sich traditionell ernährten, waren nur 0,79 Prozent der Zähne von Karies betroffen – also nicht einmal jeder achte Zahn von 1000 untersuchten Zähnen. Bei den Menschen, die sich westlich ernährten, waren es über 33 Prozent, also rund 333 von 1000 untersuchten Zähnen. Aus einer anderen Perspektive betrachtet, litten 90 bis 100 Prozent dieser Menschen an Karies. Bei den »traditionellen Essern« war es ungleich besser um die Zahngesundheit bestellt, auch wenn sie sich nicht die Zähne putzten, weder Zahnseide noch Mundwasser benutzten und nicht in den Genuss einer professionellen zahnärztlichen Versorgung kamen. Ihre gute Zahngesundheit war eine direkte Folge ihrer guten Ernährung. Ihre Zahngesundheit spiegelte eindeutig ihre Allgemeingesundheit wider.

Dr. Price veröffentlichte die Ergebnisse seiner Studien 1939 in einem Buch mit dem Titel *Nutrition and Physical Degeneration.* Dieses Buch wird auch heute noch gedruckt und befindet sich momentan in der achten Auflage; es gilt als Klassiker der ernährungswissenschaftlichen Literatur.

Dr. Price fand auch heraus, dass *alle* traditionellen Nahrungsmittel in der Lage waren, effektiv vor Zahnverfall und anderen Erkrankun-

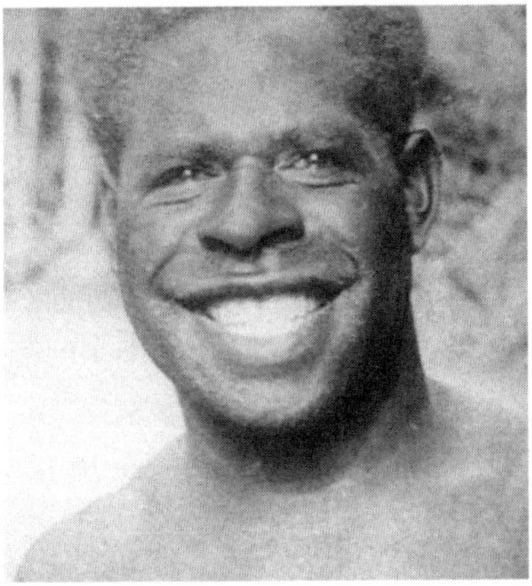
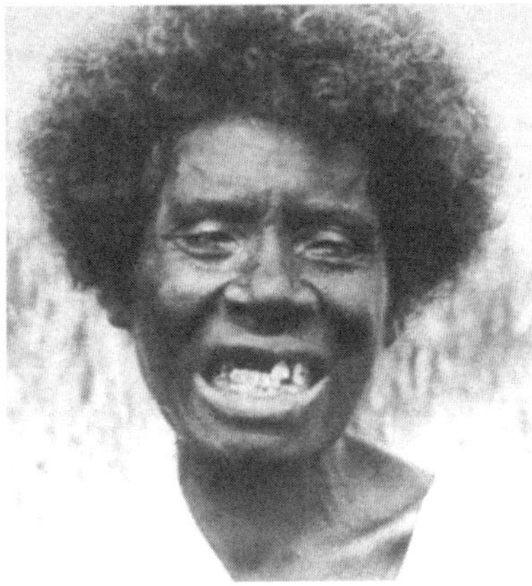

Inselbewohner des Südpazifik. Links: Der junge Angehörige eines malaiischen Stamms weist eine prächtige Entwicklung des Dentalbogens auf. Auch das Gesicht sieht insgesamt sehr gesund aus. Rechts: Im Gegensatz dazu leidet diese Melanesierin, die in der Nähe eines Hafens lebt, an rapide fortschreitendem Zahnverfall. In den Häfen wird mit modernen Lebensmitteln gehandelt, die dann auch großzügig zum Einsatz kommen. (Fotos von Dr. Weston A. Price. Copyright Price-Pottenger Nutrition Foundation, www.ppnf.org.)

gen zu schützen. Erst nachdem sich die Menschen modernen Lebensmitteln zuwandten, verschlechterte sich ihre Gesundheit. Dies ist deshalb erwähnenswert, weil sich die Nahrungsmittel deutlich voneinander unterschieden. Einige der Menschen nahmen viele ungesättigte Fettsäuren zu sich, sie aßen Fleisch und tranken Milch, während sich andere fast ausschließlich von Obst, Gemüse und Getreide ernährten. Einige aßen Fisch, andere nicht. Auch waren es immer verschiedene Obst-, Gemüse- und Getreidearten, die verzehrt wurden. Eines hatten sie jedoch alle gemeinsam: Es handelte sich immer um *vollwertige* Nahrungsmittel, nicht um hochverarbeitete. Zucker und raffinierte Kohlenhydrate gab es praktisch nicht, ebenso wenig wie industriell hergestellte Pflanzenfette. Diese Menschen verzehrten Kokosöl, Butter und andere tierische Fette, nicht selten in großen Mengen. Alles war hausgemacht, es gab keine Dosen oder andere Verpackungen, kein Convenience Food.

Dr. Prices Forschungen haben uns gezeigt, dass es weniger auf die Art des Lebensmittels ankommt als vielmehr darauf, wie dieses Nahrungsmittel verarbeitet wurde bzw. wird. Mit anderen Worten: Eine gesunde Ernährung besteht vollständig aus vollwertigen und möglichst biologisch angebauten Nahrungsmitteln. Industriell verarbeitete Produkte und Fertiggerichte sollten wir hingegen meiden. Konzentrieren Sie sich beim Einkaufen auf vollwertige frische, getrocknete, tiefgekühlte oder vergorene Lebensmittel. An erster Stelle wären hier frisches Obst und Gemüse, Vollkornprodukte – am besten selbst gebackenes Brot –, frisches Biofleisch, natürliche Fette sowie rohe und vergorene Milchprodukte zu nennen. Als Faustregel gilt: Wird das Lebensmittel in einer Dose oder Schachtel verpackt oder eingeschweißt verkauft, lassen Sie besser die Finger davon.

Natürlich weiß ich, dass nicht jeder immer alles selbst zubereiten kann; alle industriell verarbeiteten Lebensmittel zu meiden ist schwierig. Möglicherweise müssen Sie für eine große Familie kochen, und es muss auch einmal schnell gehen. Oder Sie wollen gelegentlich auswärts essen, wo Sie nicht die volle Kontrolle darüber haben, was ins Essen kommt und was nicht. Entscheiden Sie selbst, wie stringent Sie sein wollen.

Allerdings gibt es Lebensmittel, die definitiv schädlicher sind als andere. Auf jeden Fall meiden sollten Sie zuckerhaltige Lebensmittel und Getränke, industriell verarbeitete Getreideprodukte wie Weißmehl und industriell hergestellte Pflanzenfette. Diese Nahrungsmittel bringen Sie zwar nicht auf der Stelle um, aber Schritt für Schritt näher zu Zahnverfall und degenerativen Erkrankungen.

Fluch des Zuckers

Doch, ich mag Kuchen, Eiscreme und andere Süßigkeiten! Wer tut das nicht? Doch wenn ich früher manchmal einen Keks aß, wollte ich sofort einen zweiten, dritten und so weiter, bis ich eindeutig zu viel hatte. Es ist wie eine Sucht. Sie können einfach nicht nur einen Keks essen. Zucker stimuliert – ähnlich wie Kokain – die Genusszentren im Gehirn und Zucker kann ebenso abhängig machen. Tatsächlich belegen Studien, dass sich Versuchstiere, denen man die Wahl zwischen Zucker und Kokain lässt, für den Zucker entscheiden!

Raffinierter Zucker ist das vielleicht schädlichste Lebensmittel überhaupt, das uns zur Verfügung steht. Raffinierte Kohlenhydrate wie Weißmehl und polierter weißer Reis sind leider auch nicht viel besser, da sie in unserem Magen-Darm-Trakt rasch in Zucker umgewandelt werden und dort ähnlich großen Schaden anrichten.

Zucker an sich ist nichts Schlechtes, unsere Zellen brauchen ihn zur Energiegewinnung. Problematisch wird Zucker erst durch übermäßigen Verzehr und in Form von raffinierten Kohlenhydraten. Unsere Nahrung besteht zum großen Teil sowohl aus einfachen als auch aus komplexen Kohlenhydraten. Zucker ist auch ein Kohlenhydrat – ein einfaches Kohlenhydrat und der Grundbaustein aller Kohlenhydrate. Komplexe Kohlenhydrate sind nichts anderes als lange Ketten von Zuckermolekülen. Beim Verdauungsprozess werden diese Ketten durch Enzyme aufgespalten und in einzelne Zuckermoleküle zerlegt. Diese werden mithilfe des Blutes als Energielieferanten in die Zellen transportiert.

Ballaststoffe sind ebenfalls komplexe Kohlenhydrate, die der Körper allerdings nicht in einzelne Zuckermoleküle zerlegen kann, Deshalb passieren Ballaststoffe unseren Verdauungstrakt nahezu intakt. Komplexe Kohlenhydrate sind der Hauptbestandteil von Obst und Gemüse, von Getreide sowie von Nüssen und Samen.

Nehmen Sie Nahrungsmittel mit komplexen Kohlenhydraten zu sich, werden die Zuckermoleküle nur langsam und relativ konstant in den Blutkreislauf entlassen. Dies gibt der Bauchspeicheldrüse die benötigte Zeit zur Insulinproduktion; das Hormon Insulin bringt den Zucker aus dem Blut in die Zellen. Essen Sie hingegen puren Zucker, also gewissermaßen einzelne Zuckermoleküle, gelangt dieser fast umgehend ins Blut.

Zahnverfall im Lauf der Menschheitsgeschichte

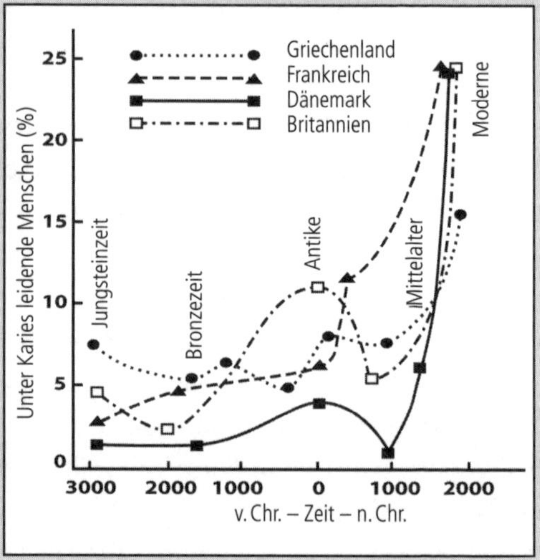

In prähistorischer Zeit waren Karies und Zahnfleischerkrankungen selten. In der Jungsteinzeit war weniger als ein Prozent der Menschen von Karies betroffen. Dr. Weston A. Price fand heraus, dass auch Menschen zu seiner Zeit ungefähr dieselbe Kariesrate aufwiesen – vorausgesetzt, sie ernährten sich ausschließlich von traditionellen Nahrungsmitteln. Bei denjenigen, die bereits mit modernen, also industriell verarbeiteten Lebensmitteln in Kontakt gekommen waren, betrug die Kariesrate hingegen 20 bis 40 Prozent, bei manchen Bevölkerungsgruppen sogar satte 70 Prozent.

Im gesamten Verlauf der Geschichte war Karies in Europa relativ wenig weit verbreitet – bis zum Mittelalter, als die westliche Welt Zugang zu Zuckerrohr erhielt.
Quelle: *University of Illinois,* Chicago

Ein durchschnittlich großer Erwachsener verfügt über rund 5,6 Liter Blut. Darin befinden sich bei einem gesunden Erwachsenen etwa ein bis drei Teelöffel Zucker. Nach dem Verzehr eines Schokoriegels mit rund neun Teelöffeln Zucker, eines Eisbechers mit rund acht Teelöffeln Zucker oder eines Stücks Apfelkuchen mit etwa zehn Teelöffeln Zucker wird das Blut plötzlich mit einer ungeheuren Zuckermenge überschwemmt. Der Blutzuckerspiegel steigt dramatisch an.

Steigt er zu hoch an oder bleibt er lange Zeit sehr hoch, fallen Sie ins hyperglykämische Koma und sterben. Zu viel Blutzucker ist Gift für den Körper. Je höher der Zuckergehalt, desto größer der Schaden. Der Körper versucht fieberhaft, Schaden zu verhindern, indem er Insulin produziert, um den Blutzuckerspiegel auf einem gesunden Niveau zu halten. Allerdings ist ein sehr hoher Insulinspiegel ebenfalls schädlich. Je öfter Sie beim Zucker also über die Stränge schlagen, desto größer das Risiko für gesundheitliche Probleme wie Bluthochdruck (der wiederum zu Herzerkrankungen beiträgt), Diabetes und Übergewicht bis hin zur Fettleibigkeit (Adipositas).

Eine der Hauptfolgen des übermäßigen Zuckerkonsums besteht darin, dass der Körper Infektionen nicht mehr effektiv abwehren kann. Zucker unterdrückt die Immunfunktion; so können sich Mikroorgansimen munter vermehren und im ganzen Körper ausbreiten. Einer meiner Kollegen kommt immer mit verstopfter Nase ins Büro, er schnieft und hustet. Er scheint öfter krank als gesund zu sein. Er isst aber auch immerzu Süßigkeiten, und ich glaube, darin liegt das Problem. Mit Gemüse kann man ihn jagen. Seine Frau und seine Kinder haben sich seine Ernährungsgewohnheiten inzwischen auch zu eigen gemacht und auch sie sind mittlerweile häufig krank. Jedes Mal, wenn ich sie besuche, ist einer von ihnen krank. Vor Kurzem hat er nach einem ernsten Gespräch mit einem Arzt seinen Zuckerkonsum eingeschränkt – mit erstaunlichen Ergebnissen. Er ist jetzt schon seit Wochen gesund, seine Nase ist frei, er schnieft und hustet auch nicht mehr.

Zucker hat noch einen weiteren Nachteil: Sein Nährwert besteht ausschließlich in Kalorien – leeren Kalorien. Und die meisten von uns könnten gut auf einige Kalorien verzichten. Wertvolle Nährstoffe liefert Zucker nicht; im Gegenteil: Zur Verarbeitung des Zuckers im Körper werden sogar noch Vitamine und Mineralstoffe gebraucht. Zucker nagt also an unseren Nährstoffreserven. Wer viel Zucker isst, verzichtet in der Regel auf nährstoffreichere Lebensmittel, weshalb man durchaus sagen kann, dass übermäßiger Zuckerkonsum eine

Mangelernährung begünstigt. Und diese wiederum setzt die Immunfunktion noch weiter herab.

Zahnärzte mögen keinen Zucker, weil er die Zähne angreift. Wie bereits erwähnt, bietet Zucker den idealen Nährboden für säureproduzierende Bakterien, die zu Zahnverfall führen. Jedes Mal, wenn Sie zuckerhaltige Nahrungsmittel oder raffinierte Kohlenhydrate zu sich nehmen, füttern Sie diese Bakterien und ebnen oralen und systemischen Infektionen den Weg.

Am schlimmsten sind Limonaden, Süßigkeiten und Desserts. Sie haben einen so hohen Zuckergehalt, dass man sie schon fast als Bakteriendünger bezeichnen könnte. Der Zucker gelangt in jede Ritze und in jeden Winkel Ihres Mundes und sorgt dort für eine wahre Bakterien- und Säureschwemme.

Wenn Sie schon Süßigkeiten essen müssen, wäre es besser, sie alle auf einmal und mit den Mahlzeiten zu verzehren als über den Tag verteilt. Auf diese Weise befindet sich der Zucker nur für eine begrenzte Zeit im Mund. Bei einer Zwischenmahlzeit greifen Sie am besten nicht auf Zucker zurück, sondern auf wirklich nahrhafte Lebensmittel wie Gemüse, Fleisch oder Käse – im Prinzip alles außer Zucker und raffinierten Kohlenhydraten. Cracker, Brot und Chips, die aus Weißmehl hergestellt wurden, sind nicht viel besser als Zucker, da die Enzyme in unserem Speichel Weißmehl mit Leichtigkeit in Zuckermoleküle zerlegen können.

Unsere Zähne sind alles andere als kompakte Gebilde, insbesondere das Dentin mit seinen Dentinkanälchen. Durch diese Kanälchen fließen nährstoffreiche Flüssigkeiten von der Wurzel des Zahns nach außen. Nach dem Verzehr von Zucker wird dieser Fluss jedoch umgekehrt, von außen nach innen zur Zahnwurzel. Das ist deshalb problematisch, weil so auch Zucker und Bakterien zur Zahnwurzel gelangen; Letztere nisten sich dort gemütlich ein und bilden Kolonien. Bei fortgesetztem Zuckerverzehr bekommen diese säureproduzierenden Bakterien dann die Nahrung, die sie brauchen, um weiter zu gedeihen. Auf diese Weise können sie dem Inneren des Zahns im

Laufe der Zeit enorm schaden. Von außen mag der Zahn gesund aussehen – im Inneren ist er jedoch verrottet.

In vielerlei Hinsicht spiegelt die Zusammensetzung des Speichels die Blutchemie wider. Jedes Mal, wenn Sie Zucker essen, steigt Ihr Blutzuckerspiegel an – ebenso wie der Zuckerspiegel in Ihrem Speichel. Und von diesem wiederum ernähren sich die Bakterien. Da nützt auch gründliches Zähneputzen nach den Mahlzeiten wenig.

Dies ist vor allem dann von Bedeutung, wenn Sie eine Glukoseintoleranz haben oder Diabetiker sind. Bei Diabetikern steigt der Blutzuckerspiegel höher an und bleibt anschließend auch länger auf diesem hohen Niveau. Das ist auch der Grund dafür, warum Diabetiker besonders anfällig für Zahnverfall sind. Zahnverfall und Zahnfleischerkrankungen verursachen Infektionen, die sich im Körper ausbreiten und zu systemischen Entzündungen führen können, was wiederum einen erhöhten Blutzuckerspiegel zur Folge hat. Dadurch erhöht sich der Zuckerspiegel des Speichels, und Bakterien, die Zahnfleischerkrankungen hervorrufen, gedeihen. Damit schließt sich der Teufelskreis: Zahnfleischerkrankungen begünstigen Diabetes, und Diabetes begünstigt Zahnfleischerkrankungen. Durchbrechen Sie den Teufelskreis! Das ist ganz einfach: Meiden Sie Zucker und raffinierte Kohlenhydrate.

Nahrungsfette

Von allen Nahrungsmitteln, die wir zu uns nehmen, sind keine so oft falsch dargestellt und so gründlich missverstanden worden wie die Nahrungsfette. Gesättigte Fettsäuren wurden zu Teufelswerk, mehrfach ungesättigte Fettsäuren zu Heiligen erklärt. Und das allein aufgrund der Tatsache, dass Letztere im Vergleich zur Ersteren den Cholesterinspiegel des Blutes senken. Diese Hypothese wurde immer wieder geäußert, insbesondere von Befürwortern der Cholesterin-Herzerkrankungs-Theorie, auch bekannt als Pharmaindustrie und deren Lobby. Doch die Wahrheit ist: Gesättigte Fettsäuren sind die Guten, mehrfach ungesättigte Fettsäuren die Bösen.

Bei *allen* gesunden Menschen, die Dr. Weston A. Price untersuchte, waren gesättigte Fettsäuren die Hauptfettquelle der Ernährung. Und diese Menschen litten *nicht* an Herzerkrankungen. Davon betroffen waren diejenigen, die ihre traditionelle Ernährungsweise zugunsten »moderner« Nahrungsmittel wie z. B. industriell hergestellter Pflanzenöle aufgegeben hatten. Das konnte Dr. Price an allen Bevölkerungsgruppen auf der ganzen Welt beobachten. Die Massai in Afrika, die Ureinwohner Kanadas und die Ureinwohner Alaskas, die sich fast ausschließlich von gesättigten Fettsäuren und Fleisch ernähren – sie alle wiesen keine Herzerkrankungen auf. Erst als sie begannen, industriell hergestellte Fette und andere hoch verarbeitete Lebensmittel zu sich zu nehmen, verschlechterte sich ihr gesundheitlicher Zustand rapide.

Viele Melanesier und Polynesier auf den Inseln im Südpazifik nahmen ausgesprochen viele gesättigte Fettsäuren in Form von Kokosnüssen zu sich. Bei einigen Bevölkerungsgruppen machten gesättigte Fettsäuren bis zu 50 Prozent der täglichen Gesamtkalorienmenge aus. Auch sie: gesund und frei von Herzkrankheiten sowie anderen degenerativen Erkrankungen. Diese traten erst nach der oben erwähnten Ernährungsumstellung auf.

Zwar bewarb man industriell bearbeitete Pflanzenöle wie Distel-, Maiskeim-, Soja-, Sonnenblumen- und Baumwollkernöl als gesund, doch sind sie das bei Weitem nicht. Im Vergleich mit gesättigten Fettsäuren sind sie sehr instabil und werden schnell ranzig. Deshalb verwendet man sie kaum in Backwaren und anderen Fertigprodukten. Außerdem verderben mehrfach ungesättigte Fettsäuren beim Erhitzen rasch und erzeugen schädliche freie Radikale. Gesättigte Fettsäuren sind viel stabiler und deshalb für den Gebrauch in der Küche empfehlenswerter.

Wenn Sie industriell hergestellte Pflanzenöle im Laden kaufen, hat bei den darin enthaltenen mehrfach ungesättigten Fettsäuren auf die eine oder andere Weise bereits eine Oxidation stattgefunden. Diese beginnt in dem Augenblick, in dem die Samen zerstoßen werden und das Öl Sauerstoff, Hitze oder Licht ausgesetzt wird. Dann entstehen freie Radikale, das Öl wird ranzig. Auch während das Öl verarbeitet, in Flaschen abgefüllt, transportiert und in Ihrem Küchenregal gelagert wird, hält die Oxidation an. Kommt das Öl beim Kochen zum Einsatz, wird diese noch enorm beschleunigt.

Freie Radikale sind für systemische Entzündungen und Gewebeschäden verantwortlich. Sie zerstören Zellwände und sogar DNA, sie führen zu Zelltod und Krebs. Tatsächlich sind mehrfach ungesättigte Fettsäuren für ihre krebserregenden Wirkungen bekannt.[2] Studien zufolge bestimmte die Art des Fetts in der Ernährung von Versuchstieren, denen man künstlich Krebs einpflanzte, darüber, wie viele Tumore sich entwickelten und wie groß diese wurden. Traurig rekordverdächtig in dieser Hinsicht waren mehrfach ungesättigte Fettsäuren. Einfach ungesättigte Fettsäuren, wie sie beispielsweise in Olivenöl vorkommen, erzeugen weniger Tumore, am wenigsten Tumore aber erzeugen gesättigte Fettsäuren. Am besten abgeschnitten hat dabei Kokosöl: Das produzierte nicht nur die wenigsten Tumore, es hinderte diese sogar in ihrer Entwicklung, selbst dann, wenn die Tiere ausgesprochen aggressiven karzinogenen Substanzen ausgesetzt waren.[3–5] Kokosöl ist also ein hochwirksames Antikrebsmittel.

Darüber hinaus beeinträchtigen industriell verarbeitete Pflanzenöle ebenso wie Zucker die Immunfunktion. Dies ist sogar so gut dokumentiert, dass man Patienten nach Organtransplantationen intravenös Pflanzenöl-Wasser-Emulsionen verabreicht, um Abstoßungsreaktionen des Immunsystems vorzubeugen.[6] Ungesättigte Fettsäuren töten beispielsweise weiße Blutkörperchen – die Leukozyten – ab, die Hauptstreitkräfte des Immunsystems, die uns vor schädlichen Mikroorganismen schützen. Wenn Sie sich von Infektionen im Mundbereich und im gesamten Körper befreien wollen, wollen Sie dazu sicherlich nichts verwenden, das die Effektivität Ihres Immunsystems erheblich herabsetzt, entzündliche Prozesse im Körper begünstigt oder krebserregend wirkt.

Deshalb ist Kokosöl hier die weitaus bessere Wahl. Es hat nicht nur antientzündliche Eigenschaften und stärkt Ihre Immunabwehr, es wirkt zudem Krebs entgegen. Und es hat noch viele weitere Qualitäten: Es schützt vor Herz-, Leber- und Nierenerkrankungen, vor dem Reizdarmsyndrom und vor Diabetes und es gleicht den Hormonspiegel aus.[7] Doch seine vielleicht bemerkenswerteste Eigenschaft besteht darin, dass es nicht nur Bakterien, sondern auch Viren, Pilze und Protozoen abtöten kann.

Unter den Nahrungsfetten ist es einzigartig, da es aus sogenannten mittelkettigen Fettsäuren besteht – und die kommen in einer erwähnenswerten Menge sonst nur in Muttermilch vor. Da mittelkettige Fettsäuren für die Gesundheit Neugeborener von so großer Bedeutung sind, werden sie sogar Formulanahrung – Fertignahrung für Säuglinge – beigegeben. Mittelkettige Fettsäuren sind leicht verdaulich und bilden daher eine gut zugängliche Nahrungsquelle, was für Säuglinge besonders wichtig ist. Außerdem können sie, wie bereits erwähnt, Krankheitserreger abtöten. Es sind vor allem die mittelkettigen Fettsäuren in der Muttermilch, die Säuglinge in den ersten Lebensmonaten, in denen sich das Immunsystem erst entwickeln muss, vor Infektionen schützen. Und was uns als Säuglinge schützte, kann uns als Erwachsene ebenso schützen.

Die mittelkettigen Fettsäuren des Kokosöls machen vielen derjenigen Bakterien und Viren den Garaus, die unseren Mund besiedeln und Infektionen auch in anderen Teilen des Körpers hervorrufen können. Antibiotika töten zwar auch Bakterien ab – gegen Viren sind sie allerdings machtlos. Tatsächlich gibt es überhaupt keine Medikamente, die effektiv Viren abtöten können – das können nur mittelkettige Fettsäuren. Und die kümmern sich gleich noch um Pilze wie beispielsweise den Candida-Pilz.

Ein Allheilmittel sind jedoch auch mittelkettige Fettsäuren nicht; sie töten z. B. nicht alle Bakterien ab, was natürlich wiederum von

Vorteil ist. Den nützlichen Darmbakterien etwa tun sie nichts zuleide, sie verursachen also auch keine Darmprobleme. So kann Kokosöl dazu beitragen, die Darmflora im Gleichgewicht zu halten oder sie wieder ins Gleichgewicht zu bringen.

Zudem hält Kokosöl die Zähne gesund. Dafür sorgt auch der Verzehr des Kokosfruchtfleischs, in dem das Öl enthalten ist. In den Küstenregionen Nordbrasiliens, wo Kokosnüsse gewissermaßen zu den Grundnahrungsmitteln zählen, ist die Zahnverfall- und Zahnfleischerkrankungsrate deutlich niedriger als in anderen Teilen des Landes. Sogar die Armen, die sich eine zahnärztliche Gesundheitsvorsorge nicht leisten können, weisen eine bessere Zahngesundheit auf als diejenigen, die keine Kokosnüsse verzehren.

Dieselbe Beobachtung machte auch Dr. Weston A. Price bei den Einwohnern der südpazifischen Inseln. Diejenigen, die sich weiterhin auf das traditionelle Lebensmittel Kokosnuss verließen, erfreuten sich bester Zahngesundheit: Sie wiesen eine Kariesrate von nur 0,34 Prozent auf – von 1000 Zähnen also nur 3,4 Zähne, die von Karies befallen waren. Auch Zahnfleischerkrankungen gab es praktisch nicht. Nur zum Vergleich: Bei uns ist sowohl die Karies- als auch die Zahnfleischerkrankungsrate mindestens zehnmal höher.

Damit Sie in den vollen Genuss der gesundheitlichen Vorzüge des Kokosöls kommen, empfehle ich Ihnen den täglichen Verzehr von ein bis drei Esslöffeln des Öls. Verwenden Sie es anstelle anderer Öle, vor allem industriell hergestellter Pflanzenöle, zum Kochen. Ersetzen Sie bei Rezepten Pflanzenöle, Margarine oder Backfett einfach durch Kokosöl. Dieses ist ausgesprochen hitzebeständig und bildet auch keine freien Radikale. Sie können das Öl auch löffelweise als Nahrungsergänzungsmittel einnehmen, das tun viele Menschen. Hochwertiges natives Kokosöl hat einen angenehm milden Geschmack, veredeltes, expellergepresstes Kokosöl ist relativ geschmacksneutral.

Aufgrund seiner antimikrobiellen Wirkungen, seiner Fähigkeit, Verletzungen schneller abheilen zu lassen, und seiner vielen anderen gesundheitsfördernden Eigenschaften empfehle ich Ihnen Kokosöl auch zum täglichen Ölziehen. Warum sollten Sie ein minderwertiges Öl verwenden, wenn Sie stattdessen die Vorzüge des Kokosöls genießen können?

Flüssigkeitsaufnahme

Ein wichtiger Aspekt guter Zahngesundheit ist eine gute Sättigung des Körpers mit Flüssigkeit, d.h. das Trinken einer ausreichenden Menge Wasser. Von Dehydratation spricht man, wenn der Körper zu viel Flüssigkeit verliert – ein weit größeres und auch weiter verbreitetes Problem, als viele Menschen denken. Wasser wird für alle chemischen Reaktionen, die im Körper ablaufen, benötigt, und so kann ein Flüssigkeitsmangel die Körperfunktionen ernsthaft beeinträchtigen. Bei einem Wasserverlust von nur einem Prozent ist bereits die Wärmeregulation gestört, und sowohl geistige als auch körperliche Leistungsfähigkeit sind vermindert. Ein Wasserverlust von acht bis zehn Prozent kann zu Koma und Tod führen. Wenn wir Durst bekommen, sind wir im Prinzip schon dehydriert. Die meisten Menschen trinken zu wenig Wasser und befinden sich in einem chronischen, subklinischen Zustand der Dehydratation – einer Wasserunterversorgung ohne offensichtliche Symptome.

Generell wird für eine ausreichende Versorgung des Körpers mit Flüssigkeit empfohlen, täglich zwischen sechs und acht Gläsern Wasser zu trinken. Eine Studie des *National Research Council* offenbarte allerdings, dass Frauen im Alter zwischen 15 und 49 Jahren durch-

»Bei fehlendem Speichelfluss ulzeriert das Gewebe im Mund und infiziert sich auch anderweitig, was die Kariesbildung an den Zähnen außerordentlich begünstigt.«

Dr. Arthur C. Guyton, *Textbook of Medical Physiology*

schnittlich bloß 2,6 Gläser Wasser pro Tag zu sich nehmen.[8] Die überwiegende Mehrheit aller Frauen ist demnach chronisch dehydriert. Eine andere Studie, durchgeführt am *Johns Hopkins Hospital* in Baltimore, ergab, dass 32 bis 41 Prozent der Teilnehmer – Männer und Frauen im Alter zwischen 23 und 44 Jahren – chronisch wasserunterversorgt waren.[9] Ernährungsstudien kommen zu einem ganz ähnlichen Ergebnis: Wahrscheinlich sind 75 Prozent der Bevölkerung unabhängig von Alter und Geschlecht leicht chronisch dehydriert.

Wie hängen Dehydratation und Mundgesundheit zusammen? Ein ganz offensichtliches Symptom von Wassermangel ist ein trockener Mund. Wird dem Körper nicht ausreichend Flüssigkeit zugeführt, nimmt die Speichelproduktion ab. Diese ist aber wichtig für einen ausgeglichenen pH-Wert, für die Bekämpfung bestimmter schädlicher Mikroorganismen und für ein insgesamt gesundes Milieu im Mundbereich. Trinken Sie also zu wenig, ist als Erstes der Mund betroffen: Eine chronische Wasserunterversorgung verändert die mikrobielle Besiedlung des Mundes auf ungünstige Weise.

Viele Menschen trinken am Tag weniger als die empfohlene Menge von sechs bis acht Gläsern Wasser. Oft wird der Flüssigkeitsbedarf mit Kaffee oder Limonade gedeckt. Diese Getränke sind jedoch kein Ersatz für Wasser; im Gegenteil: Sie entziehen dem Körper sogar noch Flüssigkeit. Als Faustregel gilt: Für jede Tasse Kaffee, Schwarz- oder Grüntee oder Limonade sollten Sie mindestens ein halbes Glas Wasser zusätzlich trinken. Ähnliches gilt auch für Alkohol: Pro 30 Milliliter Alkohol sollten Sie zusätzlich mindestens 150 Milliliter Wasser zu sich nehmen.

Doch wie viel sind sechs bis acht Gläser Wasser wirklich? Je nach Größe des Glases fasst eines etwa 350 Milliliter. Ihr Wasserbedarf hängt auch von Ihrer Körpergröße und Ihrem Gewicht ab; rechnen Sie 350 Milliliter pro zwölf Kilogramm Körpergewicht. Ein etwa 50 Kilogramm schwerer Mensch benötigt demnach rund anderthalb Liter Wasser am Tag. Klares, reines Wasser, dem weder Aromastoffe noch Chlor noch Fluorid zugesetzt wurden, ist die gesündeste Flüssigkeit, die Sie zu sich nehmen können. Um Chlor und Fluorid zu vermeiden, müssen Sie in manchen Gegenden spezielle Wasserfilter oder ein Destilliergerät verwenden. Wenn Sie dem Wasser etwas Geschmack hinzufügen wollen, nehmen Sie ein paar Tropfen Zitronen- oder Limettensaft.

Eine weitere gute und natürliche Flüssigkeitsquelle ist Kokoswasser, das Wasser aus dem Inneren der Kokosnuss. Es ist reich an Kalium und anderen Mineralstoffen und enthält nur etwa ein Fünftel so viel Zucker wie die meisten Fruchtsäfte und Softdrinks. Aufgrund seines Gehalts an lebenswichtigen Elektrolyten – ionisierten Mineralien – eignet es sich hervorragend, um den Wasserhaushalt des Körpers auszugleichen. Deshalb hat sich Kokoswasser auch bei Sportlern einen Namen gemacht und rehydriert den Körper tatsächlich besser als Sportgetränke oder Wasser allein.[10]

Vitamine und Mineralstoffe

Eine ausgewogene Ernährung versorgt Sie mit dem meisten Vitaminen und Mineralstoffen, die Sie brauchen. Es gibt aber auch wichtige Nährstoffe, die wir mit der Nahrung im Allgemeinen nicht in ausreichender Menge zu uns nehmen. Hier bieten sich Vitamine und Mineralstoffe als Nahrungsergänzungsmittel an; sie bringen das Immunsystem auf Trab, kräftigen Knochen und Zähne, verbessern die Mundgesundheit und neutraliseren Säuren im Speichel sowie im gesamten Körper.

Einer der wichtigsten Nährstoffe für eine gute Mundgesundheit ist Vitamin C. Im Gegensatz zu vielen Tieren kann der Körper des Menschen nicht selbst Vitamin C herstellen. Wir nehmen es in erster Linie durch den Verzehr von Obst und Gemüse auf. Da Vitamin C wasserlöslich ist, wird es im Körper kaum gespeichert und muss deshalb täglich zugeführt werden – am besten in Form von *frischem* Obst und

Gemüse. Beim Kochen wird das Vitamin zerstört, deshalb mangelt es Fertiggerichten und konservierten Lebensmitteln auch an diesem wichtigen Nährstoff.

Dem Vitamin kommen viele wichtige Funktionen im Körper zu. So wird es beispielsweise zur Produktion von Kollagen benötigt, einem Hauptbestandteil des Bindegewebes, das auch unsere Zähne umgibt. Zu den Symptomen eines Vitamin-C-Mangels gehören Zahnfleischbluten, lockere Zähne, brüchige Knochen, Anfälligkeit für blaue Flecken, eine schlechte Wundheilung, Blutarmut und Muskelabbau. Fällt Ihnen auf, wie viele dieser Symptome mit der Mundgesundheit zusammenhängen? So kann ein Vitamin-C-Mangel auch die Quelle ernsthafter Zahnprobleme sein. Bei fortgesetztem Vitamin-C-Mangel kommt es zu Skorbut, einer potenziell tödlich verlaufenden Erkrankung.

Da die meisten Menschen nicht genügend frisches Obst und Gemüse zu sich nehmen, ist ein leichter, subklinischer Vitamin-C-Mangel weit verbreitet. Doch auch der kann sich mit der Zeit zu einem Problem auswachsen und die Gesundheit des Zahnfleischs negativ beeinflussen. Studien belegen, dass Zahnfleischbluten und Zahnfleischentzündungen in einem direkten Zusammenhang mit der Aufnahme von Vitamin C stehen.[11]

Die empfohlene Tageszufuhr von Vitamin C beträgt in den USA und in Kanada 60 Milligramm. Das reicht zwar aus, um Skorbut zu verhindern – einem subklinischen Vitamin-C-Mangel können Sie damit jedoch nicht vorbeugen. Das Vitamin ist auch an Entgiftungsprozessen sowie an der Immunabwehr beteiligt. Sind wir krank, anderweitig stark belastet oder Smog und Giftstoffen ausgesetzt, steigt unser Vitamin-C-Bedarf. Im Alltag kommen wir ständig mit schädlichen Keimen in Kontakt, wir haben Stress und müssen uns gegen Umweltgifte wehren – unser Bedarf an Vitamin C liegt deshalb weit höher als bei den empfohlenen 60 Milligramm pro Tag. Dr. Linus Pauling, langjähriger Fürsprecher für Vitamin C und zweifacher Nobelpreisträger, empfahl bis zu 4000 Milligramm Vitamin C täglich.

Nicht nur, um einem Mangel vorzubeugen, sondern vor allem, um in den vollen Genuss der gesundheitlichen Vorzüge des Nährstoffs zu kommen. Aus diesem Grund empfehle auch ich Ihnen die Einnahme von mindestens 500 bis 1000 Milligramm Vitamin C pro Tag.

Die Vitamine A und D sind wichtig für Aufbau und Mineralisierung der Knochen. Bei einem Mangel an diesen Vitaminen verlieren Knochen und Zähne an Stabilität. Ein Vitamin-D-Mangel führt bei Kindern beispielsweise zu Rachitis, bei Erwachsenen zur Osteomalazie, einer Erweichung der Knochen. Das Vitamin wird auch als Sonnenvitamin bezeichnet, weil es sich unter dem Einfluss direkten Sonnenlichts in der Haut bildet. Sich in vernünftigem Maß und mit Sonnencreme geschützt wenn möglich täglich in der Sonne aufzuhalten ist die beste Vitamin-D-Quelle. Im Winter ist das natürlich oft etwas problematisch. Studien zufolge haben Menschen, die nicht im Freien arbeiten und sich überwiegend im Haus aufhalten, meist einen Vitamin-D-Mangel – sicherlich einer der Gründe dafür, warum viele Menschen in den Industrieländern mit zunehmendem Alter unter Knochenbrüchigkeit leiden, auch wenn sie ausreichend mit Kalzium versorgt sind. Menschen in Entwicklungsländern, die weniger Kalzium zu sich nehmen, sich aber viel in der Sonne aufhalten, haben auch in hohem Alter noch viel kräftigere Knochen. Die empfohlene Tageszufuhr von Vitamin D beträgt 10 Mikrogramm – diese Menge kann der Körper bei einem 30-minütigen Sonnenbad selbst herstellen. Im Winter, wenn die Sonnenstrahlen weniger intensiv sind, dauert es erheblich länger.

Unsere Zähne sind Teil des Skelettsystems; weiche Knochen bedeuten auch weiche Zähne. Wer also kräftige, dichte und gesunde Zähne haben will, braucht kräftige, dichte und gesunde Knochen. Zum Aufbau beider Körpergewebe werden dieselben Substanzen benötigt. Bei Knochen denken wir da automatisch an Kalzium. Kalzium ist das wichtigste Mineral in unseren Knochen, es macht Knochen und Zähne stark. Allerdings ist Kalzium nicht das einzige Knochenmineral.

Sie können so viel Kalzium essen, wie Sie wollen – ohne die anderen knochenbildenden Vitamine und Mineralien nützt Ihnen das nichts. Ohne ausreichend Vitamin D beispielsweise werden Ihre Knochen schwach und brüchig, selbst wenn Sie Kalzium als Nahrungsergänzungsmittel zusätzlich einnehmen. Weiterhin wichtig für die Knochengesundheit sind Phosphor, Magnesium, Bor, Schwefel, Zink, Mangan und Kieselerde.

Es wurde zwar immer wieder betont, wie wichtig Kalzium für die Knochen ist, die anderen Nährstoffe wurden dabei jedoch leider vernachlässigt. Die empfohlene Tageszufuhr von Kalzium beträgt in den USA 1200 Milligramm, was wahrscheinlich zu hoch angesetzt ist. Viele Menschen nehmen viel weniger Kalzium auf, haben aber auch im Alter noch stabile und gesunde Knochen. Die Weltgesundheitsorganisation (WHO) empfiehlt nur 400 bis 500 Milligramm Kalzium pro Tag – eine vernünftigere Menge. Zahlreiche Nahrungsmittel sind ausgesprochen gute Kalziumlieferanten, darunter Milch, Käse, Joghurt, Meeresfrüchte, grünes Blattgemüse und Hülsenfrüchte.

Kalzium mit der Nahrung aufzunehmen stellt also kein größeres Problem dar. Viel schwieriger ist eine ausreichende Versorgung mit Magnesium. Die Nordamerikaner und Europäer nehmen nur etwa die Hälfte der empfohlenen Tageszufuhr von 420 Milligramm für Männer und 320 Milligramm für Frauen über die Nahrung zu sich. Die besten Magnesiumlieferanten sind grünes Blattgemüse, Hülsenfrüchte sowie Nüsse und Samen.

Da Kalzium und Magnesium als Antagonisten fungieren, erzeugt ein Zuviel des einen einen Mangel des anderen und umgekehrt. Die beiden Mineralstoffe sollten also möglichst in einem ausgewogenen Verhältnis im Körper vorhanden sein. Folgt man den aktuellen Empfehlungen, beträgt das Verhältnis von Kalzium zu Magnesium jedoch 3:1. Die Forschungen von Dr. Guy Abraham und Dr. Harinder Grewal legen nahe, dass das optimale Verhältnis tatsächlich 1:1 wäre.[12]

Ihre Studien ergaben einen signifikanten Anstieg der Knochendichte – elf Prozent – bei Probandinnen nach der Menopause, wenn diese nur 500 Milligramm Kalzium, dafür aber 600 Milligramm Magnesium pro Tag bekamen. Bekamen die Probandinnen nur jeweils die empfohlene Menge, konnte keine Verbesserung der Knochendichte festgestellt werden.

Die Aufnahme von zu viel Kalzium kann den Kalziumspiegel im Blut erhöhen, wodurch sich der Mineralstoff in Teilen des Körpers ablagert, in die er nicht gehört, etwa in den Nieren (Nierensteine), an der Knochenoberfläche (Knochensporn), in den Arterien (Arteriosklerose) und an den Zähnen (Zahnstein). In diesen Fällen sollte entweder die Kalziumzufuhr gedrosselt oder die Magnesiumzufuhr erhöht werden.

Da wir normalerweise zu viel Kalzium und zu wenig Magnesium aufnehmen, leiden viele Menschen an einem Ungleichgewicht dieser beiden Mineralstoffe. Kombipräparate aus verschiedenen Vitaminen und Mineralien sind nicht immer hilfreich, da sie ebenfalls zu viel Kalzium und zu wenig Magnesium enthalten. Empfehlenswert ist die Zufuhr von 200 bis 400 Milligramm Magnesium *ohne* die zusätzliche Zufuhr von Kalzium. Sollten Sie dennoch ein Kalziumpräparat einnehmen wollen, beschränken Sie die Dosis auf 400 bis 600 Milligramm pro Tag und erhöhen Sie Ihre Magnesiumzufuhr auf die gleiche Menge, damit das Verhältnis der beiden Stoffe zueinander 1:1 beträgt. Abraham und Grewal verwendeten das Verhältnis 5:6, hielten 1:2 aber für noch besser. Etwas mehr Magnesium kann bei unserer kalziumreichen Nahrung nicht schaden.

Die Einnahme von Magnesium kann weiche Stühle verursachen. Ist dies der Fall, sollten Sie die Dosis verringern. Hat sich der Körper an die zusätzliche Magnesiumzufuhr gewöhnt, können Sie die Dosis allmählich wieder erhöhen. Am besten ist es natürlich, magnesiumreiche Lebensmittel zu verzehren und auf Nahrungsergänzungsmittel zu verzichten.

Neben Kalzium ist Phosphor der Mineralstoff, der in größeren Mengen im Körper vorkommt. Rund 85 Prozent davon befinden sich in Knochen und Zähnen. Unser Bedarf an Phosphor entspricht etwa

Für die Zahngesundheit wichtige Nährstoffe		
Vitamin/Mineral	**Empfohlene Tageszufuhr**	
	der Behörden	**des Autors**
Vitamin A	700 µg	
Vitamin B1 (Thiamin)	1,5 mg	
Vitamin B2 (Riboflavin)	1,7 mg	
Vitamin B3 (Niacin)	20 mg	
Vitamin B6	2 mg	
Vitamin B12	6 µg	
Vitamin C	60 mg	500–1000 mg
Vitamin D	10 µg	
Vitamin E	27 mg	180–360 mg
Folsäure	0,4 mg	
Kalzium	1200 mg	400–600 mg
Magnesium	400 mg	400–600 mg
Selen	70 µg	
Pantothensäure	10 mg*	
Biotin	30 µg*	
Chrom	50–200 µg*	
Kupfer	2 mg*	
Mangan	5 mg*	
Molybdän	250 µg*	
Zink	15 mg	
Jod	150 µg	
Alpha-Liponsäure	50–100 mg*	
Koenzym Q10	10–30 mg*	
Bor	3–5 mg*	
*Keine offizielle Empfehlung, aber bedenkenlose Menge		

Halten Sie sich an die empfohlene Tageszufuhr, außer es ist unter »Empfohlene Tageszufuhr des Autors« anders angegeben. Sollten Sie auf Nahrungsergänzungsmittel zurückgreifen, können Sie auch ein Kombipräparat wählen, das weitere, hier nicht aufgeführte Nährstoffe enthält.

dem an Kalzium; auch hier beträgt das ideale Verhältnis zueinander 1:1. Phosphor ist in der Regel reichlich in der Nahrung enthalten: Fleisch, Milchprodukte und Eier sind beispielsweise gute Phosphorlieferanten. Darüber hinaus brauchen wir für stabile und gesunde Knochen noch verschiedene Spurenelemente wie Bor, Schwefel, Zink, Mangan und Kieselerde – sie alle spielen beim Knochenstoffwechsel und beim Knochenaufbau eine wichtige Rolle.

Falls Sie an einer chronischen Erkrankung leiden, ist Ihr Immunsystem wahrscheinlich überlastet und das Risiko eines Vitamin- oder Mineralstoffmangels hoch. Hier können Nahrungsergänzungsmittel Abhilfe schaffen. Die wichtigsten Vitamine und Mineralstoffe sind auf Seite 189 aufgelistet. Nehmen Sie auf jeden Fall die unter »Empfohlene Tageszufuhr« genannte Menge ein – außer bei Kalzium, hier empfiehlt sich eine geringere Dosis. Auch bei Vitamin C, Vitamin E und Magnesium gibt es abweichende Empfehlungen. Konsultieren Sie diesbezüglich auch Ihren Arzt oder Heilpraktiker: Bei bestimmten Erkrankungen kann die jeweils empfohlene Dosis ebenfalls abweichen.

Zahnpflege und Zahngesundheit

Abgesehen vom Ölziehen sollten Sie Ihre Zähne auch anderweitig sorgfältig pflegen. Putzen Sie sie immer nach den Mahlzeiten mit Zahnpasta ohne Fluorid. Der Zahnarzt Dr. J. E. Phillips, der Erfinder der *Phillips Blotting Technique* (siehe S. 14f.), empfiehlt ein nur einmal tägliches Zähneputzen; der Grund hierfür ist, dass zu häufiges Zähneputzen die Zahnsubstanz zu stark abträgt. Wenn Sie regelmäßig Öl ziehen, können Sie das Zähneputzen nach einer Mahlzeit tatsächlich auch einmal auslassen. Wenn Sie das Ölziehen abends durchführen, stellen Sie sicher, dass Sie Ihren Mund vor dem Zubettgehen von den meisten Bakterien und anderen schädlichen Partikeln gereinigt haben.

Gehen Sie regelmäßig zum Zahnarzt, der Zahnbelag und Zahnstein entfernt und die Zähne auf eine Infektion hin untersucht. Bei regelmäßigem Ölziehen werden Sie kaum Probleme mit Ihren Zähnen haben.

Wenn Sie mit dem Ölziehen gerade erst begonnen haben, muss sich Ihr Zahnarzt vielleicht noch um einen eventuellen Zahnabszess oder vorhandene Karieslöcher kümmern. Manchmal dauert es sehr lange, bis sich die Kalziumablagerungen, aus denen Zahnstein besteht, beim Ölziehen aufgelöst haben; dann ist es besser, sie professionell vom Zahnarzt entfernen zu lassen. Danach kann das Zahnfleisch heilen, denn Zahnstein ist ein bekannter Verursacher chronischer Entzündungen.

Vielleicht gibt es noch andere Probleme mit Ihren Zähnen, etwa Amalgamfüllungen oder Wurzelkanalbehandlungen. Idealerweise sollte jegliches Metall aus Ihrem Mund entfernt werden. Ist dies aus irgendeinem Grund nicht möglich, ist Gold wahrscheinlich die beste Wahl. Für die optimale Zahn- und Allgemeingesundheit sollten Amalgamfüllungen durch Kompositfüllungen ersetzt und wurzelkanalbehandelte Zähne gezogen werden. Doch wie bereits erwähnt, ist hier Ihre individuelle Situation entscheidend, und Sie müssen die für Sie beste Lösung finden.

Größere Zahnbehandlungen können kostspielig und traumatisch sein. Vielleicht möchten Sie weitere Behandlungen vermeiden oder auf den richtigen Zeitpunkt dafür warten. In diesem Fall müssen Sie sich jedoch vor den Giftstoffen, die möglicherweise durch vorhergehende Behandlungen entstanden sind, schützen. Dafür steht Ihnen eine Reihe von Lebensmitteln und Nährstoffen zur Verfügung; sie wirken den schädlichen Effekten der Schwermetalle entgegen oder binden sie so, dass sie nicht vom Körper absorbiert werden können. In den folgenden Abschnitten finden Sie entsprechende Hinweise, wie Sie sich dem Einfluss von Quecksilber und anderen Schwermetallen entziehen können.

Hilfe bei Schwermetallentgiftung

Sollten sich Amalgamfüllungen oder andere Schwermetalle in Ihrem Mund befinden, folgen Sie den nachstehenden Empfehlungen.

Hilfreiche Spurenelemente

Zum Aufbau wichtiger Enzyme, die an Hunderten von chemisch-biologischen Reaktionen beteiligt sind, braucht unser Körper Spurenelemente wie Zink und Selen. Sind jedoch Schwermetalle wie Quecksilber und Nickel vorhanden, greift der Körper statt auf die Spurenelemente auf diese giftigen Substanzen zurück. Das führt natürlich zu Problemen. Kommt statt Zink beispielsweise Quecksilber zum Einsatz, funktionieren die resultierenden Enzyme nicht mehr richtig und werden nutzlos. Und sind zu viele fehlerhafte Enzyme vorhanden, werden die chemischen Vorgänge im Körper behindert, was wiederum Erkrankungen zur Folge haben kann. Die Situation wird dann prekär, wenn Zink, Selen und andere essenzielle Mineralien nicht ausreichend mit der Nahrung zugeführt werden, stattdessen aber giftige Schwermetalle im Körper zu finden sind. Deshalb ist es so wichtig, auf eine angemessene Versorgung mit Spurenelementen zu achten – sie können die Wirkung der Schwermetalle zumindest abschwächen, wenn nicht gar neutralisieren.

Sollten Sie also Quecksilber oder Nickel im Mund haben, ist die Einnahme eines Nahrungsergänzungsmittels ratsam, das mindestens die empfohlene Tagesdosis der wichtigsten Mineralien und Spurenelemente enthält. Diese beträgt bei Zink zwölf Milligramm für Frauen und 15 Milligramm für Männer, bei Selen 55 Mikrogramm für Frauen und 70 Mikrogramm für Männer. Darüber hinaus brauchen Sie täglich zwei Milligramm Kupfer. Da Zink und Kupfer zusammenarbeiten, sollte ihr Verhältnis zueinander 8:1 betragen. Sie können die empfohlene Dosis für Mineralstoffe übrigens bedenkenlos auf das Doppelte erhöhen; allerdings können auch Zink, Selen und Kupfer giftig sein, übertreiben Sie es also nicht. Auch bei Eisen sollten Sie

Vorsicht walten lassen: Konsultieren Sie auf jeden Fall einen Arzt, bevor Sie von der empfohlenen Menge abweichen. Und vergessen Sie nicht, dass Sie die Vitamine und Mineralstoffe natürlich auch mit der Nahrung aufnehmen.

Wie effektiv die Vitamine und Mineralstoffe vom Körper aufgenommen werden – egal ob als Nahrungsergänzungs- oder Lebensmittel –, hängt von der übrigen Ernährung ab. So erhöhen beispielsweise Vitamin C und Nahrungsfette die Freisetzung essenzieller Mineralien aus der Nahrung und verbessern deren Absorptionsrate. Deshalb können Low-Fat-Diäten Mineralstoffmängeln Vorschub leisten. Wer zum Salat ein fettarmes oder gar fettloses Dressing wählt, kommt garantiert nicht in den vollen Genuss der im Salat enthaltenen Vitamine und Mineralstoffe. Ein »guter« Fettlieferant im Salat hingegen kann die Mineralstoffaufnahme verdoppeln, verdreifachen oder sogar vervierfachen. Zu den »guten« Fettquellen zählen beispielsweise Avocados, Nüsse und Käse sowie Oliven- und Kokosöl.

Deshalb empfehle ich die Aufnahme von mindestens 1000 Milligramm Vitamin C täglich, und zusätzlich dazu ein Multivitamin- und Mineralstoffpräparat, das wenigstens die empfohlene Tagesdosis Zink und Selen enthält. Nehmen Sie die Nahrungsergänzungsmittel am besten zum Frühstück ein und koppeln Sie sie an die oben erwähnten »guten« Nahrungsfette.

Koriander – das wertvolle Grün

Die Natur hält zahlreiche Mittel und Wege für uns bereit, mit denen wir uns vor Krankheiten und Giftstoffen schützen können. Kräuter etwa sind schon seit Jahrtausenden für ihre Heilqualitäten bekannt. In jüngerer Zeit hat vor allem eine Pflanze hinsichtlich ihrer Eigenschaft, giftigen Schwermetallen im Körper entgegenzuwirken, die Aufmerksamkeit auf sich gezogen: Die Rede ist von *Coriandrum sativum,* auch bekannt als Koriander. Und hier ist es vor allem das Grün, die Blättchen und Stängel, die sich als sogenannte Komplex- oder Chelatbildner bewährt haben.

Der Echte Koriander gehört zur Familie der Doldenblütler und ist als Gewürzkraut fester Bestandteil der asiatischen und mexikanischen Küche. Die Erkenntnis, dass er auch erheblich zu unserer Gesundheit beitragen kann, verdanken wir den Studien von Dr. Yoshiaki Omura, dem Vorsitzenden und Gründer des *International College of Acupuncture and Electro-Therapeutics* und medizinischem Forschungsleiter der *Heart Disease Research Foundation* in den USA.

Dr. Omura fand heraus, dass sich Antibiotika zur Behandlung verschiedener Infektionen oftmals als ineffektiv erwiesen, wenn sich Schwermetalle wie Quecksilber, Blei und Aluminium lokal begrenzt im Körper abgelagert hatten. Die Antibiotika und andere Medikamente schwächten die Symptome zwar eine Zeitlang ab, doch kehrte die Infektion in den meisten Fällen innerhalb weniger Monate wieder zurück. Eingehende Untersuchungen ergaben, dass sich die Infektionen vor allem an den Stellen im Körper eingenistet hatten, an denen sich auch die Schwermetallablagerungen befanden – Schwermetalle sowie Bakterien und Viren Seite an Seite. Dr. Omura schlussfolgerte, dass die Schwermetalle die Medikamente in ihrer Wirksamkeit irgendwie beeinträchtigten und somit zum erneuten Ausbruch der Infektionen führten. Zur Behandlung der Patienten war neben der Antibiotikagabe auch eine Schwermetallentgiftung notwendig.

Dass Koriander als Chelatbildner wirkt, entdeckte Dr. Omura gewissermaßen nebenbei. Als er 1995 Patienten mit Infektionen und erhöhten Schwermetallwerten behandelte, stellte er fest, dass diejenigen, die eine vietnamesische Suppe mit Koriander gegessen hatten, vermehrt Quecksilber mit dem Urin ausschieden. Weitere Forschungen ergaben, dass sich derselbe Effekt auch bei Blei und Aluminium einstellt. Wurde mit den Antibiotika gleichzeitig Koriander verabreicht, verschwanden die Infektionen auf Nimmerwiedersehen. Andere Forscher bestätigten Dr. Omuras Ergebnisse, die er daraufhin in wissenschaftlichen Fachzeitschriften veröffentlichte.[13]

Nur ein Esslöffel Koriandergrün – etwa die Menge, die man auch in einem Gericht verwenden würde – täglich über einen Zeitraum von drei Wochen verzehrt reichte aus, um den Großteil der Schwermetalle aus dem Körper auszuleiten und es den Medikamenten zu ermöglichen, ihre Arbeit zu verrichten. Und das nicht nur im Magen-Darm-Trakt, sondern überall im Körper: in der Lunge, in den Nieren, in den endokrinen Organen, in der Leber und im Herz.

Wenn der Zahnarzt eine Amalgamfüllung entfernt, trifft er Vorsichtsmaßnahmen, damit der Patient den austretenden Quecksilberdampf und -staub nicht schluckt oder einatmet. Dazu wird ein Kofferdam, ein Spanngummi, mit einer starken Absaugvorrichtung im Mund platziert. Um das Schlucken zu verhindern, muss der Patient den Mund während der Behandlung häufig mit Wasser ausspülen. Doch steigen trotz dieser Vorsichtsmaßnahmen die Quecksilberwerte nach der Entfernung von Amalgamfüllungen in der Regel an. Dr. Omura bewies, dass das Quecksilber effektiv ausgeschieden wird, wenn der Patient nach der Behandlung täglich zwei bis drei Wochen lang Koriander verzehrt.[14] In diesen Fällen empfiehlt Dr. Omura eine größere Menge Koriander mehrmals am Tag; er selbst verschrieb Korianderpulver in 100-Milligramm-Kapseln viermal täglich.

Wie bereits erwähnt, bestätigten andere Forscher Dr. Omuras Studien. Im *Department of Atomic Energy* in Indien fand man heraus, dass Koriander auch zur Reinigung kontaminierten Wassers verwendet werden kann.[15] Dabei filtert das Kraut Quecksilber aus dem Wasser heraus. Die Forscher bescheinigten der Pflanze beim Entfernen von anorganischem Quecksilber und Methylquecksilber aus dotiertem Grundwasser eine »gute Effektivität«.

Koriander möglichst oft auf den Speiseplan zu setzen ist eine einfache Methode, Quecksilbervergiftungen vorzubeugen, insbesondere dann, wenn Sie Amalgamfüllungen im Mund haben. Das Kraut schmeckt angenehm würzig und kann im Grunde wie Petersilie verwendet werden. Es verleiht vielen Speisen ihren typisch fernöstlichen, exotischen Geschmack. Es ist nicht nur in der vietnamesischen, sondern auch in der thailändischen und indischen Küche ausgesprochen beliebt und kann roh oder gegart zum Einsatz kommen.

Koriander hat die Eigenschaft, dem Gewebe mehr Quecksilber zu entziehen, als der Körper allein über den Urin ausscheiden kann. Eine andere Möglichkeit, sich des giftigen Schwermetalls zu entledigen, steht dem Körper mit der Gallenflüssigkeit zur Verfügung, die in den Darmtrakt freigesetzt wird. Diese Ausscheidungsmöglichkeit wiederum wird durch eine ballaststoffreiche Ernährung und die Einnahme von Chlorella-Nahrungsergänzungsmitteln unterstützt.

Ballaststoffreiche Kost

Unter Ballaststoffen versteht man die pflanzlichen Nahrungsbestandteile, die von den menschlichen Verdauungsenzymen nicht aufgespalten werden können. So passieren sie den Darmtrakt mehr oder weniger intakt. An Nährstoffen haben sie zwar nicht viel zu bieten, für die Verdauungsfunktion sind sie aber dennoch sehr wichtig. Darüber hinaus binden sie Giftstoffe und Schwermetalle und leiten diese aus dem Körper aus. Zudem beschleunigen Ballaststoffe die Darmpassage, womit Giftstoffen weniger Zeit zur Verfügung steht, im Darm absorbiert zu werden. Die ballaststoffreichsten Lebensmittel sind zugleich die gesündesten; hierzu gehören beispielsweise Hülsenfrüchte, Nüsse und Samen, Vollkornprodukte sowie Obst und Gemüse. Setzen Sie all das möglichst oft auf Ihren Speiseplan.

Bestimmte Ballaststoffe sind effektivere Chelatbildner – also Substanzen, die Giftstoffe und Schwermetalle an sich binden und aus dem Körper ausleiten – als andere. Grundsätzlich gibt es zwei Ballaststoffarten: lösliche und unlösliche Ballaststoffe. Zu Ersteren gehören z. B. Pektin und Guarkernmehl, die in der Lebensmittelindustrie auch als Verdickungsmittel eingesetzt werden. Zu den unlöslichen Ballaststoffen gehört beispielsweise Kleie; sie ist auch der effektivste Chelatbildner. Das hat sie einem ihrer Bestandteile zu verdanken: dem Inositolhexaphosphat, kurz IP6.

IP6 ist nicht nur eine wirksame Entgiftungssubstanz, sondern auch ein starkes Antioxidans. Die meisten Studien, die bislang zu IP6 durchgeführt wurden, konzentrieren sich auf seine abwehrstärkende und krebsbekämpfende Wirkung.[16–18] Außerdem hat es sich zur Vorbeugung von Nierensteinen als nützlich erwiesen.[19–20]

Vollkornprodukte, Nüsse und Samen sowie Hülsenfrüchte enthalten zwischen einem und sechs Gramm IP6 pro 100 Gramm. Weißmehlprodukte und polierter weißer Reis dagegen enthalten praktisch kein IP6 und sind deshalb als Chelatbildner nutzlos. Vollkornmais enthält etwa sechs Gramm, Sesamsamen enthalten rund fünf Gramm, Vollkornweizen vier Gramm und Naturreis zwei Gramm IP6 pro 100 Gramm. Besonders hoch ist der Gehalt an IP6 in Weizen- und Reiskleie, wobei Weizenkleie fast doppelt so viel IP6 enthält wie Reiskleie. Dr. Abulkalam Shamsuddin, Professor für Pathologie an der *University of Maryland School of Medicine,* eine der führenden Autoritäten auf dem Gebiet der IP6-Forschung, empfiehlt die Einnahme von ein bis zwei Gramm IP6 täglich. Sie können diese Menge mühelos beim Verzehr von Vollkornprodukten, Nüssen und Samen, Hülsenfrüchten sowie Weizen- und Reiskleie zu sich nehmen oder Sie wählen ein Nahrungsergänzungsmittel. Eine Tasse gekochter Naturreis versorgt Sie mit rund zwei Gramm IP6. Oder Sie fügen Ihren Mahlzeiten etwa einen Teelöffel Weizenkleie hinzu.

Ebenfalls geeignet zur Schwermetallentgiftung ist Chlorella, eine Süßwasseralge, die als Nahrungsergänzungspräparat angeboten wird. Chlorella und Kleie ähneln einander in vielerlei Hinsicht: Es ist vor allem der Ballaststoffanteil der Alge, der Schwermetalle und andere Giftstoffe aus dem Darm anzieht und aus dem Körper ausleitet. Ebenso wie IP6 werden auch Chlorella abwehrstärkende und krebsbekämpfende Eigenschaften nachgesagt. Und schließlich profitiert wie bei allen Ballaststoffen ganz nebenbei noch die Darmfunktion.

Chlorella gibt es in Tabletten-, Pulver- und flüssiger Form. Die Standardtagesdosis für Erwachsene beträgt drei Gramm bzw. 30 Milliliter Flüssigextrakt. Ein Teelöffel des Pulvers enthält fünf Gramm Algenextrakt. Fangen Sie zunächst mit der Hälfte der empfohlenen Menge an, da manche Menschen allergisch auf Chlorella reagieren. Sollten Sie nach der Einnahme des Präparats Atemschwierigkeiten,

Schmerzen in der Brust oder einen Nesselausschlag bekommen, setzen Sie das Präparat sofort ab.

Um Quecksilber aus Ihrem Körper zu entfernen, können Sie auch auf eine Kombination aus Ballaststoffen, Kleie, IP6 und Chlorella zurückgreifen – können, müssen aber nicht. Sinnvoller ist es, täglich auf eine ballaststoffreiche Kost zu achten, denn die hält Sie insgesamt gesund. Betrachten Sie Nahrungsergänzungsmittel eher als Extra.

Sollten Sie morgens Mineralstoffpräparate einnehmen, kombinieren Sie sie nicht mit IP6-reichen Lebensmitteln oder IP6- und Chlorellapräparaten. Als Chelatbildner können IP6 und Chlorella die Mineralstoffaufnahme behindern. Warten Sie mit IP6 und Chlorella deshalb bis zum Mittag- oder Abendessen.

Antioxidanzien – Schutz vor freien Radikalen

Schwermetalle können zahlreiche biologische Systeme unseres Körpers stören und schädigen. Eine der schädlichen Hauptwirkungen von Quecksilber und anderen Schwermetallen besteht in der Bildung von freien Radikalen. Quecksilber wirkt sich hochgiftig auf lebende Zellen aus. Dort fungiert es als Katalysator, indem es mehrfach ungesättigte Fettsäuren in den Zellmembranen in freie Radikale umwandelt. In der Folge wird die Zelle beschädigt, sie mutiert – beispielsweise zu einer Krebszelle – oder sie stirbt ab.

Haben sich freie Radikale gebildet, greifen sie willkürlich Nachbarmoleküle an und wandeln diese ebenfalls in freie Radikale um. Das geht immer so weiter, und je größer die Anzahl der freien Radikale, desto mehr Schaden richten sie an. Glücklicherweise besitzen wir eine Waffe gegen diese Terroristen: Antioxidanzien. Sie neutralisieren freie Radikale und opfern sich dabei selbst. Deshalb müssen sie auch regelmäßig ersetzt werden, damit die freien Radikale nicht außer Kontrolle geraten.

Und woher erhalten wir Antioxidanzien? Aus der Nahrung. Zu den wichtigsten antioxidativ wirkenden Nährstoffen gehören die Vitamine A, C und E, Alpha-Liponsäure sowie Koenzym Q10. Darüber hinaus produziert unser Körper auch selbst Antioxidanzien, und zwar aus bestimmten essenziellen Mineralstoffen wie beispielsweise Zink und Selen. Im Kampf gegen Quecksilber kommt vor allem das Antioxidans Vitamin C zum Einsatz – zum einen deshalb, weil es in größeren Mengen eingenommen werden kann, ohne selbst Schäden zu verursachen. Patienten, denen Amalgamfüllungen entfernt werden, verabreicht man Vitamin C oft in sehr großen Mengen intravenös. Dies trägt viel dazu bei, die toxischen Wirkungen des Quecksilbers abzuschwächen, das seinen Weg trotz aller Vorsichtsmaßnahmen doch in die Blutbahn findet.

Die meisten Antioxidanzien sind entweder wasserlöslich (Vitamin C) oder fettlöslich (Vitamin A, Vitamin E, Koenzym Q10). Alpha-Liponsäure ist insofern einzigartig, als dass sie auf eine breitere Auswahl an Körpergewebe einwirkt als andere Antioxidanzien, da sie sowohl wasser- als auch fettlöslich ist. Zudem gelangt Alpha-Liponsäure durch ihre geringe Größe fast überall hin – beispielsweise in den Zellkern, wo sie DNA-Schäden durch freie Radikale verhindert. Noch etwas Erstaunliches kann Alpha-Liponsäure: Sie kann die Vitamine C und E »reparieren«, nachdem diese sich im Kampf gegen freie Radikale erschöpft haben. Und schließlich wirkt sie im Gegensatz zu anderen Antioxidanzien auch als leichter Chelatbildner.

Ganz werden Sie freie Radikale nie los. Wir tragen sie immer in uns, sie werden durch verschiedene chemische Substanzen und Giftstoffe in unserem Körper erzeugt und sind sogar das Ergebnis ganz normaler Verdauungs- und Stoffwechselvorgänge. Doch egal wo sie herkommen – sie alle sind gefährlich und sollten wenn möglich neutralisiert werden. Und solange Sie Quecksilber im Körper haben, wird dieses Schwermetall weiter freie Radikale erzeugen und Ihre Reserven an Antioxidanzien leeren.

Sollten Sie Amalgamfüllungen besitzen, müssen Sie unbedingt auf eine ausreichende Zufuhr an Antioxidanzien aus der Nahrung achten. Vielleicht reicht die Nahrung allein auch nicht aus, um Sie so mit Antioxidanzien zu versorgen, dass der Schaden, den das Quecksilber in Ihrem Mund und in anderen Körperbereichen wie dem Gehirn, der Leber oder den Nieren angerichtet hat, behoben werden kann. Dann sind entsprechende Nahrungsergänzungsmittel anzuraten.

Die in den USA empfohlene Tageszufuhr von Vitamin A beträgt 700 Mikrogramm, von Vitamin E 27 Milligramm. Für Alpha-Liponsäure gibt es derzeit keine offiziellen Empfehlungen, zur Nahrungsergänzung haben sich 50 bis 100 Milligramm Alpha-Liponsäure pro Tag jedoch als unbedenklich erwiesen. Zur Therapie sind wahrscheinlich höhere Dosen notwendig. Alpha-Liponsäure wird in zwei Varianten verkauft: als R-Alpha-Liponsäure und als S-Alpha-Liponsäure. Erstere stammt aus natürlichen Quellen, Letztere wird synthetisch hergestellt. R-Alpha-Liponsäure ist etwa doppelt so effektiv wie ihre synthetische Schwester.

Sollten Sie an Diabetes leiden, konsultieren Sie vor der Einnahme von Alpha-Liponsäure bitte Ihren Arzt. Das Präparat wirkt sich möglicherweise auf den Blutzucker- und Insulinspiegel aus, weshalb Diabetesmedikamente entsprechend angepasst werden müssen.

Medikamente und Mundgesundheit

Arzneimittel, Alkohol und Nikotin

Eine ganze Reihe von Medikamenten zur Behandlung systemischer Erkrankungen kann zu Nebenwirkungen im Mundbereich führen, vom Austrocknen des Mundes über Veränderungen der Zahnschmelzoberflächenstruktur bis hin zu Veränderungen der Schleimhäute. Mehr als 400 verschreibungs- oder apothekenpflichtige Medikamente führen zum Austrocknen der Mundschleimhaut, darunter Schmerzmittel wie Aspirin® und Ibuprofen, trizyklische Antidepressiva, Antihistaminika und Diuretika, harntreibende Mittel. Sogar Körperpflegeprodukte wie z. B. Deodorants können austrocknend wirken und die Speichelsekretion beeinträchtigen. Das Antibiotikum Tetracyclin kann die Entwicklung des Zahnschmelzes behindern, wenn es von Schwangeren oder von Kindern während der Zahnbildung eingenommen wird.

Ein relativ weit verbreitetes Medikament wird auch mit abnormen Zahnfleischwucherungen und anderen Fehlentwicklungen in Verbindung gebracht: Ciclosporin, das als Immunsuppressivum bei Organ- und Knochenmarkstransplantationen zum Einsatz kommt. Darüber hinaus wird es jedoch auch zur Behandlung von Diabetes Typ 2, chronischer Polyarthritis, Psoriasis, multipler Sklerose, Malaria, Sarkoidose und anderen Autoimmunerkrankungen eingesetzt. Zu den weiteren Arzneimitteln, die die Zahnfleischgesundheit negativ beeinflussen können, gehören Kalziumkanalblocker wie Nifedipin und Verapamil, die bei bestimmten Herzkrankheiten und Bluthochdruck verschrieben werden. Das Gleiche gilt für Phenytoin, ein Medikament zur Behandlung von Epilepsie und verschiedenen neurologischen Störungen.

Bei der Einnahme von Antibiotika und Steroiden verändern sich häufig die Mund- und die Darmflora, da diese Arzneimittel das Wachstum von Pilzen begünstigen. Ebenfalls Einfluss auf die bakterielle Besiedlung des Mundes hat die Hormontherapie.

Besonders anfällig für Komplikationen im Mundbereich sind Krebspatienten; bei ihnen ist die Infektionstoleranzschwelle sehr niedrig, krebshemmende Medikamente und andere Behandlungen tragen das Ihre noch dazu bei. Die Chemotherapie kann zu schmerzhaften Entzündungen und Geschwüren der Mund- und Darmschleimhaut führen, hier haben Infektionen leichtes Spiel. Die Strahlentherapie unterbindet die Zellteilung nicht nur bei Tumoren, sondern auch bei gesundem Gewebe und verändert die Struktur der Speicheldrüsen sowie anderer Gewebe in Gesicht und Mund. In einem Bericht des *U. S. Department of Health and Human Services* zur Mundgesundheit und Krebstherapie heißt es: »Die Strahlentherapie kann zu irreversiblen Schäden an den Speicheldrüsen und damit zu einer dramatischen Zunahme an Karieserkrankungen führen.« Weiterhin heißt es: »Veränderungen in der Mundschleimhaut können

Pathogenen als bequeme Eintrittspforte dienen, was für Patienten mit Immunsuppression oder Knochenmarkssuppression lebensbedrohliche Folgen haben kann.«[21]

Medikamente können sich also dramatisch auf die Gesundheit unseres Mundes und unserer Zähne auswirken. Wenn es irgend geht, sollten Sie sie meiden. Wenn das nicht möglich ist, ist es umso wichtiger, meine Ölziehkur in vollem Umfang durchzuführen; sie stärkt Ihr Immunsystem und hält schädliche Mikroben unter Kontrolle.

Medikamente mit entwässernder und austrocknender Wirkung

- Abschwellende Mittel, z. B. Nasenspray
- Antiemetika: Mittel gegen Übelkeit und Brechreiz
- Antihidrotika: Mittel zur Behandlung übermäßigen Schwitzens
- Antihistaminika
- Appetitzügler
- Blutdrucksenkende Mittel
- Diuretika: harntreibende Mittel
- Erkältungsmittel
- Hustenlöser
- Krampflösende Mittel
- Mittel zur Behandlung von Parkinson
- Muskelrelaxanzien
- Psychopharmaka
- Schmerzlindernde Kombipräparate
- Schmerzmittel
- Sedativa: Beruhigungsmittel

Nicht nur Medikamente, auch Alkohol und Nikotin unterdrücken die Immunfunktion und ermöglichen es so schädlichen Bakterien, sich nach Lust und Laune zu vermehren. Darüber hinaus schädigen Alkohol und Nikotin die Mundschleimhaut, wodurch Bakterien leichter in den Kreislauf gelangen können. Auch hier gilt: Auf Alkohol und Nikotin in Zigaretten und anderen Rauchwaren sollten Sie am besten ganz verzichten.

Viele Menschen haben das Gefühl, die Dosis verschiedener ärztlich verordneter Medikamente reduzieren oder sogar ganz auf sie verzichten zu können, während sich ihre Allgemeingesundheit allmählich immer weiter verbessert. Wenn z. B. die Schmerzen in Ihren Gelenken nachlassen, brauchen Sie sicher nicht mehr so viele schmerzlindernde oder entzündungshemmende Arzneien – nehmen Sie die Medikamente nicht einfach aus Gewohnheit weiter ein. Wenn Sie sie nicht mehr brauchen, lassen Sie sie weg. Beobachten Sie, was sich während der Ölziehkur alles verändert, und sprechen Sie gegebenenfalls mit Ihrem Arzt, ob die Medikamente nicht nach und nach abgesetzt werden können. Das ist sogar Patienten mit ernsthaften Erkrankungen wie Arthritis oder Diabetes schon gelungen.

Das Säure-Basen-Gleichgewicht

In Ihrem Mund kann ein saures oder basisches Milieu herrschen oder sogar beides zugleich. Innerhalb dieses dynamischen Systems ändert sich der pH-Wert beständig: Manchmal ist er niedrig, dann überwiegen die Säuren, manchmal ist er hoch, dann überwiegen die Basen. Oft finden sich auch in verschiedenen Bereichen des Mundes unterschiedliche pH-Werte.

Der pH-Wert des Speichels schwankt zwischen 5,0 und 8,0, normalerweise allerdings eher zwischen 6,0 und 7,4.[22] Bei gesunden Menschen ist der Speichel-pH-Wert meist konstanter als bei Kranken; bei Ersteren schwankt er um nur etwa 0,4, bei Letzteren ist er generell niedriger angesiedelt. Darüber hinaus ist der pH-Wert des Speichels tagsüber höher als nachts – im Schlaf sondern wir kaum Speichel ab.

Der pH-Wert kann von Nahrungsmitteln beeinflusst werden, je nachdem, wie viel oder wie wenig Säure diese enthalten. Eine Orange etwa verstärkt das saure Milieu im Mund. Auch Kohlenhydrate nehmen Einfluss auf den pH-Wert, da sie säureproduzierenden Bakterien als Nährboden dienen. Speichel hingegen dient als Säurepuffer und erhöht den pH-Wert – außer, der Blutzuckerspiegel ist ebenfalls erhöht. Dann enthält auch der Speichel viel Zucker, was wiederum schädliche Bakterien nährt. Meist ist der pH-Wert auf der Zunge und um die Backenzähne herum niedriger als hinter den Schneidezähnen neben den Speicheldrüsen. Nach dem Essen steigt der pH-Wert durch die Pufferwirkung des Speichels an, anschließend fällt er aufgrund der säureproduzierenden Bakterien rasch ab. Es dauert etwa eine Stunde, bis sich der pH-Wert nach dem Essen wieder normalisiert hat. Nachts fällt der Wert wieder, da die Speichelproduktion weitgehend zum Stillstand kommt.

Der pH-Wert des Mundes ist deshalb von Bedeutung, weil er darüber bestimmt, ob den Zähnen Mineralstoffe zugeführt oder entzogen werden. Ist der pH-Wert relativ hoch, also eher basisch, kristallisieren die Mineralien im Speichel und stärken damit den Mineraliengehalt der Zähne; umgekehrt werden den Zähnen Mineralien entzogen, wenn der pH-Wert niedrig ist, also ein saures Milieu herrscht. Aus diesem Grund ist es wünschenswert, einen überwiegend hohen Speichel-pH-Wert zu haben.

Was wir essen, übt einen großen Einfluss auf das Säure-Basen-Gleichgewicht in unserem Mund aus. Wie bereits erwähnt, bieten Kohlenhydrate Mundbakterien einen idealen Nährboden, und diese umfassen neben Haushaltszucker (Saccharose) auch Glukose, Fruktose, Maissirup, braunen Zucker, Rohzucker, Honig, Melasse und Stärke, die in Getreide sowie Obst und Gemüse zu finden ist. Nach dem Essen produzieren die Bakterien etwa 30 Minuten lang Säuren. Das kann erheblich länger dauern, wenn Nahrungsreste zwischen den Zähnen und in Hauttaschen hängen bleiben, was fast immer der Fall ist. Um Zahnverfall und Zahnfleischerkrankungen vorzubeugen, sollten Sie deshalb dafür sorgen, dass Mund und Zähne nach dem Essen gründlich gesäubert werden.

Dabei sind klebrige Nahrungsmittel, die lange an den Zähnen haften bleiben, natürlich besonders gefährlich. Deshalb ist Obstsaft gegenüber Karamellbonbons, Gummibärchen und Gebäck der Vorzug zu geben, auch wenn die Nahrungsmittel ungefähr gleich viel Zucker enthalten. Weißmehlprodukte wie beispielsweise Weißbrot sind fast ebenso schädlich wie Karamellbonbons, weil sie beim Kauen fast ebenso klebrig werden. Viele Eltern geben ihren Kindern Trockenfrüchte zum Naschen, in dem Glauben, ihnen damit einen gesunden Snack angeboten zu haben. Tatsächlich sind Trockenfrüchte jedoch ebenso schädlich für die Zähne wie Karamellbonbons.

Nicht weniger bedenklich ist Limonade. Die klebt zwar nicht an den Zähnen, enthält aber Säuren. Und die wiederum greifen den Zahnschmelz an und begünstigen das Wachstum säureproduzierender Bakterien.

Im Gegensatz zum Nahrungsergänzungsmittel Vitamin C, das in Kapsel- oder Brausetablettenform angeboten wird, ist Vitamin C zum Kauen nicht zu empfehlen. Denn wie der Name schon sagt – Vitamin C ist nichts anderes als Ascorbinsäure – ist die Substanz ausgesprochen säurehaltig. In der Kauvariante kann Vitamin C sogar Zahnschmelz auflösen. Dazu gibt es eine interessante Studie.[23] Forscher lösten eine Kautablette Vitamin C in destilliertem Wasser auf und beobachteten, welche Auswirkungen die Lösung auf einen gesunden Zahn hatte. Nach vier Tagen begann der Zahn zu schrumpfen, am achten Tag war die Oberfläche des Zahns so weich geworden, dass man sie mühelos mit dem Fingernagel abkratzen konnte. Ähnliches geschieht, wenn wir ständig stark säurehaltige Lebensmittel zu uns nehmen.

Säurehaltige Nahrungsmittel wie Tomaten, Zitrusfrüchte oder Essig sollten Sie immer mit anderen Nahrungsmitteln mischen, damit ihre Wirkung abgeschwächt wird. Rohes Gemüse klebt nicht an den Zähnen und erfordert gründliches Kauen, was den Speichelfluss anregt. Der schwemmt nicht nur Nahrungsmittelreste weg, sondern puffert auch Säuren ab. Damit stellt rohes Gemüse ein gutes Gegengewicht zu Nahrungsmitteln dar, die sich weniger positiv auf die Zahngesundheit auswirken.

Verschiedene, an Tieren und Menschen durchgeführte Studien legen nahe, dass Milch und Milchprodukte wenig zur Entwicklung von Karies beitragen, sondern im Gegenteil sogar davor schützen können.[24] Rohmilch ist besonders wertvoll, da sie Antikörper und Enzyme enthält, die bakterielles Wachstum hemmen.[25] Denn den Milchzucker, die Laktose, können die Bakterien nicht so leicht wie andere Zuckerarten nutzen. Zudem halten Milchprodukte das basische Milieu im Mund aufrecht und tragen mit ihrem hohen Kalzium- und Phosphorgehalt zur Mineralisierung der Zähne bei.[26] Käse regt den Speichelfluss effektiv an, hält den pH-Wert in Balance und bietet deshalb einen wirksamen Schutz vor Zahnverfall. Sobald Milchprodukte allerdings mit Zucker kombiniert werden, ist es aus mit dem Zahnschutz: Eiscreme und gesüßter Joghurt etwa fördern Karies statt davor zu schützen.

Nüsse, insbesondere gesalzene Nüsse, regen den Speichelfluss ebenfalls an. Zudem sind sie gute Magnesium- und Spurenelementlieferanten, was sich positiv auf den Aufbau von Knochen und Zähnen auswirkt. Da viele Nüsse relativ hart sind, reinigen sie beim Kauen gleichzeitig die Zahnoberfläche. Einige Nusssorten, vor allem Cashewkerne, enthalten Substanzen, die vor kariesverursachenden Bakterien schützen.[27]

Seit der schottische Bakteriologe Alexander Fleming 1928 entdeckte, dass Penicillin Bakterien abtötet, verwenden Wissenschaftler Pilzextrakte als Antibiotika. Auch Speisepilze enthalten antibakterielle Substanzen. So konnte gezeigt werden, dass Extrakte verschiedener Sorten von Speisepilzen das Wachstum von S. mutans hemmen, jenes Bakteriums, das hauptverantwortlich für Zahnverfall ist.[28] Zu diesen Speisepilzen gehört u. a. der Shiitake-Pilz, der in Japan gewissermaßen zu den Grundnahrungsmitteln zählt, sich inzwischen aber überall auf der Welt einen festen Platz auf dem Speiseplan erobert hat. Er schützt erwiesenermaßen vor Zahnbelag und Zahnverfall.

Zum Abschluss einer Mahlzeit essen wir leider oft genau das Falsche, nämlich ein Dessert. Das lässt Zucker im Mund zurück. Besser wäre der Verzehr von rohem Gemüse oder Milchprodukten; wenn Sie also die Wahl haben, bestellen Sie sich zum Nachtisch lieber einen Käseteller mit Gemüsegarnitur.

Den Mund nach dem Essen mit einem Glas Wasser auszuspülen ist ebenfalls eine gute Idee, da dadurch Nahrungsmittelreste und überschüssige Säure entfernt werden. Und: Zähneputzen nicht vergessen, auch wenn manche Zahnärzte vor zu viel Zähneputzen warnen, weil damit zu viel Zahnsubstanz abgetragen werde.

Zuckeralkohole wie Xylitol, Mannitol oder Sorbitol, die als Zuckeraustauschstoffe zum Einsatz kommen, dienen Mundbakterien nicht als Nährboden und begünstigen damit auch keinen Zahnverfall. Xylitol ist besonders interessant, da Studien belegen, dass es beim Verzehr von Xylitol statt Zucker weniger häufig zu Karies kommt. Und das nicht nur, weil der Zucker weggelassen wird – Xylitol scheint Karies aktiv entgegenzuwirken. Einer Studie zufolge bekamen Kinder, die zwei Jahre lang dreimal am Tag Kaugummi mit Xylitol kauten, deutlich weniger Karies als ihre Klassenkameraden, die einen Kaugummi ohne Xylitol kauten. Aus diesem Grund werden xylitolhaltige Produkte oft als zahnschützend angepriesen.

Den Mund ein bis zwei Minuten mit Xylitollösung auszuspülen oder einen zuckerfreien Xylitolkaugummi zu kauen regt den Speichelfluss an und entsorgt schädliche Nahrungsmittelreste. Sie erhalten Xylitol in Pulverform in allen gut sortierten Drogerien sowie über das Internet. Sie können sich aber auch Ihr eigenes Xylitolmundwasser herstellen: Dafür einfach etwas Xylitol in wenig Wasser auflösen und den Mund damit ausspülen. Für einen frischeren Atem können Sie noch einen Tropfen Minzöl hinzufügen.

Ebenfalls hilfreich ist es, den Mund mit Salzwasser auszuspülen. Auch Salz regt den Speichelfluss an und hat darüber hinaus noch antiseptische Eigenschaften. Da es das Wachstum von Bakterien hemmt, wird es schon sehr lange als Konservierungsmittel eingesetzt. Nicht zuletzt hilft es der Verdauung auf die Sprünge. Verwenden Sie statt Tafelsalz lieber Meersalz, da dies zahlreiche für die Gesundheit förderliche Spurenelemente enthält.

Zu den weiteren Faktoren, die Einfluss auf unsere Mundgesundheit haben, gehört die Häufigkeit der Nahrungsaufnahme. Je öfter Sie etwas essen, desto größer das Risiko, Zahnprobleme zu bekommen. Der schlimmste Feind ist der Snack zwischen den Mahlzeiten, vor allem wenn es sich dabei um Schokoriegel, Chips, Kekse u. Ä. handelt. Nach der Zufuhr von Zucker produzieren Bakterien etwa 30 Minuten lang Säuren – wenn nichts an den Zähnen haften bleibt. Isst jemand drei Süßigkeiten auf einmal, bleibt es bei diesen 30 Minuten. Isst jemand jedoch alle halbe Stunde je eine Süßigkeit, verlängert sich die Säureproduktion auf anderthalb Stunden, was sich dreimal so schlecht auf die Zähne auswirkt. Ebenso schlecht ist es, zwischen den Mahlzeiten immer wieder an einer Limonade zu nippen, statt sie zu einer Mahlzeit auf einmal zu trinken. Wer häufig kleinere Mahlzeiten zu sich nimmt oder ständig an kohlenhydratreichen Lebensmitteln knabbert, hält das Säureniveau im Mund lange Zeit sehr hoch und beraubt seinen Zähnen der Möglichkeit, verloren gegangene Mineralien zu ersetzen.

Zwischenmahlzeiten sollten Sie also am besten ganz vermeiden. Wenn es schon sein muss, wählen Sie lieber Käse, Fleisch, Eier, Nüsse, rohes Gemüse oder etwas mit einem niedrigen Kohlenhydratgehalt. Zeigen Sie Süßigkeiten die kalte Schulter. Die erhöhen nicht nur den Säurespiegel, sie kehren auch den Flüssigkeitsfluss um und ziehen Säuren und Bakterien ins Innere der Zähne. Wenn Sie Kohlenhydrate essen, trinken Sie anschließend etwas Wasser und spülen Sie den Mund aus oder kauen Sie mit Xylitol gesüßten Kaugummi. Auch hier wirken ein wenig Käse oder ein paar Nüsse dem säurebildenden Effekt der Kohlenhydrate entgegen.

Ebenfalls vermeiden sollten Sie das Essen spät am Abend oder kurz vor dem Zubettgehen. An den Nahrungsmittelresten im Mund können sich hungrige Bakterien die ganze Nacht über gütlich tun; au-

Lebensmittel und Zahnverfall

Lebensmittel, die den Zähnen stark schaden

Zucker und Sirup
Süßigkeiten wie z. B. Schokoriegel
Backwaren (Kuchen, Kekse, Gebäck)
Eiscreme
Fertige Cereals wie z. B. Cornflakes
Trockenfrüchte
Chips, Cracker und andere herzhafte Knabbereien
Softdrinks wie z. B. Limonade
Fruchtsäfte
Obstkonserven
Marmelade und Gelee
Weißmehlprodukte wie z. B. Brot und Nudeln
Weißer Reis

Lebensmittel, die den Zähnen weniger stark schaden

Gegartes Gemüse (außer Hülsenfrüchte)
Vollkornprodukte
Obst

Lebensmittel, die den Zähnen kaum schaden

Rohes Gemüse
Hülsenfrüchte
Milchprodukte
Fleisch, Fisch, Geflügel
Eier
Fette und Öle
Tee und Kaffee, ungesüßt
Zuckeraustauschstoffe wie z. B. Mannitol und Sorbitol sowie Zuckerersatzstoffe wie z. B. Stevia

Lebensmittel, die die Zähne schützen

Käse
Nüsse
Shiitake-Pilze
Xylitol
Salz

ßerdem wird nachts kaum Speichel produziert, der die entstehenden Säuren abpuffern könnte. Und bei einem so hohen Säureniveau werden den Zähnen die ganze Nacht lang Mineralien entzogen.

Heilsame Entgiftungskuren

Wenn Sie Dr. Fifes Ölziehkur Punkt für Punkt folgen, zeigen sich vielleicht schon innerhalb weniger Tage Verbesserungen. Kleinere gesundheitliche Probleme bessern sich für gewöhnlich im Laufe weniger Wochen. Bei chronischen Erkrankungen kann dies mehrere Monate oder bis zu einem Jahr und länger dauern. Bestimmte Krankheiten erfordern auch einen größeren Aufwand als bloßes Ölziehen und die empfohlenen Ernährungsumstellungen.

Wenn sich Giftstoffe über Jahre angesammelt haben und das Gewebe über einen langen Zeitraum hinweg geschädigt wurde, sind vielleicht zusätzliche Reinigungsmaßnahmen oder andere Behandlungen notwendig, um vollständige Heilerfolge zu erzielen. Ölziehen ist eine sehr effektive Entgiftungsmethode und kann in Kombination mit anderen Entgiftungsmaßnahmen sogar noch wirksamer werden.

Es gibt zahlreiche Möglichkeiten und Methoden, den Körper zu entgiften. In den meisten Drogerien, Reformläden oder Apotheken sind Fertigprodukte hierfür erhältlich. Derlei Entgiftungskuren existieren schon lange, sie haben sich im Laufe der Zeit bestens bewährt. Dazu gehören beispielsweise so traditionelle Methoden wie Fasten und Saftfasten, Saunagänge u. Ä.

Sie alle zu beschreiben würde den Rahmen dieses Buchs sprengen, außerdem finden Sie einschlägige Literatur ohnehin in jeder Buchhandlung. Ich selbst habe im meinem Buch *The Detox Book: How to Detoxify Your Body to Improve Your Health, Stop Disease, and Reverse Aging* die geläufigsten Entgiftungsmethoden und -kuren Schritt für Schritt erläutert, darunter das reine Wasserfasten, das Saftfasten, die Sauerstofftherapie, die Entgiftung durch Bewegung, die Thermotherapie, die Colon-Hydro-Therapie, die Nieren- und Leberentgiftung, die Kräuterentgiftungskur und sogar mental-emotionale Entgiftungsmethoden. Hinzu kommen Tipps zur Ernährung und Informationen, wie die Entgiftung grundsätzlich funktioniert. Weitere Informationen zur Entgiftung finden Sie in meinem Buch *Kokoswasser – lebendiges Wasser aus den Tropen* (siehe Literaturhinweise). Die Entgiftung mit Kokoswasser ist dem reinen Wasserfasten oder dem Saftfasten in vielerlei Hinsicht überlegen.

Ölziehen im Alltag und als Therapie

Das tägliche Ölziehen

Ölziehen ersetzt nicht das Zähneputzen. Säubern Sie Ihre Zähne auch weiterhin täglich nach jeder Mahlzeit. Wenn Sie kein Karies und keine Zahnfleischprobleme haben und auch sonst in guter gesundheitlicher Verfassung sind, reicht ein- bis zweimal tägliches Ölziehen vermutlich aus, um Sie auch weiterhin bei guter Gesundheit zu erhalten. Führen Sie es mindestens einmal am Tag, am besten morgens vor dem Frühstück durch. Für das zweite Mal bietet sich die Zeit direkt vor dem Mittagessen oder irgendwann zwischen Abendessen und Zubettgehen an. Essen Sie danach möglichst nichts mehr, dann herrscht in Ihrem Mund ein sauberes, pH-neutrales Milieu.

Therapeutische Anwendung

Wenn Sie an einer Zahnfleischerkrankung, an Zahnverfall oder einer anderen Krankheit leiden, empfehle ich Ihnen das Ölziehen zur therapeutischen Anwendung. Führen Sie das Ölziehen dann mindestens dreimal täglich durch, einmal vor jeder Mahlzeit. Verwenden Sie dafür das sogenannte medizinische Kokosöl, das Rezept dafür finden Sie auf Seite 210. Dabei wird jedem Teelöffel Kokosöl ein Tropfen ätherisches Oregano- oder Nelkenöl hinzugefügt; diese Öle besitzen hochwirksame antimikrobielle Eigenschaften, die nicht nur Mundbakterien, sondern auch Viren, Pilzen und Parasiten den Garaus machen. Die desinfizierende Wirkung des Nelkenöls wird auch von Zahnärzten geschätzt. Sie bekommen die Öle in Reformhäusern und Apotheken oder über das Internet. Bei einer akuten Infektion im Mundbereich können Sie auch zwei Tropfen Oregano- oder Nelkenöl pro Teelöffel Kokosöl verwenden, doch Achtung: Die Öle sind sehr stark und können in hohen Dosen Hautirritationen hervorrufen.

Des Weiteren brauchen Sie für medizinisches Kokosöl den Inhalt einer 30-bis-50-Milligramm-Gelkapsel Koenzym Q10. Da es nicht leicht ist, die Kapseln zu öffnen, nehmen Sie einfach eine davon in den Mund, zerbeißen sie, entsorgen die Kapselhülle und nehmen anschließend einen Löffel voll Ölmischung ebenfalls in den Mund. Studien belegen, dass die äußerliche Anwendung von Koenzym Q10 bei Zahnfleischerkrankungen heilungsfördernd wirkt.[29] Dies wird vor allem seinen antioxidativen Eigenschaften sowie seiner Fähigkeit zugeschrieben, den Energieumsatz im Gewebe zu erhöhen.

Medizinisches Kokosöl

1 Teelöffel Kokosöl
1–2 Tropfen ätherisches Oregano- oder Nelkenöl
1 Gelkapsel Koenzym Q10 (30–50 Milligramm)

Je nachdem, wie viel Öl Sie normalerweise zum Ölziehen verwenden, können Sie die Zutatenmengen auch verdoppeln oder verdreifachen. Der Gebrauch medizinischen Kokosöls bietet sich an, solange Sie eine aktive, akute Infektion im Mundbereich haben.

Spülen Sie Ihren Mund außerdem morgens nach dem Zähneputzen mit einer dreiprozentigen Wasserstoffperoxidlösung aus. Das ist nichts anderes als mit einem zusätzlichen Sauerstoffatom angereichertes Wasser und wird auch von Zahnärzten zum Weißen und Desinfizieren der Zähne angewendet. Bakterien, Viren und Pilze mögen es gar nicht, wenn sie mit zu viel Sauerstoff in Kontakt kommen: Schon diese dreiprozentige Lösung – 97 Prozent Wasser und drei

Prozent Wasserstoffperoxid – reicht aus, um es ihnen extrem ungemütlich zu machen. Damit ist Wasserstoffperoxid ein sehr nützliches und sicheres antiseptisches Mittel und hochwirksames Mundwasser – wirksamer als die meisten kommerziellen Mundwässer und nur einen Bruchteil so teuer. Die Anwendung der dreiprozentigen Wasserstoffperoxidlösung am Morgen empfiehlt sich, weil zu dieser Zeit die bakterielle Besiedlung des Mundes am größten ist.

Kommt Wasserstoffperoxid mit Keimen in Kontakt, wird Sauerstoff freigesetzt, und die Lösung beginnt zu blubbern oder zu schäumen. Das bedeutet, das Bakterien abgetötet werden. Und da der Mund voller Keime ist, reicht schon etwas Wasserstoffperoxid aus, dass sich Schaum bildet. Bewegen Sie diesen im Mund hin und her und spucken Sie ihn anschließend aus – ruhig ins Waschbecken, denn hier handelt es sich nur um Wasser und abgetötete Bakterien.

Sollte Ihnen eine hartnäckige Infektion Schmerzen bereiten, können Sie auch ein Wattebällchen mit Wasserstoffperoxid tränken und dieses neben dem kranken Zahn im Mund platzieren. Lassen Sie das Wattebällchen zehn Minuten an Ort und Stelle und wiederholen Sie das Vorgehen zwei- bis dreimal täglich, bis der Schmerz nachlässt. Meist ist das schon nach einem Tag der Fall. Hält der Schmerz länger als drei Tage an, sollten Sie einen Zahnarzt aufsuchen.

Bei allen Zahnproblemen ist es wichtig, den Mundbereich so sauber wie möglich zu halten. Auch unterwegs müssen Sie sich sorgfältig um Ihre Zähne kümmern. Ist das Zähneputzen nach einer Mahlzeit einmal nicht möglich, spülen Sie den Mund mit Xylitollösung oder einer Mischung aus Natron (stark basisch!) und Wasser aus, um Nahrungsmittelreste zu entfernen und den pH-Wert zu stabilisieren. Dafür können Sie auch schlichtes Salzwasser verwenden.

Sicherheit an erster Stelle

Ölziehen ist absolut harmlos und frei von jeglichen unerwünschten Nebenwirkungen. Alles, was Sie tun, ist, etwas Pflanzenöl – ein Lebensmittel – in den Mund zu nehmen. Und das schlucken Sie noch nicht einmal herunter. Gibt es eine noch harmlosere Methode? Sicher nicht. Frauen können sie während der Periode, der Schwangerschaft und der Stillzeit anwenden. Keine Unpässlichkeit oder Krankheit verwehrt Ihnen das Ölziehen, es sei denn, Sie hätten eine körperliche Behinderung, die Ihnen die Methode erschwert. Ölziehen weist keinerlei Wechselwirkung mit Medikamenten auf, es gibt also keine Kontraindikation oder Gegenanzeige. Sichergestellt werden muss nur, dass der Betreffende alt genug ist, um das Öl im Mund zu bewegen, ohne es herunterzuschlucken. In der Regel können Kinder ab fünf Jahren mit dem Ölziehen beginnen.

Dr. Fifes Ölziehkur im Überblick

Wenn Sie das Ölziehen durch die anderen in diesem Kapitel skizzierten Punkte ergänzen, wird sich die mikrobielle Besiedlung Ihres Mundes dauerhaft auf positive Art und Weise verändern. Schädliche und krankheitserregende Bakterien machen nützlicheren Platz, und in Ihrem Mund entsteht ein gesundes Milieu, das auch Ihrer Allgemeingesundheit zugute kommen wird. Im Folgenden finden Sie die wichtigsten Punkte von Dr. Fifes Ölziehkur noch einmal zusammengefasst im Überblick. Detailliertere Informationen finden Sie in den einzelnen Unterkapiteln.

Gesunde und ausgewogene Ernährung

Ernähren Sie sich überwiegend von frischen und vorzugsweise biologisch angebauten Lebensmitteln wie Obst und Gemüse, Fleisch, Eiern, Milchprodukten, Nüssen und Samen sowie Vollkornprodukten. Meiden Sie hingegen abgepackte Fertigprodukte, vor allem Weißmehlerzeugnisse und Süßigkeiten. Auch mehrfach ungesättigte Fettsäuren und teilweise gehärtete Fette sind der Gesundheit abträglich; wählen Sie statt industriell verarbeiteter Pflanzenöle, Margarine und Backfett lieber Butter oder am besten natives Kokosöl.

Kochen mit Kokosöl

Fügen Sie Ihrem täglichen Speiseplan ein bis vier Esslöffel natives Kokosöl hinzu. Sie können das Öl pur verzehren oder es zum Kochen verwenden. Verbannen Sie andere Pflanzenöle aus Küche und Vorratskammer.

Flüssigkeitsaufnahme

Trinken Sie pro zwölf Kilogramm Körpergewicht etwa 350 Milliliter Wasser pro Tag – am besten reines Wasser ohne Zusätze wie Fluorid und ungechlort.

Vitamine und Mineralstoffe

Nehmen Sie ausreichend Vitamine und Mineralstoffe zu sich, sowohl in Form von Lebensmitteln als auch in Form von Nahrungsergänzungsmitteln. Achten Sie auf die tägliche Zufuhr von 500 bis 1000 Milligramm Vitamin C. Die Tagesdosis an Kalzium sollte 400 bis 600 Milligramm nicht überschreiten, die von Magnesium mindestens 400 bis 600 Milligramm betragen.

Zahnpflege

Putzen Sie sich täglich die Zähne und verwenden Sie Zahnseide. Lassen Sie beim Zahnarzt regelmäßig Check-ups sowie eine professionelle Zahnreinigung durchführen. Wenn Sie Amalgamfüllungen oder wurzelkanalbehandelte Zähne haben, sollten Sie diese »Baustellen« zu Ihrer Zufriedenheit in Angriff nehmen. Führen Sie bei Amalgamfüllungen die unten beschriebene Quecksilberentgiftung durch.

Quecksilberentgiftung bei Amalgamfüllungen

Spurenelemente

Nehmen Sie täglich Nahrungsergänzungsmittel mit mindestens der empfohlenen Tagesdosis an Zink (15 Milligramm), Selen (70 Mikrogramm) und Kupfer (zwei Milligramm) ein. Das optimale Verhältnis von Zink zu Kupfer beträgt 8:1. Nehmen Sie das Mineralstoffpräparat am besten morgens zum Frühstück ein.

Koriander

Fügen Sie Ihrem täglichen Speiseplan einen Esslöffel frisches gehacktes Koriandergrün hinzu.

Ballaststoffe

Ernähren Sie sich möglichst ballaststoffreich, d. h. von Gemüse, Nüssen und Samen sowie Vollkornprodukten. Ergänzen Sie diese Kost noch durch täglich entweder ein bis zwei Teelöffel Weizenkleie *oder* ein bis zwei Gramm IP6 *oder* drei Gramm Chlorella. Nehmen Sie zudem Chelatbildner als Nahrungsergänzungsmittel entweder zum Mittagessen oder zum Abendessen – nicht jedoch zum Frühstück mit dem Mineralstoffpräparat – ein.

Antioxidanzien

Nehmen Sie so viele Antioxidanzien wie möglich mit der Nahrung auf oder wählen Sie ein Kombipräparat mit mindestens der empfohlenen Tagesdosis an Vitamin A, Vitamin E, Alpha-Liponsäure, Koenzym Q10 und 1000 Milligramm Vitamin C täglich – am besten morgens zum Frühstück.

Medikamente

Meiden Sie alle Medikamente, die nicht absolut notwendig sind, und verzichten Sie auch weitgehend auf Alkohol und Nikotin.

Einen gesunden pH-Wert aufrechterhalten

Wählen Sie Ihre Nahrungsmittel auch sorgfältig nach deren jeweiligem Säure- bzw. Basengehalt aus. Meiden Sie Süßigkeiten und Weißmehlprodukte oder verzichten Sie wenn möglich ganz darauf. Essen Sie Kohlenhydrate zu den Mahlzeiten, nicht als Snack zwischendurch. Dafür eignen sich Lebensmittel, die den Zähnen kaum schaden (siehe S. 207). Spülen Sie Ihren Mund nach dem Essen entweder mit Xylitollösung oder mit Natronlösung oder mit Salzwasser aus. Sie können dafür natürlich auch reines Wasser verwenden. Das Ausspülen des Mundes ist sogar noch effektiver als Zähneputzen, wenn es darum geht, einen gesunden pH-Wert aufrechtzuerhalten und Nahrungsmittelreste zu entfernen.

Entgiftungskuren

Sie können das Ölziehen mit anderen Entgiftungsmethoden kombinieren, um den reinigenden und heilenden Effekt noch zu verstärken. Dieses Vorgehen bietet sich vor allem bei chronischen und schwer behandelbaren Erkrankungen an.

Tägliche und therapeutische Anwendung

Wenn Sie keine größeren Probleme mit den Zähnen oder dem Zahnfleisch haben und auch ansonsten gesund sind, reicht ein- bis zweimaliges Ölziehen täglich aus. Um akute Infektionen und andere Krankheiten zu behandeln, sollten Sie das Ölziehen dreimal täglich mit medizinischem Kokosöl (siehe S. 212) durchführen. Bei einer aktiven Mundinfektion können Sie Ihren Mund zusätzlich mit einer dreiprozentigen Wasserstoffperoxidlösung ausspülen, am besten morgens nach dem Zähneputzen.

Was Sie erreichen können

Ihr Erfolg hängt maßgeblich davon ab, wie konsequent Sie die einzelnen Punkte von Dr. Fifes Ölziehkur umsetzen. Stellt sich der gewünschte Erfolg also nicht ein, überdenken Sie zunächst einmal Ihre Stringenz. Am nachlässigsten sind wir in der Regel beim Punkt Ernährung. Wir haben gut gelernt, den Verzehr ungesunder Nahrungsmittel zu rechtfertigen. Oft ist uns nicht einmal klar, wie ungesund das, was wir verzehren, wirklich ist.

Ich habe die Ernährungsempfehlungen absichtlich kursorisch und einfach gehalten, um niemanden abzuschrecken, der seine eigenen »Glaubensrichtlinien« und Vorlieben hat. Ganz allgemein lässt sich sagen: Meiden Sie die Lebensmittel, die Ihnen nicht guttun und die einen erwiesenermaßen negativen Einfluss auf Ihre Gesundheit haben. Dazu gehören in erster Linie industriell verarbeitete und abgepackte Fertigprodukte, also alles, was in Tüten, Dosen, Kartons oder ähnlichen Verpackungen daherkommt. Von wenigen Ausnahmen abgesehen sind diese Lebensmittel nährstoffarm, dafür aber mit fragwürdigen Zusatzstoffen und zufälligen Verunreinigungen »angereichert«. Vergessen Sie nicht: Sie sind so gesund, wie Sie sich gesund ernähren – Ihre Ernährung ist der Faktor mit dem größten Einfluss auf Ihre Gesundheit. Oder umgekehrt: Sollten Sie gesundheitliche Probleme haben, stehen die Chancen nicht schlecht, dass Ihre Ernährung zumindest teilweise daran schuld ist.

Ölziehen ist ein hochpotentes Mittel und kann in Kombination mit einer ausgewogenen Ernährung sowie mit anderen gesundheitsförderlichen Maßnahmen Wunder wirken. Es ist vielleicht kein Allheilmittel, hat aber das Potenzial, erhebliche Verbesserungen herbeizuführen. Ölziehen ermöglicht es dem Körper, sich selbst zu heilen – auch von sogenannten unheilbaren Krankheiten.

Vielleicht bemerken Sie schon kurz nachdem Sie mit dem Ölziehen begonnen haben, dass sich die ersten Veränderungen einstellen. Möglicherweise dauert es aber auch eine Weile, bis Sie positive Effekte feststellen können. Die Veränderungen können sich ganz allmählich und schleichend bemerkbar machen – vielleicht so, dass Sie eines Tages sagen: »Ich hatte ja dieses Jahr noch gar keine Erkältung!« oder: »Mein Heuschnupfen scheint in diesem Jahr gar nicht so schlimm zu sein wie sonst immer.«

Am offensichtlichsten und schnellsten wird sich das regelmäßige Ölziehen positiv auf Ihre Zahngesundheit auswirken: Sie werden einen frischeren Atem haben, Ihr Zahnfleisch wird rosiger aussehen

Ein Hinweis in eigener Sache

Das Ölziehen hat schon vielen Menschen zu einer besseren Gesundheit verholfen. Ich würde gerne wissen, ob und wie es Ihnen hilft bzw. geholfen hat. Bitte schreiben Sie mir und berichten Sie von Ihren Erfahrungen mit der Methode, am besten eine E-Mail an:

bruce@coconutresearchcenter.org.

Wenn Sie mehr über Gesundheit und Ernährung erfahren wollen, können Sie kostenlos meinen *Healthy Ways Newsletter* abonnieren, der Ihnen dann ebenfalls per E-Mail zugeschickt wird. Besuchen Sie mich auch auf meiner Website unter:

www.coconutresearchcenter.org.

und beim Zähneputzen nicht mehr so oft bluten, Ihre Zähne werden weißer sein und sich glatter und sauberer anfühlen. Das allein ist es doch schon wert, das Ölziehen zumindest einmal auszuprobieren, oder nicht? Und wenn Sie es erst einmal für sich entdeckt haben, werden Sie garantiert auch länger dabei bleiben!

Anhang 1:

Mythen und Irrtümer über das Ölziehen

Das Internet ist voller Erklärungen, Theorien und Anleitungen, warum und wie das Ölziehen funktioniert und wie es am besten durchgeführt werden sollte. Leider ist ein Großteil dieser Informationen falsch. Vieles davon ist von einer verlässlichen Information weit entfernt und eher dem Bereich Mythen und Irrtümer zuzuordnen.

Vergessen Sie nicht, dass jeder alles ins Internet stellen kann – das muss weder wahr noch präzise sein. Das Internet ist geradezu berüchtigt für seine Fehlinformationen. Glauben Sie also nicht blind alles, was Sie dort lesen. Berücksichtigen Sie immer auch die Quelle der Information. Ist diese eine Forschungs- oder andere akademische Einrichtung oder jemand, der bekanntermaßen über Glaubwürdigkeit verfügt und qualifiziert ist, sich zum Thema zu äußern, ist die Verlässlichkeit der Information relativ hoch. Äußert nur jemand seine Meinung, haben Sie vielleicht eine ganz andere.

Aufgrund all dessen gehe ich davon aus, dass viele meiner Leser Fragen zum Thema Ölziehen haben. Daher widme ich dieses Kapitel den am häufigsten gestellten Fragen sowie den Antworten darauf.

Frage: Muss ich immer mindestens eine Stunde lang warten, nachdem ich Wasser getrunken habe, bevor ich Öl ziehen kann?
Antwort: Manchmal wird behauptet, zwischen der Flüssigkeitsaufnahme und dem Ölziehen müsse mindestens eine Stunde liegen. Das ist definitiv falsch. Es ist im Gegenteil sogar besser, wenn Sie vor dem Ölziehen etwas Wasser trinken. So sind Sie gut hydriert und können den für das Ölziehen nötigen Speichel produzieren. Viele Menschen sind morgens direkt nach dem Aufstehen dehydriert – da sollte mit etwas Wasser Abhilfe geschaffen werden.

Frage: Muss ich immer mindestens vier Stunden nach dem Essen warten, bis ich Öl ziehen kann?
Antwort: Sie können das Ölziehen jederzeit durchführen. Der Grund dafür, warum empfohlen wird, mit dem Ölziehen zu warten, bis die Nahrung verdaut ist, ist der, dass bei der Methode viel Schleim freige-

setzt wird. Dieser kann unter Umständen den Magen reizen und Übelkeit erzeugen. Anfänger, denen das Gefühl vom Öl im Mund noch unangenehm ist, sollten nach dem Essen ein bis zwei Stunden warten. Erfahrene Ölzieher hingegen können sofort loslegen.

Frage: Muss ich zum Ölziehen unbedingt Sesam- oder Sonnenblumenöl verwenden?
Antwort: Nein. Diese beiden Öle werden im Internet oft empfohlen, sind aber nicht besser als andere Öle und haben definitiv nicht die gesundheitlichen Vorzüge von Kokosöl, das ich empfehle.

Frage: Werden beim Ölziehen Giftstoffe über Blutgefäße im Mund aus der Blutbahn gezogen?
Antwort: Diese Erklärung ist sehr beliebt, wenn es darum geht, warum Ölziehen den Körper entgiften kann, ergibt aber keinen Sinn. Nach dieser Erklärung müssten die Giftstoffe in direkten Kontakt mit dem Öl kommen, um entfernt werden zu können. Das müsste man sich dann so vorstellen, dass das Öl über die Mundschleimhaut in die Blutbahn gelangt. Dort würde es sich die Giftstoffe schnappen und über die Schleimhaut wieder in den Mund zurückkehren. Selbst wenn das Öl willkürlich in die Blutbahn ein- und aus ihr wieder austreten könnte – wie kann es dann unterscheiden, welche Substanzen giftig sind und entsorgt werden müssen und welche harmlos sind und in Ruhe gelassen werden sollten? Das kann es nicht. Die Entgiftung geschieht dadurch, dass das Öl Bakterien und andere Mikroorganismen aus dem Mund aufnimmt, nicht aus dem Blut.

Frage: Muss ich immer einen ganzen Esslöffel Öl verwenden?
Antwort: Nein, auch hier gibt es keine strikten Regeln. Verwenden Sie die Menge Öl, die Ihnen angenehm ist. Manche Menschen empfinden einen ganzen Esslöffel Öl im Mund als unangenehm, da es sich beim Ölziehen noch mit Speichel vermischt und mehr wird. Entscheiden Sie selbst, wie viel Öl Sie verwenden.

Frage: Ich habe gehört, dass die heilende Wirkung des Ölziehens auf den essenziellen Fettsäuren im Öl beruht. Menschen, denen es an diesen Fettsäuren mangelt, absorbieren sie beim Ölziehen über den Mund. So gelangen sie in den Kreislauf.
Antwort: Wenn Sie etwas Öl für ein paar Minuten in den Mund nehmen und anschließend ausspucken, werden Sie in dieser Zeit sicherlich keine nennenswerte Menge Fettsäuren absorbieren. Das, was Sie in den Mund nehmen, spucken Sie auch wieder aus. Außerdem ist die essenzielle Fettsäure in Sesam- und Sonnenblumenöl Linolsäure, eine Omega-6-Fettsäure. Die kommt auch in vielen anderen Lebensmitteln wie z. B. Fleisch, Eiern, Milch, Gemüse und Getreide vor. Eine ausgewogene Ernährung versorgt Sie mit weit mehr Linolsäure als ein Esslöffel Sesam- oder Sonnenblumenöl. In dieser Hinsicht bringt Ölziehen also keinen Zusatznutzen.

Frage: Muss es zum Ölziehen immer kalt gepresstes oder biologisch angebautes Pflanzenöl sein?
Antwort: Der Glaube, dass weniger verarbeitete Öle gesünder seien, hat dazu geführt, dass auf vielen Websites kalt gepresste und biologisch angebaute Öle als einzige Option angegeben werden. Das spielt beim Ölziehen jedoch kaum eine Rolle. Dr. Karach empfahl in seinem Vortrag »raffiniertes« Öl – das auf vielen Websites einfach in »kalt gepresst« oder »unraffiniert« umgewandelt wurde. Andere haben dieses falsche Zitat dann unwissentlich kopiert und so immer weiter verbreitet.

Frage: Muss ich warten, bis das Öl weiß wird, bevor ich es ausspucke?
Antwort: Das Öl wird weiß, weil Tausende winziger Luftbläschen in die Öl-Speichel-Mischung eingearbeitet werden. Dazu muss das Öl aber von vornherein entweder sehr hell oder farblos sein. Wenn Sie ein dunkelgelbes Öl wie Maiskeimöl oder ein dunkelgrünes Öl wie Olivenöl verwenden, wird es beim Ölziehen auch nicht weiß, sondern nur heller. Und auch das müssen Sie irgendwann ausspucken.

Frage: Muss ich immer 20 Minuten lang Öl ziehen?
Antwort: Das ist ungefähr so, als würden Sie fragen: Muss ich immer alle Zähne putzen? Je länger Sie Zähne putzen bzw. Öl ziehen, desto gründlicher reinigen Sie Ihren Mund. Empfohlen werden für das Ölziehen 15 bis 20 Minuten. Wenn Sie aber einmal nur zehn Minuten Zeit haben, ist das immer noch besser, als gar nicht Öl zu ziehen.

Frage: Muss ich mich beim Ölziehen immer ganz und gar darauf konzentrieren, was in meinem Mund vor sich geht?
Antwort: Sie müssen sich beim Ölziehen nicht in den Lotussitz begeben oder Mantras chanten. Volle Konzentration ist beim Ölziehen nicht notwendig. Sie nutzen die Zeit besser, wenn Sie dabei noch andere Dinge erledigen, aber natürlich können Sie sich auch einfach nur entspannen. Hauptsache, Sie haben nicht das Gefühl, die 20 Minuten zögen sich ewig hin. Sie können beim Ölziehen duschen, das Frühstück machen, spazieren gehen, Zeitung lesen oder am Computer arbeiten. So wird das Ölziehen zu einem ganz normalen Teil Ihres Lebens, nicht zu einer Last.

Frage: Kann Ölziehen wirklich jede Krankheit heilen?
Antwort: Ölziehen ist kein Heilmittel. Es ist ein Mittel, um Keime aus Ihrem Mund zu entfernen, das Immunsystem zu entlasten und dem Körper so die Selbstheilung zu ermöglichen. Auf diese Weise kann die Methode viele gesundheitliche Probleme lösen, aber nicht alle. Das zu glauben wäre unrealistisch. Lassen Sie sich nicht entmutigen, wenn eine Erkrankung, an der Sie leiden, durch Ölziehen nicht verschwindet. Dann hat sie möglicherweise nicht das Geringste mit Ihrer Mundgesundheit oder Ihrer Immunfunktion zu tun.

Frage: Kann ich auch einfach nur das Öl in den Mund nehmen und damit dieselben Ergebnisse erzielen?
Antwort: Nein. Sie setzen sich ja auch nicht mit ausgeschaltetem Motor ins Auto und erwarten, dass es fährt. Dazu müssen Sie zumin-

dest den Motor anlassen. In ähnlicher Weise müssen Sie das Öl im Mund hin und her bewegen und es durch die Zahnzwischenräume ziehen, um Bakterien zwischen den Zähnen und aus dem Zahnfleisch herauszuziehen.

Frage: Ich muss beim Ölziehen immer würgen. Was soll ich tun?
Antwort: Das ist am Anfang relativ normal. Mit der Zeit werden Sie sich an das Gefühl von Öl im Mund gewöhnen und es nicht mehr als unangenehm empfinden. Bis dahin spucken Sie das Öl einfach aus, wenn Sie würgen müssen. Husten oder räuspern Sie sich, trinken Sie etwas Wasser und beginnen Sie von vorn. Sie können dem Öl auch ein paar Tropfen ätherisches Zimt- oder Pfefferminzöl hinzufügen, dann schmeckt es besser.

Frage: Gibt es Medikamente, die Wechselwirkungen mit der Methode des Ölziehens aufweisen?
Antwort: Nein. Ölziehen ist absolut harmlos und weist weder unerwünschte Nebenwirkungen noch Wechselwirkungen auf.

Frage: Da Ölziehen den Körper ja entgiftet: Kann ich es auch während der Schwangerschaft und in der Stillzeit anwenden?
Antwort: Ölziehen entlastet den Körper, indem es die Bakterienlast im Mund reduziert. Dadurch kann das Immunsystem besser arbeiten. Und das verbessert wiederum die Entwicklung des Fötus und die Milchqualität. Gegen Ölziehen während der Periode, während der Schwangerschaft und in der Stillzeit ist absolut nichts einzuwenden.

Frage: Warum bemerke ich nichts von den wunderbaren Heilerfolgen, die andere Menschen mit dem Ölziehen erzielen?
Antwort: Der wahrscheinlichste Grund dafür: Sie halten sich nicht strikt an das Programm, d.h., Sie folgen Dr. Fifes Ölziehkur nicht Punkt für Punkt. Vielleicht können Sie sich nicht von schlechten Ernährungsgewohnheiten trennen, ziehen nur fünf Minuten oder we-

niger Öl, führen das Ölziehen nicht jeden Tag durch, nehmen nicht ausreichend Flüssigkeit pro Tag zu sich oder tun andere Dinge, die der Gesundheit nicht gerade zuträglich sind. Sie können keine Verbesserungen erwarten, wenn Sie Dinge tun, die Ihrer Gesundheit schaden. Und selbst wenn Sie alles richtig machen, dauert es immer noch seine Zeit, bis sich Verbesserungen einstellen. Erwarten Sie keine Wunder – schon gar nicht über Nacht. Es dauert vielleicht Monate oder sogar Jahre, bis es Ihnen besser geht, je nach persönlicher Situation. Manche gesundheitlichen Probleme weisen auch keinerlei Zusammenhang mit der Mundgesundheit oder der Immunfunktion auf – die sprechen auf das Ölziehen dann auch weniger gut an. Doch nur, weil das Ölziehen eine bestimmte Erkrankung nicht »heilt«, bedeutet dies noch lange nicht, dass es nicht nützlich und hilfreich wäre. Zumindest hält es Ihren Mund gesund und verhindert damit vielleicht Probleme, die sonst in Zukunft entstehen könnten.

Anhang 2

Literaturhinweise

Anonymous. *Phillips Blotting Technique.* Price–Pottenger Nutrition Foundation.

Breiner, M. A. *Whole Body Dentistry.* 1999. Quantum Health Press.

Bryson, C. *Fluoride Deception.* 2006. Seven Stories Press.

Cutler, A. H. *Amalgam Illness Diagnosis and Treatment: What You Can Do to Get Better, How Your Doctor Can Help.* 1999. Andrew Hall Cutler.

Fife, B. *Coconut Cures: Preventing and Treating Common Health Problems with Coconut.* 2005. Piccadilly Books, Ltd.

Fife, B. *The Coconut Oil Miracle.* 4th Ed. 2004. Avery Publishing.

Fife, B. *Coconut Water for Health and Healing.* 2008. Piccadilly Books, Ltd.

Fife, B. *The Detox Book: How to Detoxify Your Body to Improve Your Health, Stop Disease and Reverse Aging.* 2nd Ed. 2001. Piccadilly Books, Ltd.

Fife, B. *The Healing Crisis.* 2nd Ed. 2002. Piccadilly Books, Ltd.

Fife, B. *Virgin Coconut Oil: Nature's Miracle Medicine.* 2006. Piccadilly Books, Ltd.

Groves, B. *Fluoride: Drinking Ourselves to Death.* 2002. New Leaf.

Huggins, H. *It's All in Your Head: The Link Between Mercury Amalgams and Illness.* 1993. Avery Publishing.

Huggins, H. *Solving the MS Mystery: Help, Hope and Recovery.* 2002 Matrix, Inc.

Huggins, H. und Levy, T. *Uninformed Consent: The Hidden Dangers in Dental Care.* 1999. Hampton Roads Publishing Company.

Kulacz, R. und Levy, T. E. *The Roots of Disease: Connecting Dentistry and Medicine.* 2002. Xlibris Corp.

Price, W. A. *Dental Infections.* Bd. 1 & 2. 1923. Price–Pottenger Nutrition Foundation.

Price, W. A. *Nutrition and Physical Degeneration.* 8th Ed. 2008. Price–Pottenger Nutrition Foundation.

Stockton, S. *Beyond Amalgam: The Hidden Health Hazard Posed by Jawbone Cavitations.* 2nd Ed. 2000. Power of One Publishing.

Yiamouyiannis, J. *Fluoride the Aging Factor: How to Recognize and Avoid the Devastating Effects of Fluoride.* 3rd Ed. 1993. Health Action Press.

Ziff, S. *Silver Dental Fillings: The Toxic Time Bomb.* 1986. Aurora Press.

Quellenangaben

Kapitel 1: Gesundheit aus neuer Sicht

1. Cromie, W. J. Discovering who lives in your mouth: Bacteria give clues to cancer and gum disease. *Harvard University Gazette,* August 22, 2002.

Kapitel 2: Bakterien, Pilze und Zahnverfall

1. Pihlstrom, B. L., et al. Periodontal diseases. *Lancet* 2005; 366: 1809–1820.

Kapitel 3: Jede Krankheit beginnt im Mund

1. Hughes, R. A. Focal infection revisited. *Br J Rheumatol* 1994; 33: 370–377.
2. Sconyers, J. R., et al. Relationship of bacteremia to tooth-brushing in patients with periodontitis. *J Am Dent Assoc* 1973; 87; 616–622.
3. Fine, D. H. and Stuchell, R. Correlation of levels of inflammation and inward particle penetration in human gingival. *J Dent Res* 1977; 56: 695–696.
4. Miller, W. D. The human mouth as a focus of infection. *Dent Cosmos* 1891; 33: 689–695.
5. Hunter, W. Oral sepsis as a cause of disease. *Lancet* 1900; i: 215–216.
6. Hunter, W. The coming of age of oral sepsis. *Br Med J* 1921; i: 859–861.
7. Billings, F. Chronic focal infections and their etiological relations to arthritis and nephritis. *Arch Int Med* 1912; 9: 484–498.
8. Rosenow, E. C. Focal infection and elective localization of bacteria in appendicitis, ulcer of the stomach, cholecystitis and pancreatitis. *Surg Gynecol Obsiet* 1921; 33: 19–26.
9. Mayo, C. H. Focal infection of dental origin. *Dental Cosmo* 1922; 64: 1206–1208.
10. US Department of Health and Human Services. Oral health in America: A report of the surgeon general. Rockville, MD: US Department of Health and Human Services, National Institute of Dental and Craniofacial Research, National Institutes of Health; 2000. Available at: http: //www2.nidcr.nih.gov/sgr/sgrohweb/home.htm.
11. Eggleston, D. J. Teeth and infective endocarditis. *Aust Dent J* 1975; 20: 375–377.
12. Spaulding, C. R. and Friedman, J. M. subacute bacterial endocarditis secondary to dental infection. A case report. *NY J Med* 1975; 41: 292–294.
13. Kraut, R. A. and Hicks, J. L. Bacterial endocarditis of dental origin: report of a case. *J Oral Surg* 1976; 34: 1031–1034.
14. Kaplan, E. L. Prevention of bacterial endocarditis. *Circulation* 1977; 56: 139a–143a.
15. Oakley, C. M. Prevention of infective endocarditis. *Thorax* 1979; 34: 711–712.
16. Thornton, J. B. and Alves, J. C. Bacterial endocarditis. A retrospective study of cases admitted to the University of Alabama hospitals from 1969 to 1979. *Oral Sur Oral Med Oral Pathol* 1981; 52: 379–383.

17. Bayliss, R., et al. The teeth and infective endocarditis. *Br Heart J* 1983; 50: 506–512.
18. Siegman-Igra, Y., et al. Endocarditis caused by Actinobacillus actinomycetemcomitans. *Eur J Clin Microbiol* 1984; 3: 556–559.
19. Lieberman, M. B. A life-threatening, spontaneous, periodontitisinduced infective endocarditis. *J CA Dent Assoc* 1992; 20: 37–39.
20. Anonymous, Bad teeth and gums a risk factor for heart disease? *Harvard Heart Letter* 1998; 9: 6.
21. Millman, C. The route of all evil. *Men's Health* 1999; 14: 102.
22. DeStefano, F., et al. Dental disease and risk of coronary heart disease and mortality. *BMJ* 1993; 306: 688–691.
23. Muhlestein, J. B. Chronic infection and coronary artery disease. *Med Clin North Am* 2000; 84: 123.
24. Kozarov, E. V., et al. Detection of bacterial DNA in atheromatous plaques by quantitative PCR. *Microbes Infect* 2006; 8: 6887–693.
25. Kozarov, E. V., et al. Human atherosclerotic plaque contains viable invasive Actinobacillus actinomycetemcomitans and Porphyromonas gingivalis. *Arterioscler Thromb Vasc Biol* 2005; 25: 17–18.
26. Beck, J. D., et al. Periodontal disease and cardiovascular disease. *J Periodontal* 1996; 67 Suppl: 1123–1137.
27. Carter, T. B., et al. Severe odontogenic infection associated with disseminated intravascular coagulation. *Gen Dent* 1992; 40: 428–431.
28. Currie, W. J. and Ho, V. An unexpected death associated with an acute dentoalveolar abscess—report of a case. *Br J Oral Maxillofac Surg* 1993; 31: 296–298.
29. Syrajanen, J., et al. Dental infections in association with cerebral infarction in young and middle-aged men. *J Intern Med* 1989; 225: 179–184.
30. Mattila, K. J., et al. Association between dental health and acute myocardial infarction. *BMJ* 1989; 298: 779–781.
31. Mattila, K.J., et al. Dental infections and coronary atherosclerosis. *Atherosclerosis* 1993; 103: 205–211.
32. Sikku, P., et al. Chronic Chlamydia pneumoniae infection as a risk factor for coronary heart disease in the Helsinki Heart Study. *Ann Intern Med* 1992; 116: 273–278.
33. Roivainen, M., et al. Infections, inflammation, and the risk of coronary heart disease. *Circulation* 2000; 101: 252–257.
34. Morer, G. Arthritis of the knee healed after dental avulsion. *Nouv Presse Med* 1975; 4: 2338.
35. Miller, W. D. The human mouth as a focus of infection. Dent Cosmos 1891; 33: 689–695.
36. Hunter, W. Oral sepsis as a cause of disease. *Lancet* 1900; i: 215–216.
37. Billings, F. Chronic focal infections and their etiological relations to arthritis and nephritis. *Arch Int Med* 1912; 9: 484–498.

38. Billings, F. Chronic focal infection as a causative factor in chronic arthritis. *J Am Med Assoc* 1913; 61: 819–822.
39. Davidson, L. S. P., et al. Focal infection in rheumatoid arthritis. *Ann Rheum Dis* 1949; 8: 205–209.
40. Rashid, T. and Ebringer, A. Rheumatid arthritis is linked to Proteus – the evidence. *Clin Rheumatol* 2007; 26: 1036–1043.
41. Astrauskiene, D. and Bernotiene, E. New insights into bacterial persistence in reactive arthritis. *Clin Exp Rheumatol* 2007; 25: 470–479.
42. Kirdis, E., et al. Ribonucleotide reductase class III, an essential enzyme for the anaerobic growth of Staphylococcus aureus, is a virulence determinant in septic arthritis. *Microb Pathog* 2007: 43: 179–188.
43. Lens, J. W. and Beertsen, W. Injection of an antigen into the gingival and its effect on an experimentally induced inflammation in the knee joint of the mouse. *J Periodont Res* 1988; 23: 1–6.
44. Rubin, R., et al. Infected total hip replacement after dental procedures. *Oral Surg* 1976; 41: 18–23.
45. Schurman, D. J., et al. Infection in total knee joint replacement, secondary to tooth abscess. *West J Med* 1976; 125: 226–227.
46. Jacobsen, P. L. and Murray, W. Prophylactic coverage of dental patients with artificial joints: a retrospective analysis of thirty-three infections in hip prostheses. *Oral Surg* 1980; 50: 130–133.
47. Lindqvist, C., et al. Dental x–ray status of patients admitted for total hip replacement. *Proc Finn Dent Soc* 1989; 85: 211–215.
48. Newman, H. N. Focal sepsis — modern concepts. *J Irish Dent Assoc* 1986; 14: 53–63.
49. Scannapieco, F. A., et al. Oral bacteria and respiratory infection: effects on respiratory pathogen adhesion and epithelial cell proinflammatory cytokine production. *Annals of Periodontology* 2001; 6: 78–86.
50. Latronica, R. J. and Shukes, R. Septic emboli and pulmonary abscess secondary to odontogenic infection. *J Oral Surg* 1973; 31: 844–847.
51. Rams, T. E. and Slots, J. Systemic manifestations of oral infections. In: *Contemporary Oral Microbiology and Immunology.* Slots J., Taubaman, M. A. editors. St. Louis: Mosby, 1992; 500–510.
52. Loesche, W. J., et al. A possible role for salivary bacteria in aspiration pneumonia. *J Dent Res* 1995; 74: 127.
53. Von Mutius, E. Of attraction and rejection—asthma and the microbial world. *N Engl J Med* 2007; 357: 1545–1547.
54. Kraft, M., et al. Mycoplasma pneumoniae and Chlamydia pneumoniae in asthma: effect of clarithromycin. *Chest* 2002; 121: 1782–1788.
55. Gibbs, R. S., et al. A review of premature birth and subclinical infection. *Am J Obstet Gynecol* 1992; 166: 1515–1528.
56. Offenbacher, S., et al. Actinobacillus actinomycetemcomitans infection associated with low birth weight. *J Dent Res* 1993; 72: 2157.

57. Offenbacher, S., et al. Periodontal infection as a risk factor for preterm low birth weight. *J Periodont* 1996; 67 (10 Suppl): 1103–1113.
58. Moliterno, L. F., et al. Association between periodontitis and low birth weight: a case control study. *J Clin Periodontol* 2005; 32: 886–890.
59. Krejci, C. B. and Bissada, N. F. Women's health issues and their relationship to periodontitis. *J Am Dent Assoc* 2002; 133: 323–329.
60. Leon, R., et al. Detection of Porphyromonas gingivlis in the amniotic fluid in pregnant women with a diagnosis of threatened premature labor. *J Periodontol* 2007; 78: 1249–1255.
61. Herrera, J. A., et al. Periodontal disease severity is related to high levels of C reactive protein in pre eclampsia. *J Hypertens* 2007; 25: 1459–1464.
62. Mapstone, N. P., et al. Identification of Helicobacter pylori DNA in the mouth and stomachs of patients with gastritis using PCR. *J Clin Pathol* 1993; 46: 540–543.
63. Nguyen, A. M., et al. Detection of Helicobacter pylori in dental plaque by reverse transcription–polymerase chain reaction. *J Clin Microbiol* 1993; 31: 783–787.
64. Van Dyke, T. E., et al. Potential role of microorganisms isolated from periodontal lesions in the pathogenesis of inflammatory bowel disease. *Infect Immun* 1986; 53: 671–677.
65. Dickinson, C. J. Mouth bacteria as the cause of Paget's disease of bone. *Med Hypotheses* 1999; 52: 209–212.
66. Yoshihara, A. et al. A longitudinal study of the relationship between periodontal disease and bone mineral density in community–dwelling older adults. *J Clin Periodontol* 2004; 31: 680–684.
67. Lerner, U. H. Inflammation–induced bone remodeling in periodontal disease and the influence of post–menopausal osteoporosis. *J Dent Res* 2006; 85: 596–607.
68. Ebisu, S. and Noiri, Y. Oral biofilms and bone resorption. *Clin Calcium* 2007; 17: 179–184.
69. Nishimura, F., et al. Periodontal disease and diabetes mellitus: the role of tumor necrosis factor–alpha in a 2–way relationship. *JPeriodontol* 2003; 74: 97–102.
70. Mealey, B. L. and Rethman, M. P. Periodontal disease and diabetes mellitus. Bidirectional relationship. *Dent Today* 2003; 22: 107–113.
71. Mealey, B. L. and Oates, T. W. diabetes mellitus and periodontal diseases. *J Periodontol* 2006; 77: 1289–1303.
72. Engebretson, S., et al. Plasma levels of tumour necrosis factoralpha in patients with chronic periodontitis and type 2 diabetes. *J Clin Periodontol* 2007; 34: 18–24.
73. Grossi, S. G. Treatment of periodontal disease and control of diabetes: an assessment of the evidence and need for future research. *Ann Periodontol* 2001; 6: 138–145.
74. Lacopino, A. M. Periodontitis and diabetes interrelationships: role of inflammation. *Ann Periodontol* 2001; 6: 125–137.

75. Pucher, J and Stewart, J. Periodontal disease and diabetes mellitus. *Curr Diab Rep* 2004; 4: 46–50.
76. Aldous, J. A., et al. Brain abscess of odontogenic origin: A case report. *J Am Dent Assoc* 1987; 115: 861–863.
77. Marks, P. V., et al. Multiple brain abscesses secondary to dental caries and severe periodontal disease. *Br J Oral Maxillofac Surg* 1988; 26: 244–247.
78. Andrews, M. and Franham, S. Brain abscess secondary to dental infection. *Gen Dent* 1990; 38: 224–225.
79. Hedstrom, S. A., et al. Chronic meningitis in patients with dental infections. *Scand J Infect Dis* 1980; 12: 117–1121.
80. Zachariades, N., et al. Cerebral abscess and meningitis complicated by residual mandibular ankylosis. A study of the routs that spread the infection. *J Oral Med* 1986; 41: 14–20.
81. Fernando, I. N. and Phipps, J. S. K. Dangers of an uncomplicated tooth extraction. A case of Streptococcus sanguis meningitis. *Br Dent J* 1988; 165: 220.
82. Perna, E., et al. Actinomycotic granuloma of the gasserian ganglion with primary site in a dental root. A case report. *J Neurosurg* 1981; 54: 553–555.
83. Barrett, A. P. and Buckley, D. J. Selective anaesthesias of peripheral branches of the trigeminal nerve due to odontogenic infection. *Oral Surg* 1986; 62: 226–228.
84. Kim, J. M., et al. Dental health, nutritional status and recent-onset dementia in a Korean community population. *Int J Geriatr Psychiatry* 2007; 22: 850–855.
85. Nakayama, Y, et al. Oral health conditions in patients with Parkinson's disease. *J Epidemiol* 2004; 14: 143–150.
86. McGrother, C. W., et al. Multiple sclerosis, dental caries and fillings: a case study. *Br Dent J* 1999; 187: 261–264.
87. Stein, P. S., et al. Tooth loss, dementia and neuropathology in the Nun study. *J Am Dent Assoc* 2007; 138: 1314–1322.
88. Zigangirova, N. A. and Gintsburg, A. L. Molecular approach for development of new medicaments for chronic infections treatment. *Zh Mikrobiol Epidemiol Immunobiol* 2007; (4): 103–109.
89. Crippin, J. S. and Wong, K. K. An unrecognized etiology for pyogenic hepatic abscesses in normal hosts: dental disease. *Am J Gastroenterol* 1992; 7: 1740–1743.
90. Kshirsagar, A. V., et al. Periodontal disease is associated with renal insufficiency in the Atherosclerosis Risk in Communities (ARIC) study. *Am J Kidney Dis* 2005; 45: 650–657.
91. Pollmacher, T., et al. Influence of host defense activation on sleep in humans. *Adv Neuroimmunol* 1995; 5: 155–169.
92. Kirch, W. and Duhrsen, U. Erythema nodosum of dental origin. *Clin Invest* 1992; 70: 1073–1078.
93. Smith, A. G., et al. Fulminant odontogenic sinusitis. *Ear Nose Throat J* 1979; 58: 411–412.

94. Miller, E. H. and Kasselbaum, D. K. Managing periorbital space abscess. Secondary to dentoalveolar abscess. *J Am Dent Assoc* 1995; 126: 469–472.
95. Ishak, M. A., et al. Endogenous endophthalmitis caused by Actinobacillus actinomycetemcomitans. *Can J Ophthalmol* 1986; 21: 284–286.
96. Bieniek, K. W. and Riedel, H. H. Bacterial foci in the teeth, oral cavity, and jaw—secondary effects (remote action) of bacterial colonies with respect to bacteriospermia and subfertility in males. *Andrologia* 1993; 25: 159–162.
97. Shelley, W. B. Urticaria of nine year's duration cleared following dental extraction. *Arch Derm* 1969; 100: 324–325.
98. Russi, E. W., et al. Septic pulmonary embolism due to periodontal disease in a patient with hereditary hemorrhagic telangiectasia. *Respiration* 1996; 63: 117–119.
99. Suzuki, J., et al. A fatal case of acute mediastinitis caused by periodontal infection. *Nihon Kyobu Shikkan Gakkai Zasshi* 1992; 30: 1847–1851.
100. Marks, P. V, et al. Multiple brain abscesses secondary to dental caries and severe periodontal disease. *Br J Oral Maxillofac Surg* 1988; 26: 244–247.
101. Losli, E. and Lindsey, R. Fatal systemic disease from dental sepsis. *Oral Surg Oral Med Oral Pathol* 1963; 16: 366–372.
102. Gallagher, D. M., et al. Fatal brain abscess following periodontal therapy: a case report. *Mount Sinai J Med* 1981; 48: 158–160.
103. Palank, E. A., et al. Fatal acute bacterial myocarditis after dentoalveolar abscess. *Am J Cardiol* 1979; 43: 1238–1241.

Kapitel 4: Tödliche Zahnmedizin

1. Berlin, M. H., et al. On the site and mechanism of mercury vapor resorption in the lung. *Archives of Environmental Health* 1969; 18: 42–50.
2. Kudak, F. N. Absorption of mercury from the respiratory tract in man. *Acta Pharmacology Toxicology* 1965; 23: 250–258.
3. Svare, C. W., et al. The effect of dental amalgams on mercury levels in expired air. *Journal of Dental Research* 1981; 60: 1668–1671.
4. Reinhardt, J. W., et al. Mercury vapor expired after restorative treatment: preliminary study. *Journal of Dental Research* 1979; 58: 2005.
5. Ziff, S. *The Toxic Time Bomb.* Santa Fe, NM; Aurora Press, 1986.
6. Svare, C. W., et al. The effect of dental amalgams on mercury levels in expired air. *Journal of Dental Research* 1981; 60: 1668–1671.
7. Heintze, V, et al. Methylation of mercury from dental amalgam and mercuric chloride by oral streptococci in vitro. *Scandinavian Journal of Dental Research* 1983; 91: 150–152.
8. Huggins, H. *It's All In Your Head: The Link Between Mercury Amalgams and Illness.* Garden City Park, NY: Avery Publishing, 1993.
9. Gosselin, R. E., et al. *Clinical Toxicology of Commercial Products,* 5th Ed. Philadelphia, PA: William & Walkins, 1984.
10. Fagin, D. Second thoughts about fluoride. *Scientific American* January 2008.

11. Skolnick, A. New doubts about benefits of sodium fluoride. *JAMA* 1990; 263: 1752–1753.
12. Riggs, B. L., et al. Effect of fluoride treatment on the fracture rate in postmenopausal women with osteoporosis. *N Engl J Med* 1990; 322: 802–809.
13. Lee, L. Fluoride alert. *To Your Health* October 2004.
14. US Department of Agriculture. *Air Pollutants Affecting the Performance of Domestic Animals. Agricultural Handbook No. 380.* Revised. 1972, p. 109.
15. Weinstein, L. H. Effects of Fluorides on Plants and Plant Communities: An Overview. In: Shupe JL, Peterson HB, Leone NC, (Eds). *Fluorides: Effects on Vegetation, Animals, and Humans.* Salt Lake City, Utah: Paragon Press, 1983, pp. 53–59.
16. Raloff, J. The St. Regis Syndrome. *Science News* July 19, 1980, pp. 42–43.
17. Fagin, D. Second thoughts about fluoride. *Scientific American* January 2008.
18. Nelsons, D. G. A., et al. Crystallographic structure of enamel surfaces treated with topical fluoride agents: TEM and XRD considerations. *J Dent Res* 1984; 63: 6–12.
19. Jin, Y. and Yip, H. Supragingival calculus: formation and control. *Crit Rev Oral Biol Med* 2002; 13: 426–441.

Kapitel 5: Das Wunder des Ölziehens

1. Amith, H. V., et al. Effect of oil pulling on plaque and gingivitis. *JOHCD* 2007; 1: 12–18.
2. Tritten, C. B. and Armitage, G. C. Comparison of a sonic and a manual toothbrush for efficacy in supragingival plaque removal and reduction of gingivitis. *J Clin Periodontol* 1996; 23: 641–648.
3. Asokan, S., et al. Effect of oil pulling on Streptococcus mutans count in plaque and saliva using Dentocult SM Strip mutans test: A randomized, controlled, triple-blind study. *J Indian Soc Pedod Prevent Dent* 2008; 26: 12–17. 180.
4. Anand, T. D., et al. Effect of oil-pulling on dental caries causing bacteria. *African Journal of Microbiology Research* 2008; 2: 63–66.
5. Asokan, S., et al. Effect of oil pulling on Streptococcus mutans count in plaque and saliva using Dentocult SM Strip mutans test: A randomized, controlled, triple blind study. *JISPPD* 2008; 26: 12–17.

Kapitel 6: Ölziehen – so wird's gemacht

1. Roberts, G. J., et al. Dental bacteraemia in children. *Pediatr Cardiol* 1997; 18: 24–27.
2. Slanetz, L. W. and Brown, E. A. Studies on the numbers of bacteria in the mouth and their reduction by the use of oral antiseptics. *J Dent Res* 1949; 28: 313–323.

Kapitel 7: Dr. Fifes Ölziehkur

1. Price, W. A. *Nutrition and Physical Degeneration,* 8th edition. La Mesa, CA: Price-Pottenger Nutrition Foundation, 2008.

2. Carroll, K. K. and Khor, H. T. Effects of level and type of dietary fat on incidence of mammary tumors induced in female Sprague Dawley rats by 7,12 dimethylbenz()anthracene. *Lipids* 1971; 6: 415–420.
3. Reddy, B. S. and Maeura, Y. Tumor promotion by dietary fat in azoxymethane-induced colon carcinogenesis in female F344 rats: influence of amount and source of dietary fat. *J Natl Cancer Inst* 1984; 72: 745–750.
4. Cohen, L. A. and Thompson, D. O. The influence of dietary medium chain triglycerides on rat mammary tumor development. *Lipids* 1987; 22: 455–461.
5. Cohen, L. A., et al. Influence of dietary medium-chain triglycerides on the development of N-Methylnitrosourea-induced rat mammary tumor. *Cancer Res* 1984; 44: 5023–5028.
6. Mascioli, E. A., et al. Medium chain triglycerides and structured lipids as unique nonglucose energy sources in hyperalimentation. *Lipids* 1987; 22: 421–423.
7. Fife, B. *Coconut Cures: Preventing and Treating Common Health Problems with Coconut.* Colorado Springs, CO: Piccadilly Books, Ltd., 2005.
8. Ershow, A. G., et al. Intake of tapwater and total water by pregnant and lactating women. *Am J Public Health* 1991; 81: 328–334.
9. Dauteman, K. W., et al. Plasma specific gravity for identifying hypovolaemia. *J Diarrhoeal Dis Res* 1995; 13: 33–38.
10. Fife, B. *Coconut Water for Health and Healing.* Piccadilly Books, Ltd., 2008.
11. Leggott, P. J., et al. The effect of controlled ascorbic acid depletion and supplementation on periodontal health. *Journal of Periodontology* 1986; 57: 480–485.
12. Abraham, G. E. and Grewal, H. Effect on the mineral density of calcaneous bone in postmenopausal women on hormonal therapy. *J Reprod Med* 1990; 35: 503–507.
13. Omura, Y. and Beckman, S. L. Role of mercury (Hg) in resistant infections and effective treatment of Chlamydia trachomatis and Herpes family viral infections (and potential treatment for cancer) by removing localized Hg deposits with Chinese parsley and delivering effective antibiotics using various drug uptake enhancement methods. *Acupunct Electrother Res* 1995; 20: 195–229.
14. Omura, Y., et al. Significant mercury deposits in internal organs following the removal of dental amalgam, & development of pre cancer on the gingiva and the sides of the tongue and their represented organs as a result of inadvertent exposure to strong curing light (used to solidify synthetic dental filling material) & effective treatment: a clinical case report, along with organ representation areas for each tooth. *Acupunct Electrother Res* 1996; 21: 133–160.
15. Karunasagar, D. et al. Removal and preconcentration of inorganic and methyl mercury from aqueous media using a sorbent prepared from the plant Coriandrum sativum. *J Hazard Mater* 2005; 118: 133–139.
16. Vucenik, I., et al. Comparison of pure inositol hexaphosphate and high-bran diet in the prevention of DMBA-induced rat mammary carcinogenesis. *Nutrition and Cancer* 1997; 28: 7–13.

17. Ullah, A. and Shamsuddin, A. M. Dose–dependent inhibition of large intestinal cancer by inositol hexaphosphate in F344 rats. *Carcinogenesis* 1990; 11: 2219–2222.
18. Singh, R. P., et al. Inositol hexaphosphate inhibits growth, and induces G1 arrest and apoptotic death of prostate carcinoma DU145 cells: modulation of CDKI-CDK-cyclin and pRb-related protein-E2F complexes. *Carcinogenesis* 2003; 24: 555–563.
19. Grases, F., et al. A new procedure to evaluate the inhibitory capacity of calcium oxalate crystallization in whole urine. *International Urology & Nephrology* 1995; 27: 653–661.
20. Ohkawa, T., et al. Rice bran treatment for patients with hypercalciuric stones: experimental and clinical studies. *Journal of Urology* 1984; 132: 1140–1145.
21. http: //www2. nidcr. nih. gov/sgr/sgrohweb/chap5. htm.
22. Guyton, A. C. *Textbook of Medical Physiology,* 8th Ed. Philadelphia, PA: W. B. Saunders Company, 1991.
23. Giunta, J. L. Dental erosion resulting from chewable vitamin C tablets. *Journal of the American Dental Association* 1983; 107: 253–256.
24. Rugg Gunn, A. J., et al. The effect of different meal patterns upon plaque pH in human subjects. *British Dental Journal* 1975; 139: 351–356.
25. Effert, F. M. and Gurner, B. W. Reaction of human and early milk antibodies with oral streptococci. *Infect Immun* 1984; 44: 660–64.
26. McDougall W. Effect of milk on enamel demineralization and remineralization in vitro. *Caries Res* 1977; 11: 166–72.
27. Weber, C. Eliminate infection (abscess) in teeth with cashew nuts. *Medical Hypotheses* 2005; 65: 1200.
28. Shouji, N., et al. Anticaries effect of a component from shiitake (an edible mushroom). *Caries Res* 2000; 34: 94–98.
29. Hanioka, T., et al. Effect of topical application of coenzyme Q10 on adult periodontitis. *Mol Aspects Med* 1994; 15 Suppl: S241–248.

Register